Prof. Dr. med. Gerd Schnack

Faszien-Jogging

Prof. Dr. med. Gerd Schnack

FASZIEN-JOGGING

Schwerelos und natürlich laufen

mit Faszien-Stretching

HERDER

FREIBURG · BASEL · WIEN

MIX
Paper from
responsible sources
FSC® C010798
FSC
www.fsc.org

www.herder.de

Umschlaggestaltung: total italic, Thierry Wijnberg, Amsterdam/Berlin
Umschlagmotiv: © Thinkstock Photos

Zeichnungen im Innenteil: Wolfgang Pfau
Abbildungen im Innenteil:
Kurt Tittel: Beschreibende und funktionelle Anatomie,
Jena 1990 / München 2012: Kiener (S. 100, 101, 102, 103, 104, 193)
Jürgen Weineck: Sportbiologie, Erlangen 1990 / Balingen 2009:
Spitta (S. 25, 39, 53, 97, 98, 115, 191, 202)

Satz: post scriptum, Emmendingen / Hüfingen
Herstellung: Graspo CZ, Zlín

Printed in the Czech Republic

ISBN 978-3-451-60018-0

Inhalt

1. Faszien-Jogging – Faszienstretching 9

2. Vom Wind getragen 19

Der Windkessel macht's möglich 23

Die schwingende Aortenwand 26

Das Wunder des Gegenschwungs 26

Bal paradoxe im Bewegungssystem 30

3. Das Energiekonzept der Natur 33

Die Anpassung am Arbeitsplatz und ihre Folgen 37

Was machen Tiere anders? 39

Der Peitscheneffekt 41

4. Rhythmische Spiralkinetik kontra lineare Mechanik 45

Der Spiralfeder-Effekt der Sehnen 50

Der Gegenschwung – auf mehreren Wegen praktiziert 56

Die Epoche der Sehnenspindel! 62

Der erste Schildbürgerstreich der Sportmedizin 62

Der zweite Schildbürgerstreich der Sportmedizin 64

5. Faszientraining gegen Stress 67

Schnell, direkt und ohne Pause 67

Auf die Sehnenspindeln kommt es an 70

Faszien-Jogging als neue Volksbewegung 75

Gegenschwung-Power 76

6. Die Achillessehne im Würgegriff des Absatzschuhs 81

Die Achillessehne – eine chronique scandaleuse 83

Übeltäter Absatzschuh 89

7. Der Faszienkörper 93

Halt durch Bindegewebe 93

Arten der typischen Bindegewebe 97

Figur und Halteposition 99

Besondere Faszien der Extremitäten 100

Faszien als Nervenzentrale 105

Reparaturwerkstatt des Köpers 109

Bewegung durch Elastizität 110

Immunsystem 113

Wenn Sehnen reißen 114

Kollagenosen – wenn Bindegewebe sich verselbständigt 117

8. Vom statischen zum dynamischen Stretching 119

Rücken – untere Extremitäten 120

Rücken – obere Extremitäten 129

Dreidimensionales spiralkinetisches Stretching 138
Rücken, Bauch & Co. 141
Diagnosebezogenes Faszienstretching 147

9. Bewegung aus der Elastizität heraus 157

Faszien-Jogging mit katapultartigem Spiralfedereffekt 160
Faszien-Jogging Retro und in Pirouetten 170
Faszien-Jogging bergauf und bergab 173
Faszien-Jogging auf dem Minitrampolin 175
Faszienprogramm Fahrradergometer 181

10. Bewegung bis ins hohe Alter 185

Energiesparende Herz-Kreislauf-Prävention 189
Fasziale Atmung – Ziele mit langem Atem erreichen 191
Fasziale Atmung und Vagus-Meditation 195
Bewegungshilfe bei Übergewicht und Typ-II-Diabetes 199
Richt- und Gegenschwung bei Gelenkarthrosen 201
Verminderte Bewegungsfreiheit durch Elastizitätsverluste 204
Faszien-Jogging mit Waldbodenvibration 209

11. Schlussbetrachtung 213

Literaturverzeichnis 215
Präventivmedizinische Studien zu den Aussagen
des vorliegenden Buches 217

1.
Faszien-Jogging – Faszienstretching

Zum Faszien-Jogging gehört das Faszienstretching und umgekehrt, beide Methoden stellen eine Einheit dar:

- Beim Faszien-Jogging wird das hohe Leistungspotenzial der Sehnen und Faszien bei der Bewegung unmittelbar zur Antriebsförderung abgerufen und damit die Überwindung der Schwerkraft nachhaltig erleichtert.
- Das Faszienstretching ist Prävention und Therapie zugleich für ein Gewebe, das von seiner Grundversorgung am Ende der Sauerstoffleitung liegt und sich somit schwertut, im Zustand der Verletzung bzw. Erkrankung, reparative Erneuerungsprozesse von sich aus in Gang zu bringen.

In beiden Fällen steht das Bindegewebe im Zentrum, das bisher in der Medizin wie im Sport ein Schattendasein geführt hat – vollkommen zu Unrecht. Zum einen kann von den Faszien ein enormer Leistungsschub bei der Bewegung ausgehen, wenn man als »Kickstarter« den Gegenschwung nutzt, der der Muskulatur gleichwertig an die Seite gestellt werden kann. Zum anderen spielen sich die krankhaften Veränderungen, die Verletzungen einbezogen, in diesem sauerstoffverarmten (bradytrophen) Gewebe ab, denn die bisherige Chirurgie am Stütz- und Bewegungsapparat war stets eine Sehnen-Faszien-Chirurgie, niemals eine Muskelchirurgie.

Das betont statische Stretching der letzten Jahre war ein Dehnungsprogramm ohne Bewegung, eine Gelenköffnung jenseits der Muskelspindeln, die auf jeden Muskelimpuls mit einer Kontraktion reagieren; also hat man die Bewegung gleich ganz gestrichen. Die neuen Ultraschallgeräte haben aber gezeigt, dass wir mit diesem statischen Stretching unsere Aufgabe nicht gelöst haben, denn die Faszien, die auf diese Längenerweiterung so dringend angewiesen sind, wurden durch das bewegungslose Stretching nicht erreicht.

Faszienstretching ist somit ein regelrechter Kameraschwenk in Medizin und Sport, weil nur dynamische Bewegungsimpulse imstande sind, auf das relativ hohe Erregungspotenzial des Golgie-Sehnenorgans Einfluss zu nehmen.

> Dynamisches Faszienstretching hat somit das eine Ziel, durch bestimmte Bewegungsimpulse während des Stretchings das hohe Erregungspotenzial der Sehnenspindel zu erreichen, um hierdurch einen weiteren Entspannungsimpuls mit in die Dehnung einbringen zu können.

Das ist der entscheidende Grund, dass ich in diesem Buch nicht nur das Faszien-Jogging vorstelle, sondern gleichzeitig auf die exzellente Wirkung des Faszienstretchings eingehe, damit Sie in Zukunft zweifach gerüstet sind:

- Einmal für eine ergänzende Leistungssteigerung bei der Bewegung.
- Zum anderen im Verletzungs- und Erkrankungsfall, um sofort die richtigen Maßnahmen ergreifen zu können, damit Sie sich bald wieder Ihrer Bewegung und Ihrer vollen Gesundheit erfreuen können oder es erst gar nicht zur Verletzung kommen kann.

Unsere Bewegung im Schwerkraftfeld der Erde ist ein herausforderndes Unterfangen. Wir ringen nach Luft und die Bewegung kostet uns viel Mühe und Schweiß, was sich bei der Überwindung von Hindernissen wie Berge und Treppen noch um ein Vielfaches steigert. Die Muskeln in den Beinen werden schwer, schmerzhafte Verspannungen lassen oft jeden Schritt zur Qual werden, vor allem, wenn der notwendige Energiebedarf bei hoher Belastung nicht mehr ausreichend gedeckt ist. Jeder von uns kennt es aus eigener Erfahrung: Es ist kein erfreulicher Zustand, wenn der Körper, keuchend nach Luft schnappend, abrupt seinen Dienst einstellt. Man fühlt sich wie ein Fisch an Land.

Das ist die Folge harter Muskelarbeit bei der Bewegung am Limit: Viel Sauerstoff wird verbraucht, kann aber von den Körperreserven nur schwer kompensiert werden. Zum einen ist der Muskelmotor schlicht überfordert, zum anderen ist in dieser Gangart das unerschöpfliche Potenzial der Sehnen und Faszien vernachlässigt worden. Das ist das Alltagsbild auf unseren Straßen, die einseitige Bewegung ohne Gegenschwung, vorfußbetont auf Absatzschuhen, monotoner Muskelstress, der häufig in nächtlichen Wadenkrämpfen endet. Bei diesem Bewegungsverhalten nutzen wir nur fünfzig Prozent unserer möglichen Antriebsenergie, das gewaltige Potenzial der Sehnen und Faszien bleibt ungenutzt auf der Strecke. Diese absatzbetonte Gangart ist mühsam, sie verbraucht Kraft, viel Kraft sogar, sodass viele von uns von vornherein ganz auf diese Art der Fortbewegung verzichten und lieber gleich auf technische Antriebshilfen umsteigen, jederzeit zu beobachten an einem Lift in einem Hochhaus oder Hotel, wo in den Treppenhäusern stets gähnende Leere herrscht.

In Deutschland laufen die Falschen

Jetzt werden Sie vielleicht als Gegenargument die großen Volksläufe ins Feld führen. Durchaus richtig, aber es laufen die Falschen, wie in einer aktuellen Studie der Sporthochschule Köln nachgewiesen werden konnte. Abends nach der Arbeit im windigen, nassen Stadtpark sind vorwiegend Laufprofis unterwegs, mehr oder weniger gesunde und junge Menschen, die sich auf ihren nächsten Wettbewerb vorbereiten. Die eigentlich Betroffenen bleiben lieber zu Hause, das sind die Menschen mit Übergewicht und Typ-II-Diabetes, Hypertoniker oder Menschen mit Fettstoffwechselstörungen. Von dieser Gruppe laufen im Durchschnitt nur zehn Prozent.

Alarmstufe 1: Bewegungsnotstand in Deutschland

> Das erste Gesundheitsgebot in Deutschland: Laufen ist in, weil es leicht geht, Freude macht und Glückshormone freisetzt! Das kann das neue Faszien-Jogging leisten, getragen von der belebenden Schubkraft, die ergänzend zur Muskulatur von den Faszien geliefert wird!

Wie konnte es nur passieren, dass die moderne Leistungsgesellschaft in diesen fehlerhaften Kreislauf geriet, der unsere allseitig ausgerichtete Bewegungsanlage zwischen Richt- und Gegenschwung auf eine derart monotone Frontorientierung reduzierte, sodass die Gegenwart durch die vorherrschende Beschleunigung nur noch im Zeitraffereffekt verschwommen wahrgenommen werden konnte? Mehrere Gründe sind zu nennen:

- Der Fortschrittsglaube an die Technik machte aus dem Lauf- ein Sitzwesen, Motorkraft ersetzte Muskelkraft, der Mensch büßte damit seinen Bewegungssinn ein.
- Arme und Hände hatten ab sofort Motor und Maschine zu dienen, in dieser Monotonie war der energiefördernde Gegenschwung nicht mehr vorgesehenen, speziell Schulter- und Hüftgelenke erstarrten in permanenter Fronteinstellung, in der die Hände nur noch als verlängerte Hebel technischer Geräte zu funktionieren hatten.
- In seinem Hang nach Höherem rüstete der Mensch gleichzeitig von der flachen Sandale leichtfertig auf den höheren Absatzschuh um, der aus Sicht der Biomechanik eine Fehlkonstruktion ist. Damit wurde den Faszien allgemein und der Achillessehne im Besonderen ihr unterstützender Bewegungseinsatz genommen. Aus dem bipolar eingestellten Rück- und Vorfußgeher in seinem Wechselspiel zwischen Synergisten und Antagonisten

wurde der absatzbetonte Vorfußgeher, der monoton im Unterschenkelbereich auf den Antrieb der Wadenmuskeln als Synergisten angewiesen war.

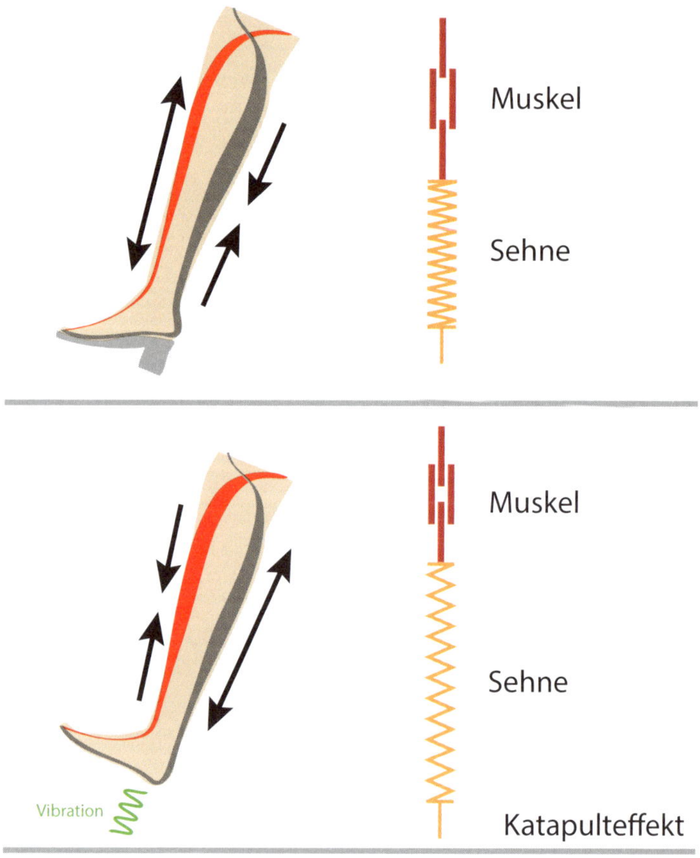

Abb. 1 | Frontbetontes, monotones Absatzgehen, bei dem der Muskel deutlich seine Länge ändert, während die Sehnen-Faszien sich kaum verändern. Anders das Fasziengehen mit Gegenschwung und Vibration im Fersenbereich, hier kontrahiert sich der Muskel fast nur isometrisch, die faszialen Elemente dagegen verlängern sich deutlich (modifiziert nach Kawakami et al. 2002).

Durch den Verlust des energiefördernden Gegenschwungs über den Einsatz der Antagonisten waren plötzlich die Muskeln in ihrer Bewegungsarbeit völlig auf sich allein gestellt, sodass der Mensch bei jedem Schritt nur fünfzig Prozent seines Leistungspotenzials abrufen konnte. Die gleichstarken Kraftreserven der Faszien verschwanden ungenutzt im Zustand der Tatenlosigkeit. In der menschlichen Entwicklung spielt aber das natur-richtige Verhalten in der Bewegung eine entscheidende Rolle, denn auf dem Tanzboden der Evolution wird unser Weiterkommen zum einen von der eingeschlagenen Richtung, zum anderen vom Wechselschritt unterschiedlicher Rhythmen bestimmt, in diesem Falle vom Wechselspiel zwischen Synergisten und Antagonisten. Ein weiteres Erfolgskonzept der Evolution ist die Wiederholung einer Schrittfolge, bis alle Verbesserungsmöglichkeiten restlos ausgeschöpft sind, wie es die Bionik (Wissenschaft aus Biologie und Technik) beweist. Das könnte im Umkehrschluss bedeuten, dass der Mensch aufpassen muss, dass er durch die permanente Unterfunktion seiner Füße sich auf diese Gehhilfe bald nicht mehr verlassen kann, wie das inzwischen bei vielen Zeitgenossen der Fall ist. In der Natur wird nur das gefördert, was auch genutzt und gebraucht wird.

Der Wechselschritt zwischen Richt- und Gegenschwung auf dem Laufparcours der Evolution ist essentiell für unser Leben in Bewegung, ein natürlicher Rhythmus, der sowohl auf Muskel- als auch auf Faszieneinsatz ausgerichtet ist.

Dieses Wunderwerk der Schöpfung liegt in unseren Füßen verborgen, sollte aber nachhaltig genutzt werden, zum einen durch Muskeleinsatz, zum anderen aber gleichwertig unterstützt durch das gewaltige Antriebspotenzial der Faszien, eine geniale Spiralfederkonstruktion, die bereits den Aufbau des vorderen Quer- sowie des hinteren Längsgewölbes des Fußes bestimmt. Allein der Keilbildung der Fußwurzelknochen ist es zu verdanken, dass bei jedem Schritt durch den Aufbau dieses Gewölbes Vibrationskräfte in Erscheinung treten, die die Frontalbeschleunigung stützen, nachhaltig getragen von elastischen Bändern, Sehnen und einer großflächigen Plantaraponeurose, die wie eine schwingende Trampolinmatte ihren Katapulteffekt gegen die Schwerkraft durchsetzen kann.

Die Folge ist ein Antriebskonzept allein des menschlichen Fußes, das dem einer Spiralfederkonstruktion mit hoher Leistungsbereitschaft gleicht, in der jederzeit die gespeicherte Lageenergie in kinetische Bewegungsenergie umgesetzt werden kann, ausgelöst durch den energiefördernden Gegenschwung. Wir sollten allerdings nicht dem Trugschluss unterliegen, dieses Geschehen für ein Perpetuum-mobile-Konzept zu halten, denn der erforderliche Gegenschwung ist auch gleichzeitig geleistete Arbeit, allerdings unter vertauschten Rollen. Die notwendige Längenerweiterung der antriebsfördernden Muskel-Sehnen-Kette (Synergisten) wird nicht durch ihr eigenes Verhalten ausgelöst, sondern von der gegensätzlichen Seite der Antagonisten,

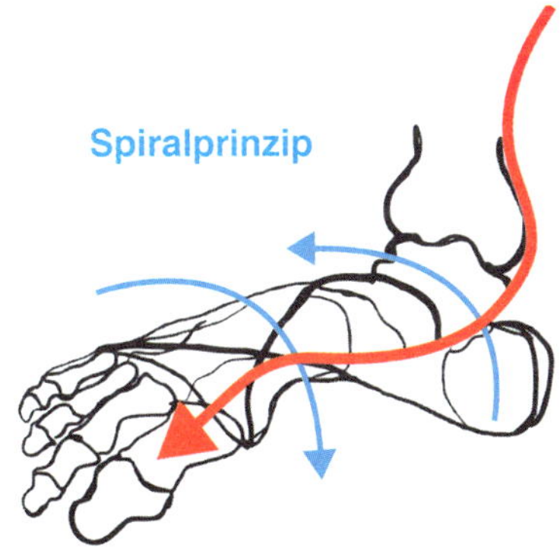

Abb. 2 | Spiralförmiger Aufbau des vorderen und hinteren Fußgewölbes.

die sich durch den Gegenschwung kontrahieren und damit automatisch die katapultartige Längenerweiterung in den Synergisten auslösen.

Entscheidend beim Faszien-Jogging ist der Gegenschwung, ausgelöst durch die Kontraktion der Muskeln der Gegenseite (Antagonisten), die Voraussetzung, damit die potenzielle Lageenergie der Synergisten mit den Faszien mobilisiert werden kann. Dieser Rollentausch im Einsatz zwischen Synergisten und Antagonisten ist das prägende Signal beim Faszientraining, einseitige Muskelbelastungen durch lokale Stressspannungen werden vermieden, wie das gegenwärtig beim absatzbetonten Vorfußgehen der Fall ist.

Die kurzfristige Kontraktion der Antagonisten ist die Voraussetzung der Längenerweiterung der Muskel-Sehnen-Kette an der Gegenseite (Synergisten), sodass speziell die kraftübertragende Sehne über ihre Grundlänge hinaus gedehnt wird, die Voraussetzung für den darauf erfolgenden Katapulteffekt, der dann nur noch ein Vorgang des Loslassens ist, wobei die freigesetzte potenzielle Lageenergie ohne Mehrbedarf an Sauerstoff und Energie über die Bühne gehen kann. Wie der Bogenschütze seinen Pfeil nach dem Gegenschwung der Bogensehne nur noch durch das Loslassen beschleunigt, so wird auch der Fuß durch die Spannkraft der Faszien nach vorn getrieben. Beim Gehen und Laufen steht uns also neben dem Muskeleinsatz das unerschöpfliche Potenzial der Faszien zur Verfügung. Zum einen wird die Belastung gleichmäßig zwischen der Beuge- und Streckseite verteilt, zum anderen wird durch den Gegenschwung gleichzeitig die stille Reserve der Faszien mobilisiert. Im Gegensatz zur Muskulatur benötigen die Faszien für ihren Einsatz kein Mehrangebot an Sauerstoff und Energie, und das macht die Leichtigkeit des Faszien-Joggings aus.

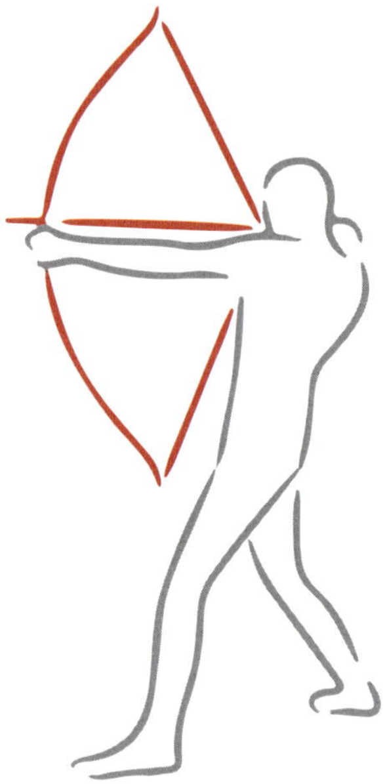

Abb. 3 | Anspannen des Bogens durch den längenerweiterten Gegenschwung.

Faszien-Jogging ist Bewegung in Schwerelosigkeit, schwingend, federnd, vibrierend wird das Schwerkraftfeld der Erde überwunden.

Der Antriebsimpuls der faszialen Spiralfedern erfolgt elastisch, schwingend, federnd über einen geringen Gegenschwung während der vorderen Stützphase des Fußes. Dabei setzt der Fuß nicht punktgenau am Boden auf, sondern wird gering über den Aufsatzpunkt hinausgeführt, um danach mit leichtem Gegenschwung auf der Außenkante der Ferse vibrierend aufzusetzen, nicht hart, sondern weich schwingend und fast lautlos. Das Kniegelenk ist im Moment dieser vorderen Landung ca. 20° gebeugt.

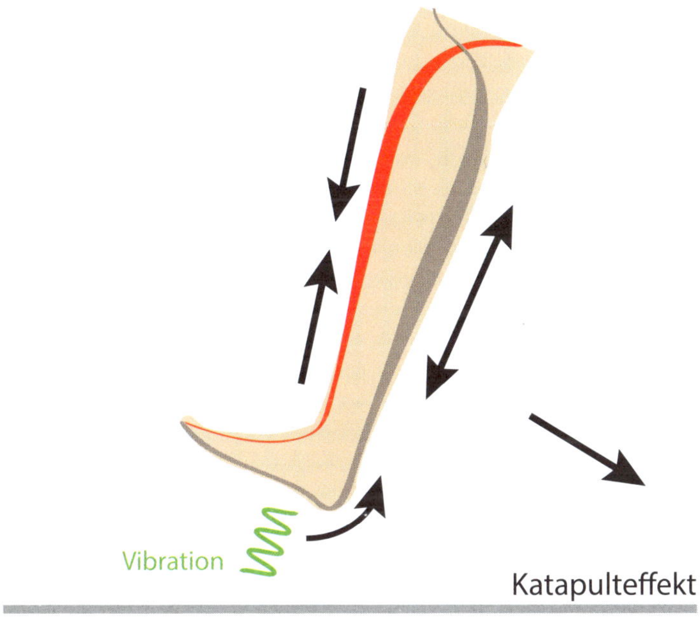

Abb. 4 | Gegenschwung und Vibration mit der Außenkante der Ferse beim Faszien-Jogging.

In natura passiert in diesem Falle Folgendes: Die Fußsehnen allgemein, die Achillessehne im Besonderen, werden extrem über ihre Grundlänge hinaus gedehnt und damit das »innere Katapult« so extrem vorgespannt, dass das gesamte elastische Potenzial ausgeschöpft werden kann, denn je weiter die elastischen Fasern gedehnt werden, umso stärker ist ihr Einsatz beim Antrieb nach vorn. Dieser Vorgang ist mit dem Katapult vergleichbar, das wir als Kinder bei der Spatzenjagd verwendet haben: Der Stein flog dann besonders weit, wenn der Gummi möglichst extrem in die Länge gezogen wurde.

Ihre ersten Schritte beim Faszien-Jogging beginnen Sie am besten auf einer Treppe, die mit reiner Muskelkraft oft nur mühsam erklommen werden kann. Dabei setzen Sie in der Regel den vorangehenden Fuß stets punktgenau auf die nächst höhere Stufe. Leichter geht's in der Faszientechnik: Sie führen den vorderen Fuß gering über die nächste Treppenstufe hinaus, Sie landen damit aber nicht punktgenau, sondern zurückziehend mit Gegenschwung schwungvoll federnd.

Mit Katapultwirkung der Faszien Treppen und Berge leichter überwinden

Beim Faszien-Treppensteigen heben Sie den vorangehenden Fuß gering über die obere Trittfläche hinaus an. Der entscheidende Moment des Gegenschwungs beginnt mit dem Zurückziehen des Fußes auf die Trittstufe, dabei erfolgt die Landung des oberen Fußes mit der hinteren Außenkante der Ferse im Supinationsschwung (Absenkung der äußeren Fußkante). Jetzt sind es die Katapultkräfte der Fußfaszien einschließlich der Achillessehne zusammen mit den Muskeln, die Sie nach oben treiben. Per Pronationsschub (Absenkung der inneren, vorderen Fußkante) rollt dann der Fuß auf der oberen Treppenstufe nach vorn, um sich schließlich zwischen Großzehe und zweiter Zehe abzustoßen, Wiederholung der Gegenseite etc.

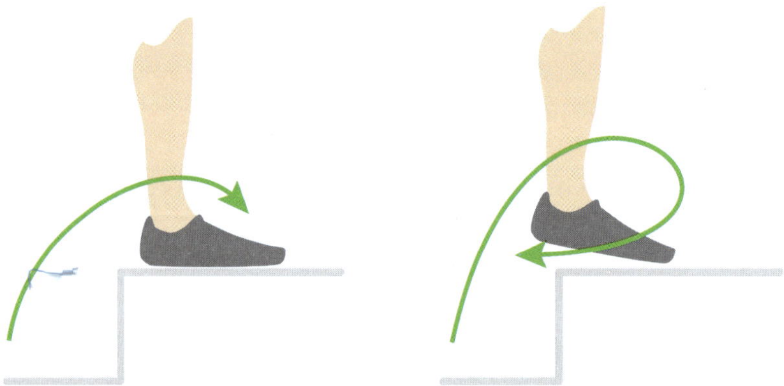

Abb. 5 | Aufsetzen des Fußes punktgenau und mit Gegenschwung in der Faszientechnik

Auf diese Weise kommen wir zurück zu Verhaltensweisen, wie sie uns seit Urzeiten in unseren Genen vorgezeichnet wurden: So haben wir uns einst in Wald, Feld und Wiese bewegt. Derart geschmeidig und lautlos bewegen sich heute nur noch Naturvölker durch den Urwald, die Indianer in ihren Mokassins ebenso wie die Massai in ihrer Barfußtechnik. In dem Film »Jenseits von

Afrika« ist eine Laufszene Eingeborener zu bewundern, die sich alle in derselben Faszientechnik bewegen. In dieser Gangart sind sie imstande, bis an die 100-Kilometer-Grenze zu gehen.

Wir dagegen bewegen uns in Absatzschuhen auf hartem Beton einseitig frontbetont und ohne jeden Gegenschwung. Der fehlt uns schon in den Hüftgelenken im Schrittansatz, besonders aber in den Füßen. Wir bewegen uns aus reiner Muskelkraft, die schnell erlahmt, weil wir das gewaltige Bewegungspotenzial der Faszien aus unserem Alltag verbannt haben. Machen wir uns also auf den Weg, der von der Bewegungsfaszination der Faszien bestimmt wird.

Das revolutionäre Faszien-Jogging macht Bewegung aber nicht nur zu einem positiven Erlebnis für Sie ganz allein, von Ihnen wird in Zukunft ein neues Körpersignal ausgehen, weil Sie sich besser körperlich in Szene setzen können. Allein durch den bewussten Gegenschwung aus den Hüftgelenken heraus wird Ihre äußere Erscheinung majestätisch aufgerichtet und mit Anerkennung von Ihrer nächsten Umgebung wahrgenommen werden. Sie kommen nicht mehr gekrümmt in der vorherrschenden Brustbeinbelastungshaltung daher, die fasziale Körpersprache steht für Selbstsicherheit, Aufrichtigkeit und für eine positive Einstellung zu diesem Leben.

Die Körpersprache des neuen Faszienschreitens ist schwingend, federnd, körperbetont und selbstbewusst zugleich! Jeder Auftritt wird damit zu einem positiven Erlebnis für Sie und andere, denn allein der betonte Gegenschwung aus den Hüftgelenken heraus wird Sie majestätisch in Erscheinung treten lassen.

2.
Vom Wind getragen

Faszien und die Segel eines Schiffes im Wind haben eines gemeinsam, beide erzeugen sie Schubkraft, der Segler durch den gestauten Wind in den geblähten Segeln, die Faszien durch den Katapulteffekt der längenerweiterten elastischen Fasern. Der Katapulteffekt ist durchaus mit dem Windkesselprinzip vergleichbar, dabei spielt die Verformbarkeit unterschiedlicher Materialien eine entscheidende Rolle: ihr elastisches Verhalten, das davon geprägt ist, nach jeder Formveränderung wieder in die Ursprungslage zurückzukehren. Auf diese Weise speichern die Segel die Windenergie, um diese Schubkraft direkt an das Schiff weiterzugeben, vergleichbar einer Windmühle, die dasselbe Prinzip zur Umdrehung ihrer Flügel verwendet.

Was die Segel und Windmühlenflügel im Wind für ihren Energietransfer nutzen, leisten im menschlichen Körper die Faszien auf ähnliche Weise. Grundbedingung ist auch hier die hohe Verformbarkeit eines Materials, in diesem Falle der elastischen Fasern, die durch einen Gegenschwung über ihre Grundlänge hinaus gedehnt werden, eine Gegenbewegung, die dem zielorientierten Richtschwung genau entgegengerichtet ist. In den wellenförmigen Strukturen der elastischen Fasern liegt potenzielle Lageenergie verborgen, die nur durch den Katapulteffekt, das Anspannen des elastischen Materials durch die Längenerweiterung, mobilisiert werden kann. Dadurch wird die potenzielle Lageenergie in kinetische Energie umgewandelt. Dabei verhält sich die Faszie wie das Katapult aus unseren Kindertagen: Je weiter das Material durch Längenerweiterung gespannt wird, umso höher die Beschleunigungsenergie bei der Entladung, das Katapult trifft Ziele in weiter Ferne.

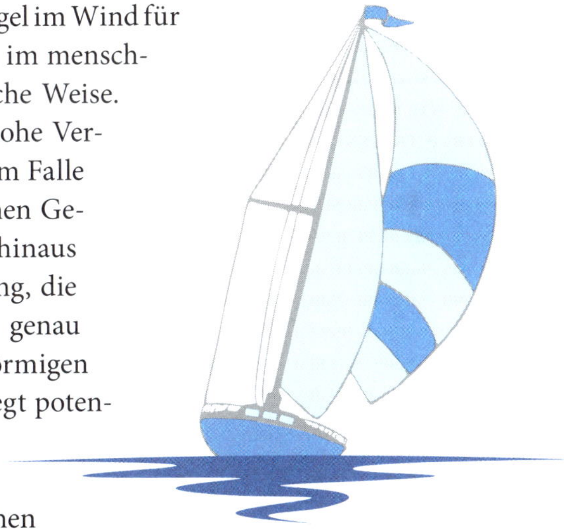

Abb. 6 | Segler mit der Schubkraft des Windes.

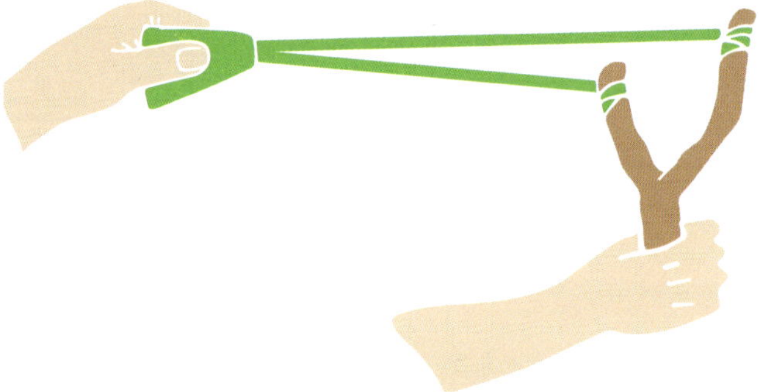

Abb. 7 | Je weiter der Gegenschwung, umso höher die Schubkraft.

Für den menschlichen Organismus bedeutet das, dass die Bewegungsfreiheit all unserer Gelenke entscheidend von der Elastizität der Sehnen und Faszien abhängt, denn je weiter die Sehnen über ihre Grundlänge hinaus gedehnt werden können, umso größer fallen die unterschiedlichen Bewegungsamplituden der Gelenke aus. Beim Faszien-Jogging ist es die große Schrittfolge, die in Erscheinung tritt, weil schon im Schrittansatz die Hüftgelenke den Gegenschwung betont und nachhaltig ausführen können. Dieser optimale Wechsel zwischen Richt- und Gegenschwung lässt sich in der Natur bei allen Tieren in ihrem natürlichen Verhalten beobachten: Bei den Fischen ist es ihre elegante Slalomtechnik, die Vögel beeindrucken durch das weite Schwingen ihrer Flügel. Das wirkt leicht und schwerelos zugleich, und die moderne Bionik konnte nachweisen, dass auf diese Weise die Fische im Wasser geschwommen und die Vögel in der Luft geflogen werden, weil sie geschickt, wie der Segler im Wind, die natürliche Schubkraft ihrer eigenen Elastizität nutzen, um sich der stillen Reserve ihrer potenziellen Lageenergie zu bedienen.

Abb. 8 | Weite Schwungkraft beim Vogelflug macht die Leichtigkeit des Fliegens aus.

Diese Schubkraft von hinten ist es, die das Faszien-Jogging so leicht und schwerelos macht. Damit wird der Muskelkraft das gewaltige Potenzial der Faszien gleichwertig an die Seite gestellt, und der Mensch wird mit dieser Schubkraft gegangen, wie die Fische geschwommen und die Vögel geflogen werden.

Vielleicht hatten Sie schon einmal das Vergnügen, vor einem Gewittersturm mit einem Schirm unterwegs zu sein, als Sie den Schirm nach hinten aufgespannt hatten und zum Gleitflug ansetzen wollten. Das ist das Gefühl der Leichtigkeit des Fliegens, wie es das Faszien-Jogging vermittelt, nach dem Motto: »Nur Fliegen ist schöner.«

Stellen Sie sich vor, die Reedereien würden von der Motor- zurück zur Segelschifffahrt umrüsten, eine Revolution, wie ich meine – und genau das passiert im Moment in der Sportmedizin! Weltweite Studien belegen, dass wir uns in der monotonen Anpassung an die Technik völlig falsch und damit naturunrichtig verhalten haben und es immer noch tun. Die Tiere um uns herum haben sich herausgehalten, sie sind dieser totalen Technikanpassung nicht erlegen, es sei denn, sie wurden von Menschen missbraucht, wie das in der Pferdedressur oder im Springreiten der Fall ist. Erst dann erleiden auch Tiere Zivilisationserkrankungen. In freier Wildbahn, die wir Menschen allerdings deutlich eingeschränkt haben, sind die Tiere praktisch ihrem natur-richtigen Verhalten treu geblieben, und aus Sicht des Faszientrainings haben sie in ihrem Bewegungsverhalten im Gegensatz zu uns Menschen alles richtig gemacht.

Die Menschheit ist gegenwärtig mit lauten Explosionskräften unterwegs

Unser aktuelles Bewegungsverhalten ist gekennzeichnet durch hohe Reibungsverluste, einem Verbrennungsmotor vergleichbar, der bei hoher Tourenzahl heißlaufen kann. Hohe Wärmeverluste sind eng mit technischen Prozessen verbunden, sie gehören zur Laufszene ebenso wie der Schweiß, der in Strömen fließt, wobei die Industrie alles versucht, das Problem mit Klimawäsche unter Kontrolle zu bringen. Denken Sie auch an das Problem des Luftwiderstands. Mit allen Mitteln ist man im Windkanal bemüht, die optimale Windschlüpfrigkeit neuer Automodelle zu testen, um den Energieverbrauch zu kontrollieren. Die Radfahrer sind schon vor Jahren der Schwarmintelligenz der Vögel gefolgt: Im schwersten Radrennen der Welt, der Tour de France, hat man frühzeitig den Vorteil des Windschattenfahrens erkannt.

Die Pinguine sind uns auf diesem Gebiet weit überlegen, weil sie in ihrer Slalomtechnik zwischen Richt- und Gegenschwung alles richtig machen, außerdem entspricht ihre Körperanpassung an das Wasser allen Gesetzen eines optimalen Strömungswiderstandes. So erreichen sie im Wasser eine Geschwindigkeit von sieben Metern pro Sekunde. Überträgt man diesen Wert auf Luft, wäre der Pinguin in diesem neuen Medium 15-mal schneller als im Wasser, was 100 Metern pro Sekunde entspricht, also 360 Stundenkilometer – mehr als Orkanstärke, wie Werner Nachtigall in seinem Buch »Bionik« ausführt. Die Tiere schwimmen täglich bis zu 100 Kilometer in 10 bis 20 Stundenkilometern, für diese Tagesleistung brauchen sie gerade mal eine Magenfüllung Krill (kleine Garnelen), umgerechnet auf den technischen Brennstoff Benzin bedeutet das, die Pinguine schwimmen mit einem Liter Benzin 1500 bis 2000 Kilometer weit. Das sind die wahren Wunder der Natur!

Der Mensch in seiner Welt der Motoren ist ein wahrer Energieverschwender. Diese Technik arbeitet mit Ausdehnung durch Explosion, der tägliche Straßenlärm hat inzwischen Ausmaße eingenommen, die die Anwohner kaum noch zur Ruhe kommen lassen, Ohrgeräusche à la Tinnitus bedrohen Jung und Alt. Auch die Meere haben sich verändert, die ruhigen, sauberen Zeiten der Segelschifffahrt sind lange vorbei, dafür dröhnen laute Schiffsmotoren, und schweres Schmieröl verschmutzt Wasser und Land gleichermaßen.

Motorschiffe sind schnell und betont gradlinig unterwegs, denn die schnellste Verbindung zwischen zwei Punkten ist nun mal die Gerade!

Die Motorschifffahrt ist schnell, überaus schnell, in drei Tagen ist man auf See von Hamburg bis New York unterwegs, dabei wird bevorzugt der gerade Weg gewählt, denn der ist immer noch die schnellste Verbindung. Dies war auch der entscheidende Grund, warum die Segler von den schnelleren Motorschiffen abgelöst wurden.

> In der Natur gibt es aber keine geraden Wege, alles verläuft in Schwingungen zwischen Richtschwung und Gegenschwung. Aus Sicht der Bionik hätte sich daher die Menschheit den Irrweg der linearen Mechanik ersparen können.

Bei starkem Wind von achtern steht auch dem Segler der gerade Weg zur Verfügung, von vorn oder von der Seite bleibt ihm nur das Kreuzen gegen den Wind, der Wechsel zwischen Richt- und Gegenschwung, vergleichbar den Serpentinen bei der Überquerung eines Bergrückens. Wenn Sie beim Bergsteigen betont die *diretissima* als geraden Weg wählen, liegen Sie bald erschöpft am Boden, weil nichts mehr geht.

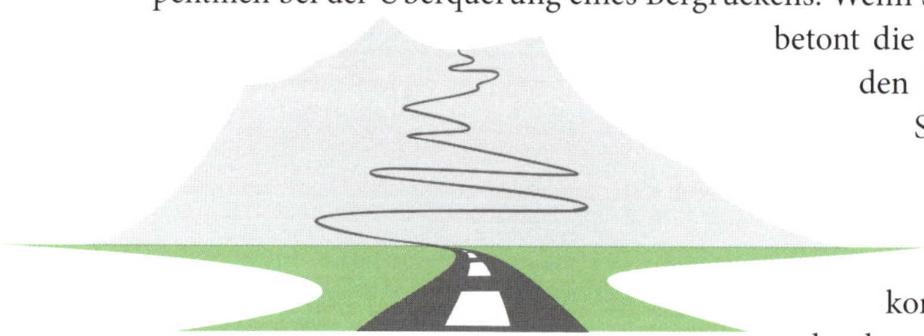

Abb. 9 | Energiegewinn auf gewundenen Wegen.

Das Bewegungskonzept Motorkraft ist durchaus mit dem Prinzip der Muskelkraft vergleichbar: Es beruht auf dem Geradeaus der linearen Mechanik. Auch hier ist der Mensch linear und ohne Gegenschwung auf den Beinen. Und dieses Bewegungskonzept ist mit einem hohen Energieverbrauch verbunden. Das kann einem Segler nicht passieren, denn er nutzt auf natürlichem Weg die kostenlose Windenergie, die er durch die permanenten Positionswechsel der Segel im Wind auf hohem Niveau halten muss, davon hängt seine Geschwindigkeit ab. Hierfür braucht es allerdings trainierte, schwindelfreie, standsichere und vor allem mutige Seeleute.

Der Windkessel macht's möglich

Das Windkesselkonzept, wie es in der Segelschifffahrt genutzt wurde, ist das häufigste Antriebskonzept der Natur. Und es bietet Möglichkeiten, die auch wir Menschen für unseren körpereigenen Antrieb beim Gehen und Laufen einsetzen könnten, würden wir nicht allein der Muskelkraft vertrauen, sondern auch die Sehnen und Faszien mit in unser Gehen und Laufen einbeziehen. Die Seefahrt hat diese kostengünstige, jedoch zeitintensive Variante in ihrer Transportleistung lange gewinnbringend genutzt, dann aber leider fallen gelassen, weil Zeit im technischen Zeitalter ausschließlich durch Geld definiert wird. Segel sind nichts anderes als Windkessel, die den Wind kesselartig in ihren Rah-, Fock- oder Großsegeln speichern, eine Art Gegenschwung auf die windabgewandte Seite, um so die potenzielle Lageenergie in kinetische Bewegungsenergie umsetzen zu können. Aber auch die Windmühlen aus alter Zeit sind ein Zeugnis dafür, wie man in früheren Jahren bereits die Windenergie bei der Verarbeitung des Korns genutzt hat, wobei diese Technologie gegenwärtig in großen Windparkanlagen ihre Fortsetzung findet.

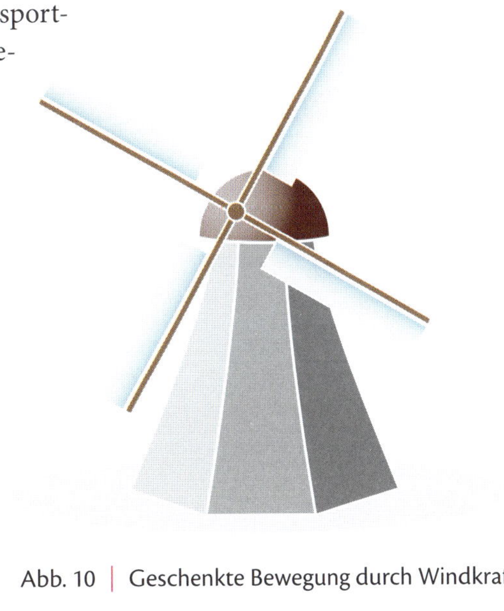

Abb. 10 | Geschenkte Bewegung durch Windkraft.

Warum erzähle ich Ihnen vom Windkessel? Weil dieses Bewegungskonzept auch in unseren Sehnen und Faszien eine große Rolle spielt. Doch der Mensch in seiner Anpassung an die Technik hat alles unternommen, dieses natürliche Bewegungskonzept zu unterlaufen.

Jede Bewegung lebt vom Gegenschwung, wie er in jedem Windkessel durch das Aufblähen der Segel in Erscheinung tritt, wie ihn aber auch jedes Kind beim Ballwurf beherrscht. Fällt der energiefördernde Gegenschwung weg, lassen Funktionsstörungen nicht lange auf sich warten, nachweisbar an der hohen Erkrankungsrate des Stütz- und Bewegungsapparates, angeführt von Tendinosen, der vorzeitigen Degeneration der Sehnen. Wie wichtig der Gegenschwung ist, können Sie sofort durch einseitiges Händeklatschen unter Beweis stellen, denn ohne die Ausholbewegung wird aus dem Klatschen nur ein leises Säuseln, das kaum die Künstler auf der Bühne erreicht.

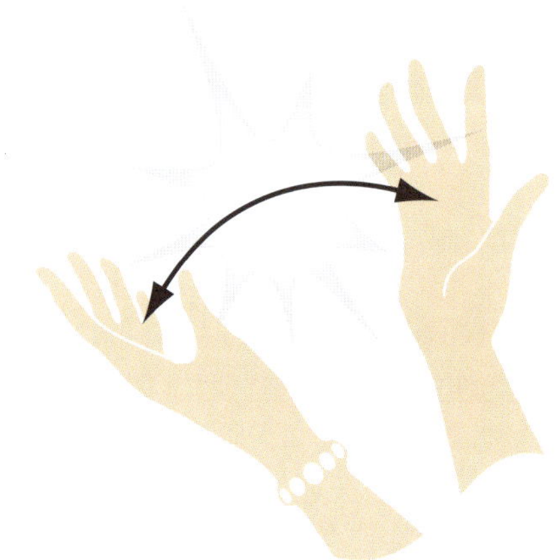

Abb. 11 | Laut hörbar wird Händeklatschen erst durch den Gegenschwung.

Die Faszien sind in ihrer Zusammenarbeit mit den Muskeln auf diesen initialen Gegenschwung angewiesen, denn nur diese Ausholbewegung kann die stille Reserve der potenziellen Lageenergie aktivieren, wie sie in den elastischen Fasern gespeichert ist. Die Muskeln mit ihren kontraktilen Elementen sind dagegen zur aktiven, direkten Arbeitsleistung in der Lage. Damit reagieren die Faszien und Sehnen alles andere als starr oder als einfache Kraftüberträger, sie wirken überaus dynamisch über die eingelagerten elastischen Fasern als stille Reserve ihrer potenziellen Lageenergie. Gesunde Sehnen und Faszien, wie sie bei jungen Menschen vorkommen, weisen in Ruhe eine typische wellenförmige Spiralstruktur auf, analog zu dreidimensionalen Spiralfedern (Staubesand et al. 1997). Besonders die elastischen Fasern des Bindegewebes zeigen eine hohe Dehnungsfähigkeit, die bis zu 150 Prozent ihrer Ausgangslänge betragen kann, wobei sie nach Beendigung der Zugkraft wieder auf ihre Ursprungslänge zurückkehren. In der Steifheit des Alters verlieren diese Sehnen allerdings ihre Wellenform, sie nehmen an Zahl ab, verlieren aber auch ihre hohe Flexibilität.

Bis ins hohe Alter trainierbar!

Die frohe Botschaft vorweg: Die altersmäßige Versteifung der Gelenke ist nicht unser Schicksal! Durch spezielles Stretching können die Bindegewebszellen zur Neubildung und zum Aufbau ihrer Spiralfederstrukturen angeregt werden.

Tiere nutzen in ihrem natürlichen Verhalten geschickt die hohe Spannkraft ihrer Sehnen und sind dabei extrem schnell, wie der Gepard, der den Richtschwung bis zum Spagat steigern kann, sodass im anschließenden Gegenschwung die Hinterbeine praktisch die Vorderbeine überholen, eine ganz spezielle Hockstellung, durch die ein hoher Energietransfer ermöglicht wird. Kängurus können weiter als weit springen, aber nicht aus der Kraft ihrer Muskeln, sondern aus der Elastizität ihrer langen Sehnen durch den Katapulteffekt (Kram & Drawson 1998). Auch die menschlichen Sehnen in unseren Beinen sind durchaus mit dem Laufvermögen von Gazellen vergleichbar (Sawicki et al. 2009).

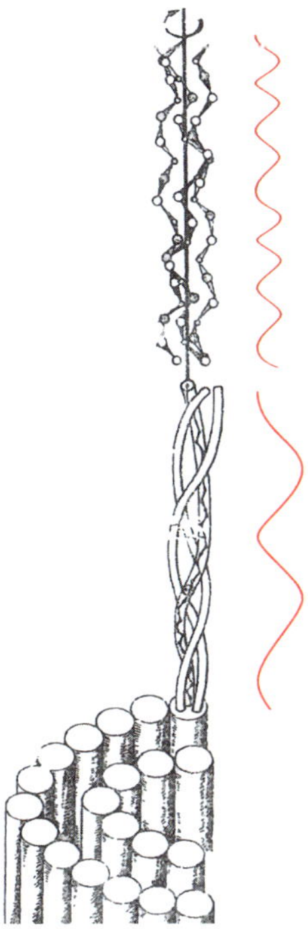

Abb. 12 | Durch Spiralstrukturen der elastischen Fasern wird die Sehne erst dehnbar.

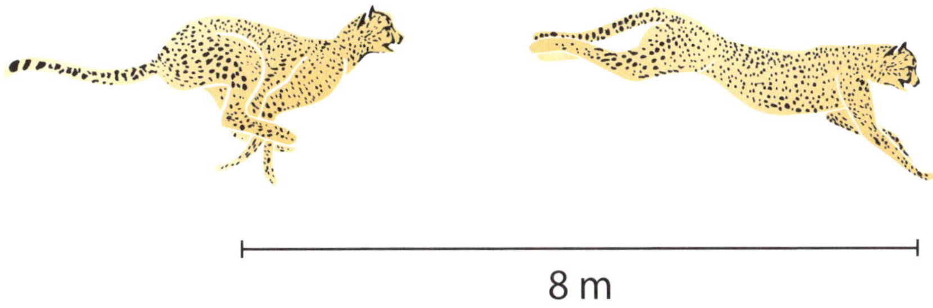

Abb. 13 | Optimaler Richt- und Gegenschwung beim Gepard.

Die schwingende Aortenwand

Ein hochwirksames Transportsystem im Körper à la Windkessel ist gleich nach dem Herzen geschaltet, denn die Aorta in ihrem elastischen Schwingungsverhalten unterstützt die Herzarbeit nachhaltig und sorgt dafür, dass auch während der druckabbauenden Diastole das Blut weiter in den Arterien fließen kann. Ein geniales Konzept, ausgelöst durch den Katapulteffekt elastischer Fasern in der schwingenden Aortenwand, die das im Windkessel verlagerte Blut in den zentralen Verlauf der Aorta zurückschleudern und somit in Richtung Peripherie treiben kann. Nur so ist erst ein gleichmäßiger Blutfluss auch während der Diastole (Herzerweiterung) möglich. Der Mensch läuft allerdings Gefahr, durch anhaltenden Stress in Verbindung mit Bewegungsmangel diese effiziente Beschleunigungsanlage durch die Arteriosklerose zu zerstören, sodass das Herzinfarkt- und Schlaganfallrisiko wie ein Damoklesschwert über den Betroffenen hängt. Auch die Pulswellengeschwindigkeit, die aktuell den Stand der Arteriosklerose dokumentieren kann, nimmt mit zunehmender Versteifung zu.

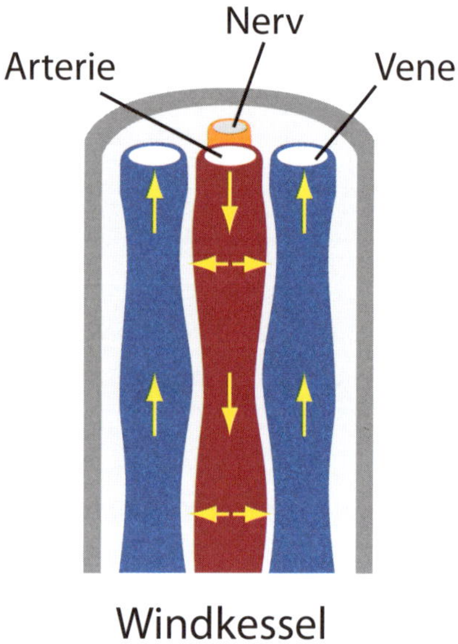

Abb. 14 | Das Schwingungsverhalten der Aorta unterstützt die Herzarbeit nachhaltig.

Das Wunder des Gegenschwungs

Wie wir gesehen haben, treffen in der Bewegungskette Muskel – Sehne – Gelenk zwei konträr ausgerichtete Aktionspotenziale aufeinander:

- Der Muskel mit seinen kontraktilen Elementen unterliegt der nervlichen Steuerung, reagiert sofort auf jeden Aktionsappell willkürlicher Steuerung aus dem zentralen Nervensystem mit einer Kontraktion, die unmittelbar von der kraftübertragenden Sehne direkt auf das Gelenk übertragen wird. Die Folge ist eine zielgerichtete Bewegung in der unterschiedlichen Orientierung des dreidimensional aufgebauten Raums. Allerdings braucht es für diesen Bewegungsimpuls Energie, viel Energie sogar, die von den zuführenden Arterien primär durch den mitgeführten Sauerstoff geliefert werden muss.

- In einer zweiten Stufe ist jetzt ein Rollentausch der aktiven Muskulatur angesagt, der Wechsel von der Beugeseite der Synergisten hin zur Streckseite der Antagonisten, eine Impulsumkehr entgegen der Zielrichtung durch den Gegenschwung, der primär nicht dem Antrieb nach vorne gilt, sondern betont der Längenerweiterung der frontorientierten Synergisten. Die soeben noch beanspruchten beugeseitigen Synergisten erfahren durch diesen Spannungsausgleich einen optimalen Energienachschub, der für den weiteren Arbeitseinsatz eminent wichtig ist, wenn ihr bisheriges Leistungsvermögen möglichst über einen langen Zeitraum und auf hohem Niveau aufrechterhalten werden soll. Der kurze Leistungsanspruch an die Antagonisten für den Gegenschwung ist aber nur gering einzustufen, in keiner Weise vergleichbar mit dem relativ hohen Einsatz der Synergisten, die im Wesentlichen den Antrieb nach vorn zu besorgen haben.

Von diesem Gegenschwungprinzip der Bewegung geht der entscheidende Antriebsimpuls beim Faszien-Jogging aus, analog zum optimalen Energietransfer in allen natürlichen Prozessen: Die schöpferische Kraft der Natur ist nicht primär in ihrer Stärke vertreten, sondern in ihrer Elastizität, die jeder Kraftentwicklung ihre Initialzündung verleiht. Durch den Gegenschwung, über eine kurze Kontraktion der Antagonisten in geringer Intensität ausgelöst, wird die Muskel-Sehnen-Kette der gegensätzlichen Synergisten über ihre Grundlänge maximal gedehnt, die entscheidende Voraussetzung, damit der nach vorn orientierte »Synergisten-Antriebsmotor« sein gewaltiges Arbeitspensum auch über einen längeren Zeitraum auf hohem Niveau verrichten kann. Dabei sind zwei Ansatzpunkte von entscheidender Bedeutung:

- Die längenerweiterte Muskulatur der beugeseitigen Synergisten, die den eigentlichen Frontantrieb zu besorgen haben, wird durch den Gegenschwung für einen kurzen Moment mit Sauerstoff und Energie versorgt. Nur so ist sie in der Lage, ihre Maximalarbeit auch über längere Zeiträume auf hohem Niveau zu halten.
- Gleichzeitig mit den Muskeln werden aber auch die Sehnen und Faszien einer intensiven Längenerweiterung unterzogen, ihr Kickstartersystem wird aktiviert, weil nur auf diesem Wege das schlummernde Potenzial der Lageenergie der elastischen Fasern mobilisiert werden kann. Und jetzt ist es der Katapulteffekt mit seiner Energiefreigabe, der der Kontraktionskraft der Muskeln (Synergisten) gleichwertig an die Seite gestellt wird. Hierdurch er-

fährt das Faszien-Jogging seine Leichtigkeit. Das ist die berühmte Schubkraft der »*vis a tergo*«, die das Laufen nachhaltig unterstützt.

> Der Bewegungsimpuls der Sehne erfolgt über die Katapultwirkung des Spiralfedereffekts durch den Gegenschwung, der die elastischen Fasern über ihre Grundlänge hinaus dehnt, sodass die eingelagerte potenzielle Lageenergie in kinetische Bewegungsenergie umgewandelt werden kann.

Muskel und Sehne unseres körpereigenen Bewegungssystems verhalten sich also wie zwei ungleiche Brüder, die zwar Hand in Hand gehen, aber jeder in eine andere Richtung. Der kontrahierende Muskel arbeitet mit Verkürzung, braucht dafür aber Sauerstoff und Energie, die elastische Sehne arbeitet mit Verlängerung, bezieht ihren Antriebsimpuls aus der stillen Reserve potenzieller Lageenergie der gedehnten elastischen Fasern. Dies geschieht aber ohne Kraftverlust und ohne zusätzlichen Energietransfer, denn der Einstieg in den Katapulteffekt über den Gegenschwung ist dann nur noch eine spezielle Form des Loslassens.

Nurmi, der perfekte Faszienläufer

Dieses natürliche Bewegungskonzept hat einen Sportler zum Wunderläufer gemacht. Die Rede ist vom finnischen Langstreckenläufer Paavo Nurmi, der wie kein anderer diesen energiefördernden Gegenschwung beherrschte und zu seiner Zeit mehrere Olympiasiege und zahlreiche Weltrekorde auf Langstrecken aufstellte. In der folgenden Abbildung sehen Sie den Moment des Gegenschwungs in der entscheidenden vorderen Landungsphase des linken Fußes am Boden:

- Der linke Fuß landet optimal im hinteren, äußeren Drittel im Supinationsschub des Fersenbeines mit leichter Tendenz der Vorfußstreckung durch den Gegenschwung.
- Dieser vorfußstreckende Gegenschwung wird in der Abbildung durch die lokale Anspannung der vorderen Schienbeinmuskulatur dargestellt, die als geringe Verdickung gut zu erkennen ist. Dies ist der entscheidende Moment für die Längenerweiterung der Wadenmuskeln und der Achillessehne: Die Wadenmuskeln als Synergisten erhalten einen kurzen Sauerstoffschub, und in der Achillessehne wird durch diesen Gegenschwung des Fußes die potenzielle Lageenergie zusätzlich zur Muskelkraft mit in die Bewegung einbezogen.

- Im Moment der vorderen Fußlandung ist das linke Kniegelenk leicht gebeugt, es wird dadurch zentral im Knorpelbereich belastet, dort, wo die Schutzschicht am stärksten ausgebildet ist.
- Durch die 20-Grad-Kniebelastung in der vorderen Landephase entsteht eine schützende Teleskopfederung, durch die insbesondere Hüftgelenk und Wirbelsäule deutlich entlastet werden. Erfolgt dagegen die vordere Stützphase des Beines in absoluter Kniestreckung, rückt die dünne Knorpelschicht des Knies ins Zentrum der Belastung. Frühzeitige Knorpelschäden führen häufig in die Gelenkarthrose, aber auch Hüftgelenke und Wirbelsäule sind hohen Erschütterungen ausgesetzt.

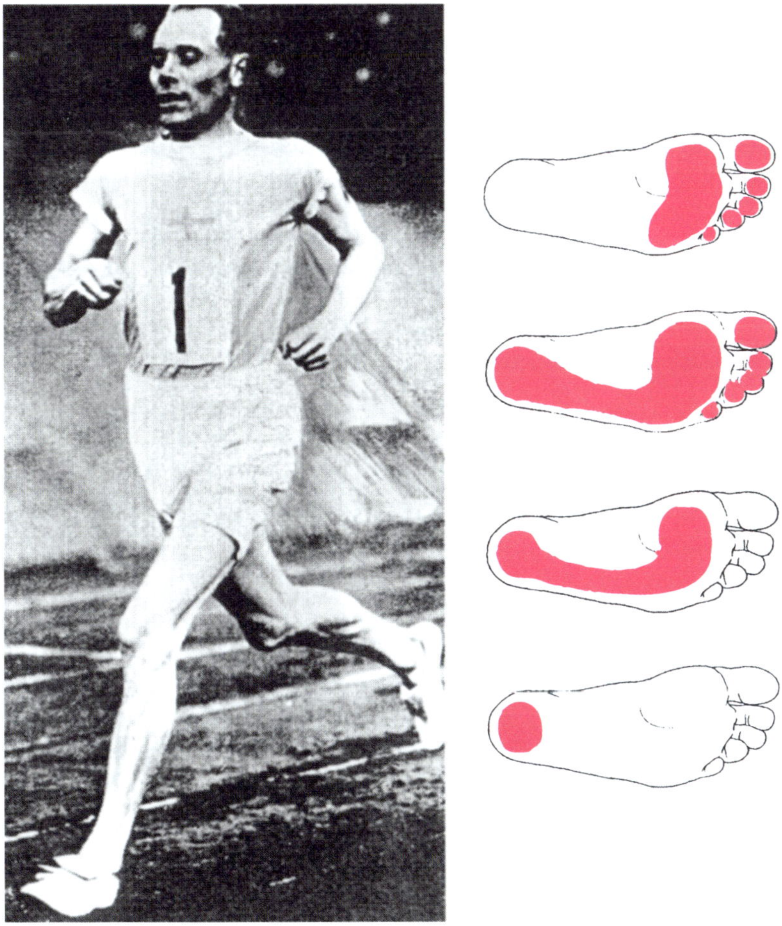

Abb. 15 | Nurmi demonstriert die optimale Landung des linken Fußes mit der Außenkante der Ferse, gleichzeitig erkennt man die Anspannung der vorderen Schienbeinmuskulatur, durch die der Gegenschwung für Waden-Achillessehnen ausgelöst wird. Gleichzeitig ist das linke Knie leicht gebeugt, damit der stabile Knorpel im Zentrum den Druck abfangen kann.

Bal paradoxe im Bewegungssystem

Wenn man all diese Verhaltensmuster überdenkt, muss man sich fragen, wie dieses Konzept der vielen Gegensätze überhaupt funktionieren kann: Wie sollen zwei Vorgänge unterschiedlicher Richtung den mobilen Körper überhaupt ans Ziel bringen? In der Tat, ein *bal paradoxe*! So ist es allerdings oft in der Natur. Was oberflächlich als Gegensatz wahrgenommen wird, erscheint bei näherer Betrachtung wie ein Wunder. Das System kann aber nur funktionieren, wenn natur-richtig und damit in logischer Konsequenz vorgegangen wird, wenn ein Schritt nach dem anderen erfolgt und ein Kettenglied ins andere greift. Fehlt in einer kinematischen Kette ein Teilbereich, lässt man in einem Bewegungssystem eine Funktionseinheit unter den Tisch fallen, kann das Konzept nicht mehr funktionieren. Aus einem natur-richtigen wird ein naturunrichtiges Verhalten, und am Ende drohen Leistungsverluste und Krankheit.

In ihrem blinden Fortschrittsglauben folgte die Menschheit bedingungslos der totalen Anpassung an die Technik, der Tanz im *bal paradoxe* begann. In schneller Taktfolge strebte man nur noch in eine Richtung – und das in ständiger Beschleunigung ohne den natürlichen Rhythmus zwischen Richt- und Gegenschwung. Gebannt wie das Kaninchen vor der Schlange galten ab sofort über Stunden, Tage, Jahre nur noch Vorgaben, die von Motor, Maschine oder Computer diktiert wurden. Energiefördernder Gegenschwung? Das war einmal!

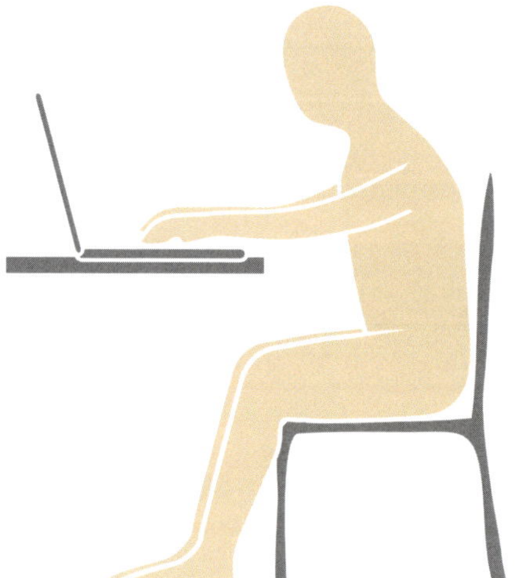

Abb. 16 | Einseitig frontorientierte Arbeit ohne Gegenschwung, die den Menschen krank macht.

Die einseitige Anpassung an die Technik stand unter den Vorzeichen der pfeilschnellen Dynamik, die zielabgewandte Ausholbewegung hatte damit ihre absolute Berechtigung verloren. Jede Kurve auf der schnellen Autobahn, die ICE-Strecken einbezogen – reine Zeitverschwendung! Die lineare Mechanik hatte absolute Priorität, obwohl man erfahren hatte, dass es in der Natur keine geraden Wege gibt. Bergmassive wurden in direkter Ausrichtung untertunnelt, der Hamburger Hafen ebenso wie der Gotthard in der Schweiz. Denken Sie nur an die Segelschifffahrt früherer Jahre – Motorschiffe auf ihren schnellen, geraden Wegen sind einfach schneller und damit kostengünstiger, jede Kurve, jede Spiralbahn, jedes Kreuzen gegen den Wind, Reminiszenzen einer längst vergangenen Epoche. Aber man bedenke: Sogar auf den rasanten Autobahnen kann man nicht ganz auf die natürliche Spiralform verzichten, wenn z. B. die Nord-Süd-Autobahn auf die Ost-West-Verbindung trifft. Der Übergang von der Vertikalen in die Horizontale ist mit einer einfachen Kreisverbindung nicht zu schaffen, der zu enge Radius würde die schnellen Autos sofort aus der Bahn schleudern. Die gefahrlose Verbindung schafft nur die logarithmische Spirale, denn der nur langsam sich verringernde Kurvenradius lässt dem Fahrer die notwendige Zeit der Anpassung an die geringere Geschwindigkeit, ohne die es in dieser Verbindung nun mal nicht geht.

3. Das Energiekonzept der Natur

Elastizität ist das Anpassungsvermögen eines Materials im Sinne der Verformbarkeit, wobei im Umkehrschluss die Rückkehr des Ganzen in seine Ursprungsform möglich ist. Nehmen wir das Schwingen einer Trommel im Wirbel der Trommelschlegel. Das plastische Verhalten des Materials ist aber nicht nur durch Richt- und Gegenschwung ausgewiesen, sondern mit einer typischen Tonbildung verbunden, die von dem Schwingungsmuster des jeweiligen Tonerregers bestimmt wird. Wir stehen vor einem wogenden Kornfeld, das sich wie die Wellen des Meeres im Sommerwind wiegt, hier ist es ein leichtes Säuseln, dort das gewaltige Brausen der Brandung. Ähnlich verhalten sich Blätter am Baum, sie bleiben nicht starr, sondern folgen der kleinsten Brise in die windabgewandte Richtung, ein ständiges Hin und Her, vernehmbar durch das sanfte Rauschen der Blätter im Wind. Sind Bäume auf Dauer extremen Witterungsbedingungen ausgesetzt, wie auf Korsika in 1800 Meter Höhe, wachsen sie nicht mehr gerade-linear, sondern in den Schwingungsmustern einer Spirale in ihrem Wechsel zwischen Richt- und Gegenschwung. Je extremer die Witterungsbedingen allerdings sind, umso stärker fällt die Spiralstruktur bei der Ausrichtung auf das Sonnenlicht aus, weil nur in diesem Wechselrhythmus ein optimaler Energietransfer erreicht werden kann. Ich war überrascht und begeistert zugleich, in diesen extremen Höhen unterhalb des Monte Cinto, der höchsten Erhebung auf Korsika, auf diese Spiralbäume zu stoßen, nicht vereinzelt, nein, es waren ganze Wälder. Setzt man bei diesem Baum einen Hobel an, so offenbart sich sofort seine Spiralstruktur, denn die Späne allesamt sind gewundene Korkenzieher

In der Tierwelt ist dieses Spiralfederkonzept die Antriebsförderung generell, es dient der Existenzsicherung, denn nur so ist das Überleben in freier Natur erst möglich. Löwen auf der Jagd schlagen zuerst die Tiere, bei denen die harmonischen Bewegungsabläufe gestört sind, wenn im Lauf der Gegenschwung nur noch ansatzweise funktioniert. Das garantiert eine leichte und schnelle

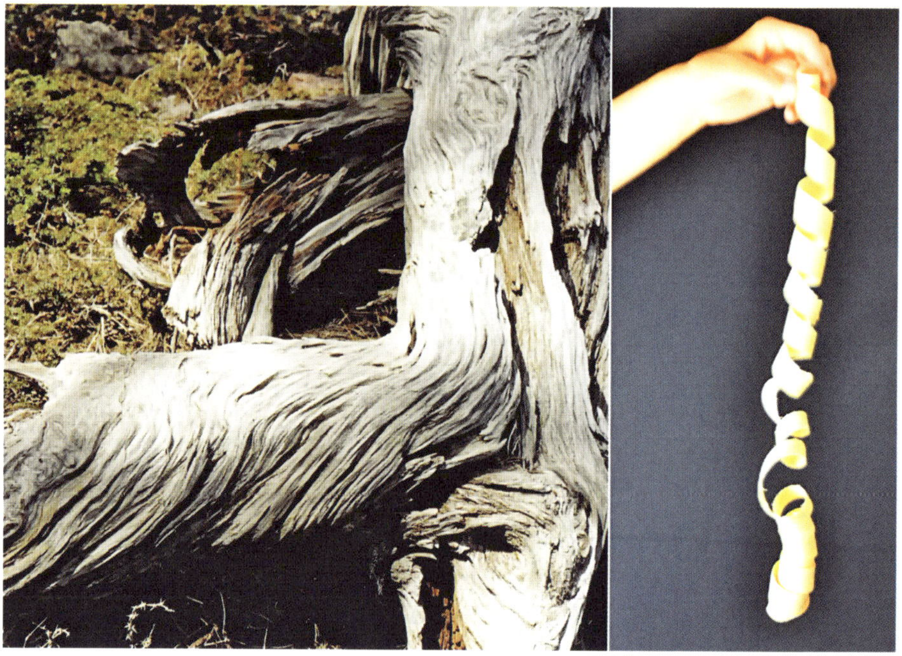

Abb. 17 | Spiralen im Wachstum des Baumes und nach dem angesetzten Hobel.

Beute, steht doch auch der Löwe unter der Maxime der Energieeinsparung um jeden Preis. Löwen gehen sehr behutsam mit ihren Ressourcen um, das Leittier demonstriert ständig Stärke, die meisten Aufgaben werden delegiert, in bedrohlichen Situationen wird aber sofort Stärke gezeigt. In der Ruhe liegt die Kraft! Das weiß auch der Löwe und schläft länger als ein Faultier – bis zu zwanzig Stunden am Tag!

Der Gepard erreicht im Lauf Achtmetersprünge und aus dem Stand heraus eine Spitzengeschwindigkeit von 100 km/h – und das in 3,6 Sekunden. Damit ist das Tier genau so schnell wie der Porsche Carrera GT. Leichtfüßig und überaus schnell sind auch Gazellen, aber nicht mit betonter Muskelkraft, dafür sind sie viel zu zart gebaut. Ihre hohe Geschwindigkeit verdanken sie dem spiralfederartigen Katapulteffekt durch den hohen Einsatz ihrer kraftübertragenden Sehnen in extremer Länge, sodass sie vor jeder Bodenlandung fast einen Spagat zelebrieren (siehe Abb. 13).

Der Weltmeister unter den Springern ist allerdings der kleine Floh, der aus dem Stand heraus 30 Zentimeter in die Höhe hüpfen kann. Umgerechnet auf menschliche Dimensionen müssten wir 270 Meter weit springen. Das schafft der Floh aber nicht aus Muskelkraft, sondern fast ausschließlich über den Spiralfedereffekt seiner Faszien, Katapultgeschossen im Mittelalter vergleichbar, die mit ihrer gewaltigen Spannkraft stärkste Bollwerke überwinden konnten.

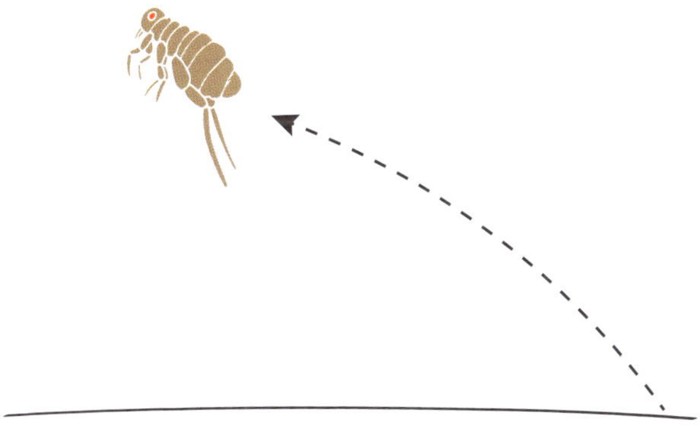

Abb. 18 | Der Floh schafft im Sprung 270 Meter, wenn man menschliche Maßstäbe ansetzt.

Pferde im Galopp setzen optimal ihre Achillessehnen-Power ein!

Aber auch die Pferde können in ihrer schnellsten Gangart, dem Galopp, besser sprinten als unser Weltrekordler über 100 Meter, sie erreichen ca. 36 km/h. Entscheidend für diese Leistungssteigerung ist die maximale Längenerweiterung der Achillessehnen durch das peitschenartige dynamisch federnde Aufsetzen der Vorderhufe, wie englische Veterinärmediziner herausfanden. Diese Sehnenverlängerung wird erreicht durch einen dynamisch federnden Vorgang, wie er für den Einsatz der Sehnen und Faszien bei der Bewegung erforderlich ist.

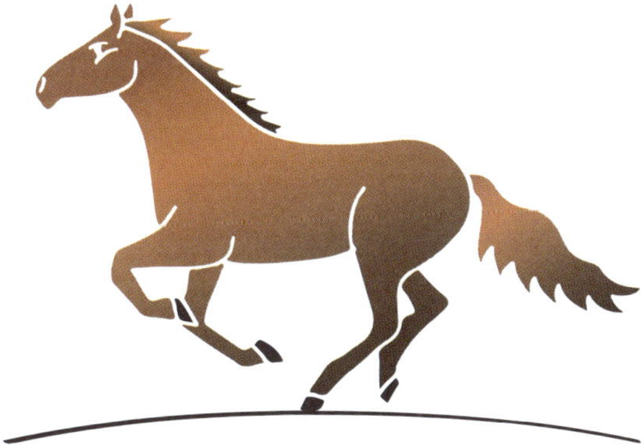

Abb. 19 | Pferde im Galopp mit Faszienpower durch den Gegenschwung der Hufe beim Aufsetzen.

Auf das Bewegungsphänomen der Fische im Wasser und der Vögel in der Luft bin ich bereits am Anfang des Buches eingegangen. Beachtlich das hohe

Maß der Elastizität durch die Slalomtechnik im ständigen Wechsel zwischen Richt- und Gegenschwung bei den Lachsen in ihrer Selbstbehauptung gegen die stärkste Strömung über Stunden, Tage und Wochen, wobei der gesamte Körper mit in dieses Wechselspiel einbezogen wird. Geradezu phänomenal ist das Flugverhalten der Vögel in der Luft, hervorgerufen durch das perfekte Schwingungsverhalten der Flügel, dabei geht das eigentliche Wunder aber von den Federn aus. Die Federn sind es, die durch ihre strukturelle Formgebung die Beweglichkeit im Flugverhalten des Vogels steuern, aber nicht nur das, sie regulieren auch den Temperaturaustausch und die spezifische Färbung in der unterschiedlichen Stellung der Geschlechter zueinander. Die Feder in ihrer hohen Flexibilität ist es, die den Vogel zum Vogel macht, die den Kolibri fliegend-schwirrend auf der Stelle in der Luft verharren, den Falken mit 300 km/h auf seine Beute hinabstoßen und die den Eisvogel wie ein Geschoß ins Wasser eintauchen lässt.

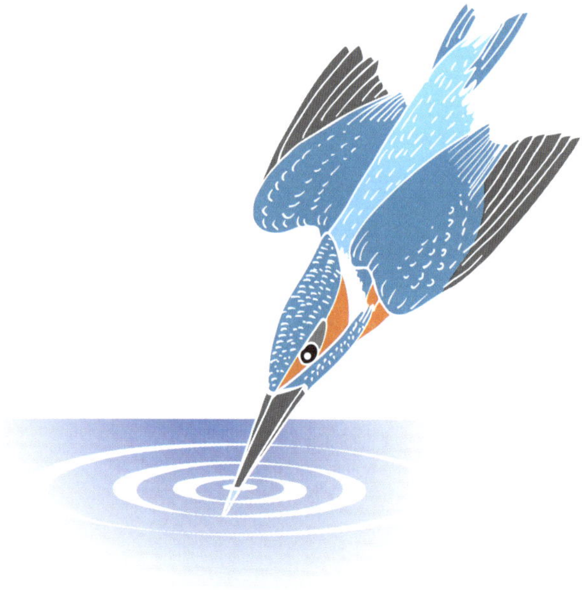

Abb. 20 | Die Anpassungsfähigkeit der Federn lässt den Eisvogel wie ein Geschoss ins Wasser tauchen.

Die Anpassung am Arbeitsplatz und ihre Folgen

Wenn die Anpassung an die Technik zum Gebot wird, wenn der Mensch blind den Vorgaben der Maschine folgt, müssen all unsere körperlichen Anlagen diesen einseitigen Befehlen gehorchen. Diese totale Anpassung beginnt schon auf dem Weg zur Arbeitsstätte, der nicht mehr auf »Schusters Rappen«, sondern bevorzugt im Sitzen zurückgelegt wird, ein körperlicher Minimalismus, der nur noch die relativ kleinen Muskeln der Füße die Autopedale bedienen lässt. Am Arbeitsplatz angekommen geht dieses natur-unrichtige Verhalten weiter, es wird sogar ins Extrem gesteigert. Die großen Muskeln der Beine sind bei betonter Sitzarbeit nun gänzlich auf Eis gelegt, sie werden eingetauscht gegen die kleinen Tastenhebel der Hände, vier natur-unrichtige Verhaltensmuster sind damit vorprogrammiert:

1. Allgemeiner Bewegungsmangel durch Sitzarbeit mit deutlicher Zunahme von Herz-Kreislauf-Erkrankungen:

Durch die vorherrschende Inaktivität großer Muskelgruppen bei langer Sitzarbeit sind wir die erste Generation in der Menschheitsgeschichte, die nicht mehr die Grundforderungen für einen gesunden Stoffwechsel erfüllt. Die Folge sind Herz-Kreislauf-Erkrankungen und eine dramatische Steigerung des Typ-II-Diabetes.

2. Im Sitzen ist jegliche Hüftstreckung ausgeschlossen, damit gerät der Hüftlendenmuskel in chronische Stressspannung, Bandscheibenschäden, chronische Rückenschmerzen und der Verlust des Gegenschwungs aus den Hüften beim Gehen sind die Folgen.

In permanenter Sitzhaltung sind beide Hüftgelenke konstant in 90-Grad-Beugestellung. Damit ist der so wichtige Hüftlendenmuskel (Musculus iliopsoas) tief im Becken in ständiger Verkürzung und verliert an Elastizität. Weil er sein Entfaltungsvermögen eingebüßt hat, kann er beim gelegentlichen Stehen die notwendige Gelenkstreckung der Hüften nicht mitmachen. Und so verlagert er die Lendenwirbelsäule im Sinne der Lordose (Hohlkreuz) nach vorn, eine Druckerhöhung der Bandscheiben ist die Folge, der wesentliche Grund für die zahlreichen Bandscheibenschäden. Auch das allgemeine Gangbild verändert sich, weil der Mensch nur noch frontorientiert unterwegs ist. Der verkürzte Iliopsoas lässt in den Hüftgelenken den Gegenschwung nicht mehr zu.

3. Hohe Aktivität der kleinen Handmuskeln in stereotyper Monotonie provoziert die neue Berufskrankheit RSI.

In der anhaltenden Bedienungsfunktion befinden sich die oberen Extremitäten in betonter Frontposition, die Hände funktionieren nur noch als verlängerte Hebel der Maschine, sodass sie ihre natürlichen Freiheitsgrade der Bewegung nicht mehr ausspielen können. Die kleinen Handmuskeln erreichen schnell ihre Leistungsgrenzen, lokale Kompressionssyndrome sind die Folge, die unter der modernen Berufskrankheit RSI zusammengefasst werden können, dabei steht R (repetitive) für Wiederholung, S (strain) für die hierdurch ausgelöste lokale Spannung und I (injury) für Verletzung bzw. Erkrankung am Ende dieses Vorganges.

4. Durch die frontorientierte Sitzarbeit vernichten wir den energiefördernden Gegenschwung:

Durch die vorherrschende Frontalposition der Arme und Hände findet der energiefördernde Gegenschwung nicht mehr statt. Die Arbeit wird ausschließlich aus der Muskulatur heraus geleistet, denn durch den fehlenden Gegenschwung kann die potenzielle Lageenergie der Sehnen und der Faszien nicht mit in den Arbeitsvorgang eingebracht werden. Das eigentliche Leistungspotenzial des Bindegewebes bleibt ungenutzt. So ist es nicht verwunderlich, dass die Kompressionssyndrome der Arme und Hände dramatisch ansteigen und den operativen Alltag in der Handchirurgie bestimmen. Allein durch die ständige Tastenposition der Hände am PC ist das Karpaltunnelsyndrom zur häufigsten Berufskrankheit der Gegenwart aufgestiegen, das inzwischen in den Kliniken am Fließband operiert wird.

Die vorherrschende Tastenposition der Finger macht Beugestress ohne Ende – und das unter Missachtung des ausgleichenden Gegenschwungs. Nur so konnte das Karpaltunnelsyndrom zur häufigsten Berufskrankheit der Gegenwart werden.

Das ist der Alltag in allen angepassten Arbeitsvorgängen: Weil allein durch den vernichteten Gegenschwung die einseitig überforderte Muskulatur schnell an ihr Limit gerät, muss sie permanent auf die Turbokraft der Sehnen und Faszien verzichten.

Durch die vorherrschende Tastenposition der Hände auf unterschiedlichen Tastaturen schrumpfen die Beugesehnen, die Hohlhandfaszie im Besonderen, sodass die Beugesehnen des Handgelenkes nicht mehr durch den Karpaltunnel passen. Es entsteht das Kompressionssyndrom der Hand mit Druckschädigung des begleitenden Mittelhandnerven (Nervus medianus), Funktionsausfälle eingeschlossen, die besonders in der Nacht Schmerzen verursachen. Was kann die Chirurgie in diesem Fall tun? Wenig Spielraum bleibt in diesem Falle der modernen Handchirurgie beim Karpal-Syndrom, sie sprengt mit dem

Skalpell oder moderner mit dem Endoskop ganz einfach die die bindegewebige Bandbegrenzung an der Beugeseite des Handgelenkes, um so den Mittelhandnerven aus seiner Umklammerung zu lösen.

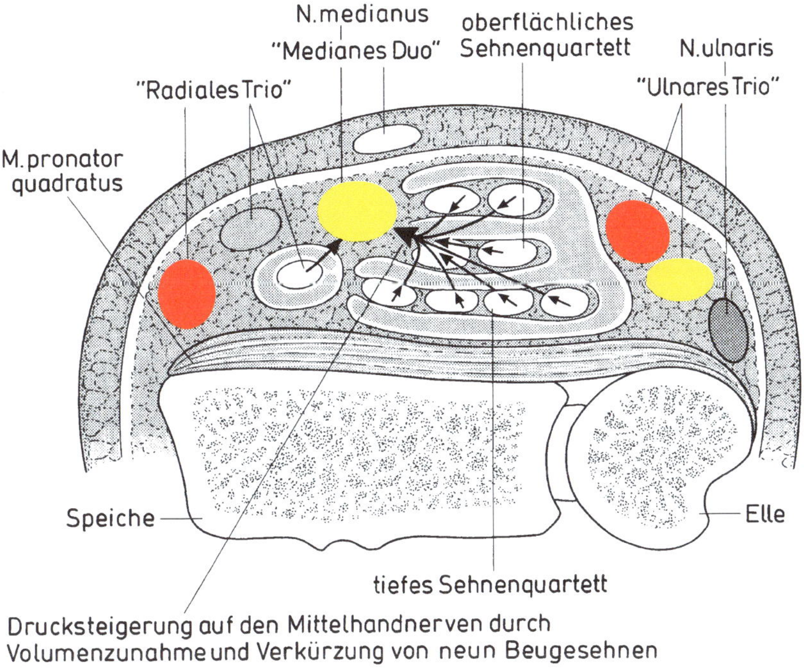

Abb. 21 | Der Mittelhandnerv in der Enge des Karpaltunnels; zusammen mit zehn anderen Beugesehnen muss dieser wichtigste Handnerv die Enge passieren, eine Druckschädigung ist leicht möglich.

Was machen Tiere anders?

Wie kann es nur geschehen, dass die Lachse tage- und wochenlang gegen die Wasserströmung unterwegs sind, dabei aber kaum ermüden? Es gelingt ihnen nicht etwa, weil sie so stark sind, sondern weil sie die Kunst der optimalen Anpassungsfähigkeit beherrschen, sich durch das hohe Maß ihrer Flexibilität gegen unüberwindbar scheinende Widerstände durchsetzen zu können. Ihr natur-richtiges Bewegungsverhalten hat sich der wellenartigen Struktur des fließenden Wasser erfolgreich durch Richt- und Gegenschwung geradezu in idealer Weise angepasst, ausgelöst durch die Slalomtechnik des gesamten Körpers. Dieses Wechselspiel der Muskeln zwischen maximaler Verkürzung und extremer Erweiterung unterhält einen optimalen Energietransfer, sodass alle Körperzellen zu jeder Zeit ausreichend Sauerstoff und Energie für diese Höchstleistung erwarten können.

Das bringt nicht einmal der erfolgreichste Langstreckenläufer der letzten Jahre, der Äthiopier Haile Gebreselassi zustande, der bei seinem relativ hohen Tempo immer noch auf Vorfußlaufen zurückgreift, was zwar auf der 100-Meter-Strecke gestattet sein mag, nicht in jedem Fall auf der Langstrecke. Seinen ersten Marathon lief er vor Jahren in London, und er wollte gewinnen. Hat er aber nicht! Weil er dem Beispiel der Lachse im Wasser nicht gefolgt ist und den Gegenschwung aus dem oberen Sprunggelenk heraus vernachlässigt hat. Mit dem Ergebnis, dass auf den letzten zehn Kilometern seine Wadenmuskulatur streikte, er unter Wadenkrämpfen litt, sein Tempo reduzieren musste und nur Dritter wurde, immerhin in einer Bombenzeit von zwei Stunden und sechs Minuten. Im Gegensatz zu Nurmi als klassischem Fersenläufer, dem eine solche Panne nicht passieren konnte, war Gebreselassi ein leichter Vorfußläufer, der das natürliche Prinzip Richt- und Gegenschwung immer ein bisschen aus dem Auge verloren hatte.

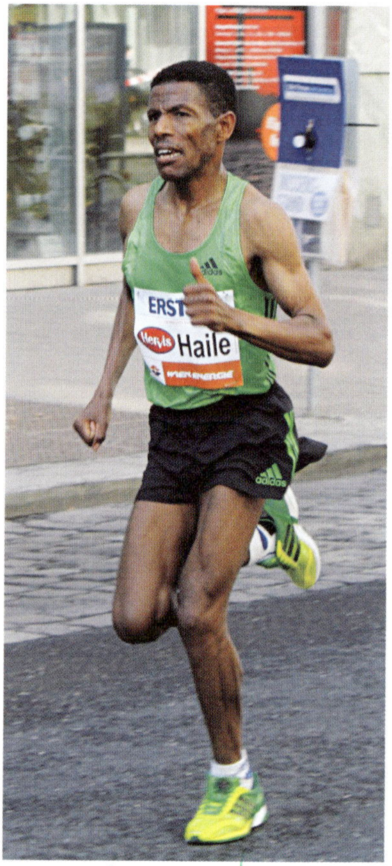

Abb. 22 | Gebreselassi als leichter Vorfußläufer. Wadenkrämpfe, wie beim London-Marathon, konnten diesen begnadeten Läufer jederzeit zu Fall bringen.

Aber die Lachse profitieren nicht nur von ihren hochelastischen Muskeln, sie haben auch keine festen Knochen wie wir Menschen, sondern überaus bewegliche Gräten, die in ihrer Flexibilität unseren Sehnen ähnlich sind. Dieses biegsame Gerüst kann der Lachs geradezu ideal mit in die Bewegung einfließen lassen, denn beim Links- und Rechtsschwung wird so die gespeicherte Lageenergie nicht nur in den Muskeln, sondern auch in den biegsamen Gräten freigesetzt, durch die der Fisch mit einer weiteren unerschöpflichen Leistungsreserve versehen wird.

Der Lachs ist aber auch in der Lage, zusätzlich gespeicherte Energie im Wasser geschickt zu nutzen, wobei den Fischen der Peitscheneffekt des Gesamtkörpers im flüssigen Medium auf besondere Weise zu Hilfe kommt. Auf der Außenhaut des Schuppenpanzers entstehen spiralförmige Wirbel, die den Frontalantrieb weiter unterstützen, sodass der Fisch sich praktisch von Wirbel zu Wirbel im Wasser durchhangeln kann.

Der österreichische Naturforscher Viktor Schauberg hat bei seinen nächtelangen Beobachtungen sogar entdeckt, dass die Fische auch die Strömungen zwischen warm und kalt im Wasser für ihren Frontantrieb berücksichtigen, sodass ein ganzes Aggregat an natürlichen Beschleunigungskräften den Tieren zur Verfügung steht.

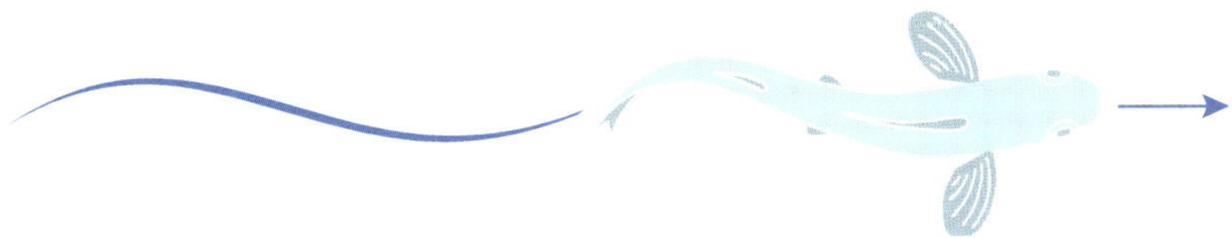

Abb. 23 | Die Forelle profitiert von der doppelten Schubkraft ihrer spiralförmigen Slalomtechnik in Verbindung mit entstehenden Wasserwirbeln in ihre Umgebung.

Der Peitscheneffekt

Ein Wort zum Peitscheneffekt, mit dem man den Energiesprung durch den Gegenschwung für unsere Augen sichtbar machen kann. Wann knallt die Peitsche? Nur durch eine typische Ausholbewegung zwischen plötzlicher Streck- und Beugebewegung der führenden Hand als typische Richt- und Gegenschwungbewegung, die sich auf die Peitschenschnur überträgt, sodass im Moment am entscheidenden Knickpunkt der Schur die Energieentladung erfolgt. Der laute Knall lässt sich sogar durch einen Funkenflug sichtbar machen.

> Die knallende Energieentladung durch den Peitscheneffekt ist exakt der Bewegungsvorgang durch den auch die Lageenergie in der Sehne »explodiert«, wie der Mensch sie beim Gehen und Laufen mit den Füßen nutzen kann.

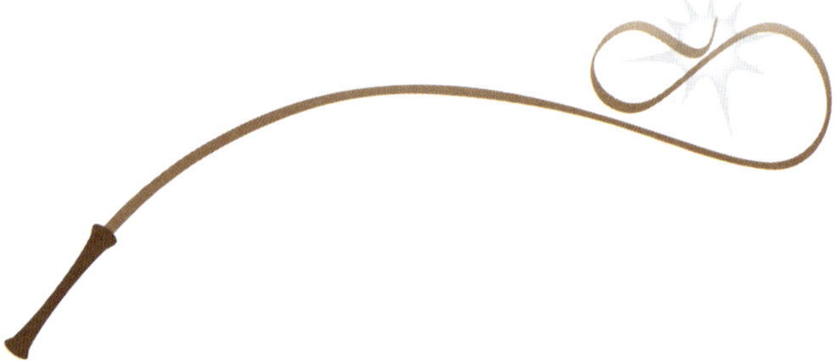

Abb. 24 | Die Energieexplosion des Peitscheneffekts durch Richt- und Gegenschwung.

Diesen Peitscheneffekt nutzen auch die Pferde im Galopp. Mit ihren Hufen setzen diese Renner nicht punktgenau am Boden auf, sondern im peitschenartigen Gegenschwung. Hierdurch wird die Achillessehne katapultartig aufgeladen, um in einer zweiten Stufe ihre Lageenergie mit in den Antrieb nach vorn einbringen zu können. Das ist der entscheidende Grund, dass den Pferden im Galopp auch der Weltrekordler im 100-Meter-Lauf nicht folgen kann (siehe Abb. 19).

Sogar die Vogelfeder in ihrem elastischen Verhalten ist ein optimaler Energieträger. Die Zugvögel wissen diese Turbokraft geschickt zu nutzen. Zum einen verfügen sie über eine hohe Bewegungsamplitude, wenn die Flügel in der Luft zwischen dem oberen und unteren Umkehrpunkt wechseln, sodass allein hierdurch der gewinnbringende Gegenschwung in Gang gesetzt werden kann. Gleichzeitig wird dieser antriebsfördernde Gegenschwung auch von den biegsamen Federn ergänzend zu den Flügeln verwertet, wodurch die Schubkraft weiter gesteigert wird. Die allgemeine Flugsicherung ist damit aber noch nicht abgeschlossen, denn die aufgefächerten Flügelenden der Großvögel erzeugen zusätzliche Spiralwirbel, durch die, ähnlich wie bei den Forellen im Wasser, der Antrieb weiter unterstützt wird.

Hinzu kommt, dass Struktur und Gestalt der Federn sowie ihre Einordnung in das Gefieder für einen weiteren Auftrieb der Vögel sorgen, dabei findet eine ständige Erneuerung des Gefieders statt, ja, sogar im Flug können einzelne Federn ausgetauscht werden. Geht jetzt die Flugmannschaft am Himmel auch noch in das Windschattenfliegen in V-Formationen über, stimmt die Behauptung:

> Vögel werden geflogen, Fische geschwommen, sie alle sind unsere Vorbilder für ein natürliches Bewegungsverhalten!

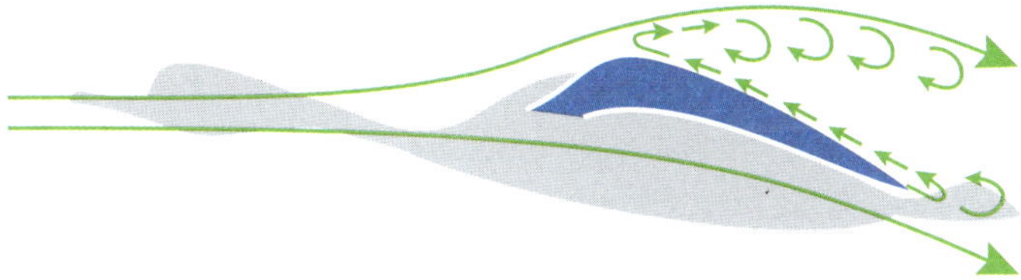

Abb. 25 | Vogelflug mit unterstützendem Luftwirbel-Turbo.

Muskeln reagieren wie harte Steine, elastische Faszien wie ein hüpfender Ball.

Sie nehmen einen großen Stein und werfen ihn zu Boden, was passiert? Der Stein schlägt auf und bleibt in einer Vertiefung liegen, sein Gewicht wurde als Energie direkt an den Boden abgegeben. Sie nehmen einen elastischen Ball, alles in Wiederholung. Jetzt bleibt der Boden praktisch unversehrt, der Ball kriegt eine Delle, analog zum Windkessel, die verformte elastische Haut und die Expansion der komprimierten inneren Luft setzen den Ball in Bewegung, er hüpft und hüpft und springt federnd seinem Stillstand entgegen, bis seine potenzielle Lageenergie verbraucht ist.

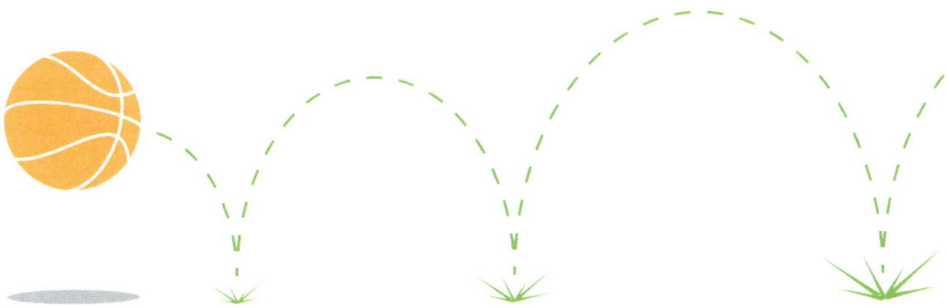

Abb. 26 | Hüpfender Ball dank Vibrationskraft.

So kann man in etwa Muskelarbeit mit Faszienarbeit vergleichen. Der Muskel fördert Bewegung durch einen direkten Energietransfer über den notwendigen Sauerstoffnachschub, die Sehne dagegen löst Bewegung durch die Mobilisation ihrer stillen Reserven aus, initiiert durch den Gegenschwung, der potenzielle Lageenergie in kinetische Bewegungsenergie umformt, der Ball hüpft federnd über den Boden.

Muskelarbeit benötigt für Bewegung Sauerstoff, viel Sauerstoff! Diesen Energietransfer braucht die Sehne nicht, ihr Bewegungspotenzial lebt von der stillen Reserve der Lageenergie ihrer elastischen Fasern.

4. Rhythmische Spiralkinetik kontra lineare Mechanik

Drei Wortstämme bestimmen den Begriff »Rhythmische Spiralkinetik«: *Rhythmus* steht für den ständigen Wechsel betonter und unbetonter Zeitabschnitte in allen natürlichen Entwicklungsprozessen, die wie Licht und Schatten die bipolare Gegensätzlichkeit in der Natur zum Ausdruck bringen. In dieser Welt der Extreme kann es keinen Stillstand geben, ständig muss man sich auf den Weg vom einen Eckpunkt zum anderen machen, um der ausgewogenen Zeit- und Raumaufteilung gerecht zu werden. Aus diesem Blickwinkel betrachtet ist auch Stress ein fester Bestandteil unseres Lebens, allerdings unter der Voraussetzung, dass in rhythmischer Folge Zeiten der Anspannung durch ausgleichende Momente der Ruhe, Stille und Entspannung abgelöst werden.

Rhythmus ist der Wechsel betonter und unbetonter Zeitabschnitte, die in regelmäßiger Folge unsere Gegenwart bestimmen.

Natürliche Rhythmen imponieren, bildlich dargestellt, als Spirale im Gegensatz zum geraden Pfeil: eine Wellenbewegung, die ihr Schwingungspotenzial optimal durch ihre Gegensätzlichkeit entfalten kann. Die schwingenden Turbulenzen einer Meeresbrandung bleiben aber nur dann im Gleichgewicht, wenn Wellenberg und Wellental annähernd deckungsgleich sind. Gleiches gilt für unseren 24-Stunden-Rhythmus, wenn die Aktivität des Tages annähernd deckungsgleich durch die Stille in der Nacht ausgeglichen wird. Nur so wird ein gewaltiger Wachstumsschub ermöglicht, der nicht linear verläuft, sondern exponentiell, also explosionsartig, ausgedrückt durch die logarithmische *Spirale*, die so prächtig von einem Schneckengehäuse ausgedrückt wird. Die Schnecke wächst in diesem Gehäuse nach der Vorgabe der Selbstähnlichkeit, denn jede neue Schicht verdoppelt sich zur vorangehenden, muss ihr aber annähernd identisch sein. In Zahlen ausgedrückt entsteht so die Fibonacci-Reihe, in der jede neue Zahl die Summe der beiden vorangehenden ergibt, dagegen wirkt die lineare Reihe simpel und monoton zugleich:

Lineare Reihe:	1, 2, 3, 4, 5, 6, 7, 8, 9, 10
Fibonacci-Reihe:	1, 2, 3, 5, 8, 13, 21, 34, 55, 89

Am Anfang wächst die Fibonacci-Reihe langsam, doch dann geht's bald steil bergauf! Bei der 4 wird bereits die lineare Reihe überholt, der 8 steht die 34 gegenüber und bei der 10 die 89. Für den Schweizer Physiker Bernoulli, der von der logarithmischen Spirale in den Bann gezogen wurde, endete die Fibonacci-Reihe in der Ewigkeit.

Die Spirale ist das häufigste und wirksamste Energiekonzept der Natur. Sie steht für Wachstum, Gesundheit und Harmonie zugleich, ausgedrückt durch die optimale Aufteilung ihrer Proportionen im Sinne des Goldenen Schnitts.

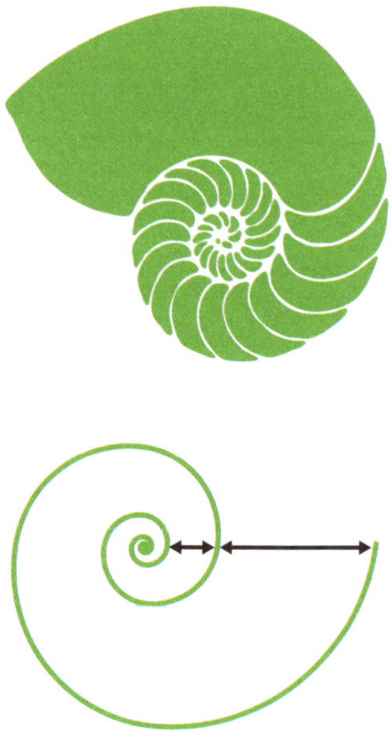

Abb. 27 | Optimale Raumaufteilung der Spirale und eines Schneckengehäuses.

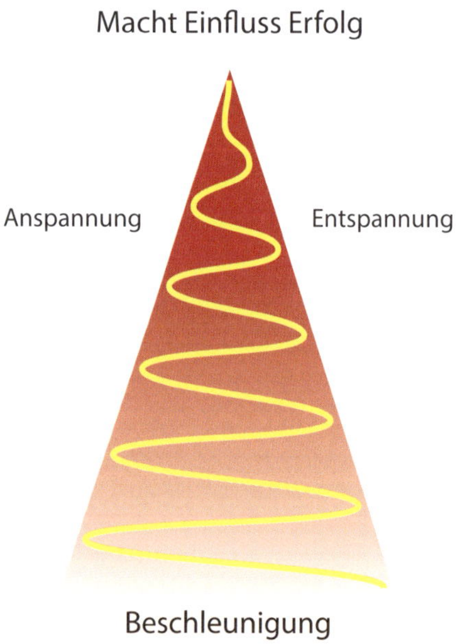

Abb. 28 | Pfeil und Lebensspirale mit Zielen.

Kinetik ist Bewegung im Allgemeinen, wie sie vom Hin und Her in der Spirale ausgedrückt wird. Damit steht diese Bewegung in direktem Gegensatz zur Dynamik, die der linearen Mechanik entspricht und somit direkt, schnell und zielgerichtet verläuft, wobei der energiefördernde Gegenschwung in dieser *diretissima* nicht vorgesehen ist. Kinetik wird bildlich von der logarithmischen Spirale repräsentiert, der gerade Pfeil dagegen von dynamischen Prozessen ständiger Beschleunigung. Pfeilschnell verläuft unser Leben in einer Zeit ohne Zeit, in der die ganze Aufmerksamkeit der einseitigen Zieleinstellung gilt, sodass nicht nur der ausgleichende Gegenschwung auf der Strecke bleibt, sondern auch die Achtsamkeit des Augenblicks, die sich verschwommen im Zeitraffereffekt der Gegenwart verliert. In der Natur relativiert sich jedes Zeitempfinden, die Elemente wechseln im Rhythmus ständiger Veränderlichkeit, Zeit wird zur Ewigkeit, in der es keinen Stillstand gibt: »*Panta rei*, alles fließt, alles ist in Bewegung. Du kannst niemals in denselben Fluss steigen, es kommt ständig neues Wasser auf dich zu«, so das Credo des griechischen Philosophen Heraklit.

Der natürliche Rhythmus der Lebensspirale wurde in der Technik zum linearen Pfeil verdichtet.

> Die pfeilgerade Dynamik entspricht dem technischen Zeitalter: Der Mensch reagiert angepasst und damit natur-unrichtig, er wird krank! Natur-richtig verhält sich der Mensch im Spiegelbild der logarithmischen Spirale, dem prägenden Energiekonzept der Natur im Wechsel der Gegensätze zwischen Richt- und Gegenschwung.

Auch für die Rückkehr des Space-Shuttle zur Erde gilt dieses Naturgesetz: Taucht es gerade, direkt und linear in die Atmosphäre ein, so muss es verglühen, auf einer Spiralbahn bleibt der Schutzmantel intakt und unversehrt.

Aufteilung der Proportionen im Goldenen Schnitt

Der natürliche Rhythmus in der Harmonie der Gegensätze war für den italienischen Theologen Thomas von Aquin der Urgrund alles Schönen. Für Naturvölker wie die Maori oder die Indianer ist die Spirale oft das Symbol für die Einheit mit dem Universum, wie Kurt G. Blüchel es in seinem Buch »Faszination Bionik« ausdrückt. Im Wechsel von einem Extrem zum anderen, wenn die dunkle Nacht in den hellen Tag eintaucht, treten Grenzflächensituationen in Erscheinung, die uns in ihrer Schönheit betören, ja verzaubern können. Keine Gesichtshälfte gleicht der anderen, und doch sind sie sich absolut ähnlich, aber niemals deckungsgleich.

Die Natur ist einfach schön, denn die Spirale, das häufigste Energiekonzept natürlicher Entwicklungen, konvergiert gegen den Goldenen Schnitt. Diese Annäherung ist die Teilung einer Strecke, in der sich der längere Abschnitt zur kürzeren, wie die Gesamtstrecke zur längeren verhält. Diese Maßeinheit der Schönheit hat Künstler aller Epochen fasziniert, die Bauherren des Parthenon-Tempels in Athen ebenso wie die kühnen Architekten der Cheops-Pyramide in Ägypten, aber auch Leonardo da Vinci in Italien und Albrecht Dürer in Deutschland.

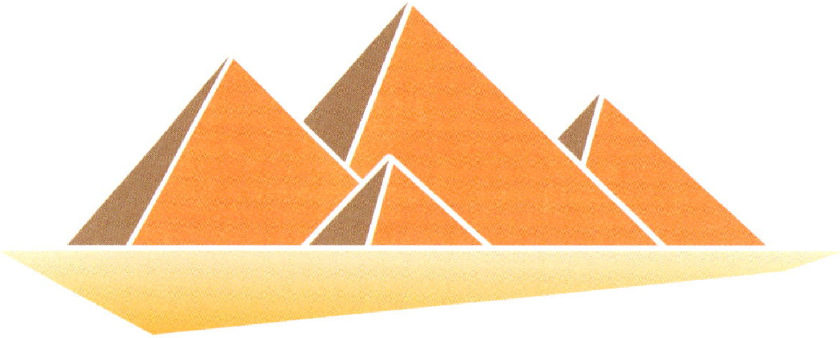

Abb. 29 | Zeitlose Baudenkmäler im Goldenen Schnitt errichtet.

Auch für das Bewegungskonzept in seiner Gesamtheit steht die logarithmische Spirale in ihrer Aufteilung extremer Gegensätze, denn auch der kleinste Bewegungseinsatz ist auf den konträr ausgerichteten Gegenschwung angewiesen. Auf einem Seminar an der Dresdner Musikhochschule berichtete mir ein Dozent von einem Meisterkurs bei dem weltberühmten Cellisten Pablo Casals, der rein empirisch herausgefunden hatte, dass der wirksame Einsatz eines einzelnen Fingers im typischen Vibrato auf den Gegenschwung angewiesen sei, also erst weg von der Cellosaite, bevor der zielgerichtete Einsatz folgt, bei schnellen Fingerpassagen ist allerdings allein aus Zeitgründen nur frontgerichtete Bewegung der Finger gefragt.

Speziell am Fuß hat das spiralkinetische Konzept seine volle Gültigkeit, gilt es doch während des Abrollvorganges zwei völlig unterschiedlich ausgerichtete Bewegungsachsen zusammenzubringen: die horizontale des oberen Sprunggelenkes mit der fast vertikalen des unteren Sprunggelenkes. Wie bei der Verbindung zweier Autobahnen schafft diese Vereinigung nur die logarithmische Spirale mit ihrem langsam zunehmenden Krümmungsradius, der einfache Kreis ist hierzu nicht in der Lage.

Will man also beim Abrollen des Fußes das obere mit dem unteren Sprunggelenk verbinden, ist die Spiralbahn gefragt, mit der Konsequenz, dass die Abrolllinie des Fußes eine Spirale, also die halbe Acht, darstellt. In der vorderen Landungsphase liegt der erste Aufsatzpunkt im hinteren Drittel des Fußes im Bereich der Ferse, die gleichzeitig nach außen-unten abkippt (Supinatonsschub), darauf verlagert sich der Fuß nicht gerade-linear nach vorn, sondern spiralförmig, die Abrolllinie verläuft nach medial-innen, sodass der Vorfuß zwischen der Großzehe und der zweiten Zehe abgestoßen werden kann, dabei erfolgt gleichzeitig der Pronationsschub mit Abwinkeln des Vorfußes nach innen-unten. In der Regel können Sie diesen natürlichen Prozess auch an Ihren Schuhen ablesen, die konsequenterweise hinten-außen und vorne-innen ihren höchsten Abrieb erfahren.

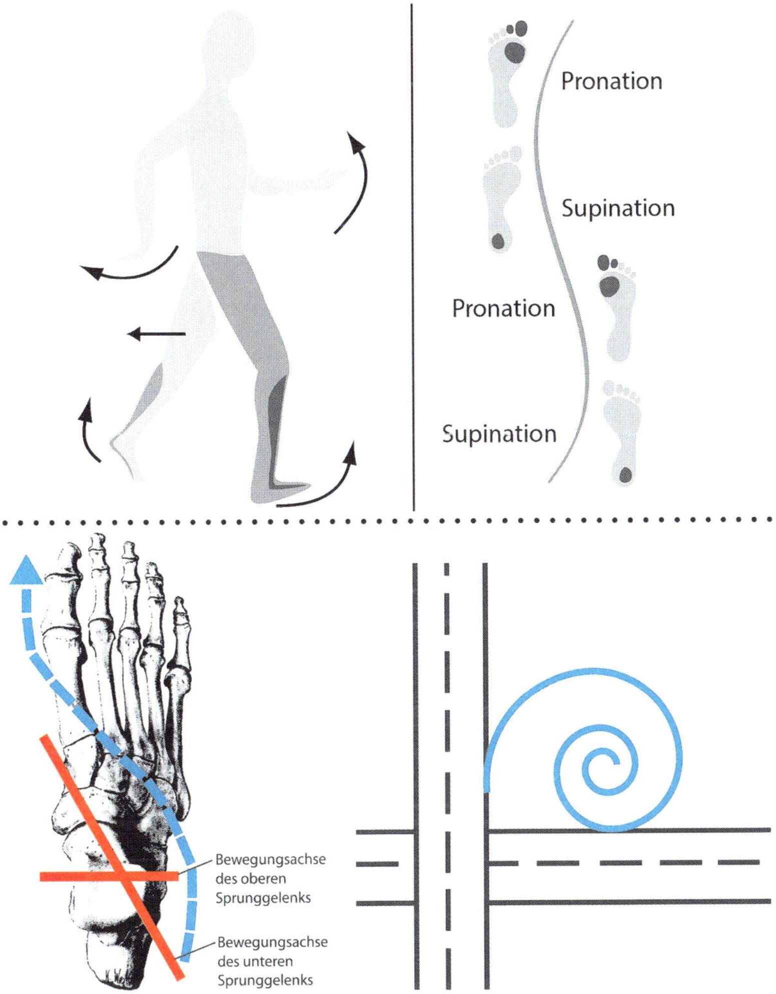

Abb. 30 | Die Verbindung unterschiedlicher Gelenkachsen, oberes Sprunggelenk horizontal, unteres Sprunggelenk annähernd vertikal, schafft nur die Spirale. Allein hieraus lässt sich die Abrolllinie des Fußes am Boden durch eine Spirale ableiten.

Entsprechend sind die unterschiedlichen Muskeln angeordnet: Für den Ferseneinsatz ist die vordere Schienbeinmuskulatur mit dem muskulären Steigbügel als Antagonist verantwortlich, dabei wird gleichzeitig der Vorfuß beim Faszien-Jogging leicht angehoben. Die hintere, weitaus kräftigere Abstoßphase mit dem Vorfuß erledigt als Synergist die beugeseitige Wadenmuskulatur, bestehend aus dem Musculucs gastrocnemius und Musculucs soleus. Siehe Abb. 30.

Der Spiralfeder-Effekt der Sehnen

Muskeln und Sehnen bilden eine echte Einheit, sie sind eng miteinander verbunden, aber aus Sicht der Biomechanik in ihrem Bewegungskonzept völlig gegensätzlich, obwohl sie einem Meister dienen, dem regionalen Gelenk:

- Der Muskel mit seinen kontraktilen Elementen kann sich aktiv verkürzen, um so auf direktem Weg die erzeugte Zugspannung auf das Gelenk zu übertragen, es zu bewegen, um das mobile System wirkungsvoll nach vorne zu tragen. Das ist die konzentrische Arbeit des Muskels, die Substanzverkürzung unter Anspannung als Reaktion auf den peripheren Nervenimpuls. Diese Anspannung unter Längenverkürzung wird zur Bewegung auf unterschiedliche Gelenke übertragen, beim Gehen und Laufen ebenso wie bei unserer täglichen Arbeit.
- Andererseits kann der Muskel sich erweitern, und das sogar unter Anspannung, ausgedrückt durch sein exzentrisches Verhalten, wie es bei vielen Bremsvorgängen gefordert wird. Diese negative Arbeit wird besonders im Spitzensport aufgrund seiner hohen Leistungsverbesserung als exzentrisches Training angewandt. Z. B. trainiert ein Bergläufer seine Laufmuskeln intensiver bergab als bergauf oder der Hochspringer sein Sprungvermögen auf exzellente Weise, wenn er in die Grube springt.
- In einer ersten Stufe verhält sich die angeschlossene Sehne rein als passiver Kraftüberträger der erzeugten Muskelkraft, ohne sich dabei wesentlich zu verändern. Die Sehne übernimmt den muskulären Kraftimpuls, ohne ihr elastisches Potenzial auszuschöpfen, sie bleibt in ihrer Länge mehr oder weniger unverändert und wirkt so als passiver Impulsgeber auf das Gelenk. Diese einfache Kraftübertragung gilt nach wie vor für alle langsamen und gleichförmigen Bewegungen, wie das übliche Gehen besonders in Absatzschuhen, ebenso für das Fahrradfahren. In beiden Fällen herrscht als Folge konzentrischer Muskelarbeit die vorfußbetonte Abstoßarbeit der Füße beim Gehen und Laufen vor.

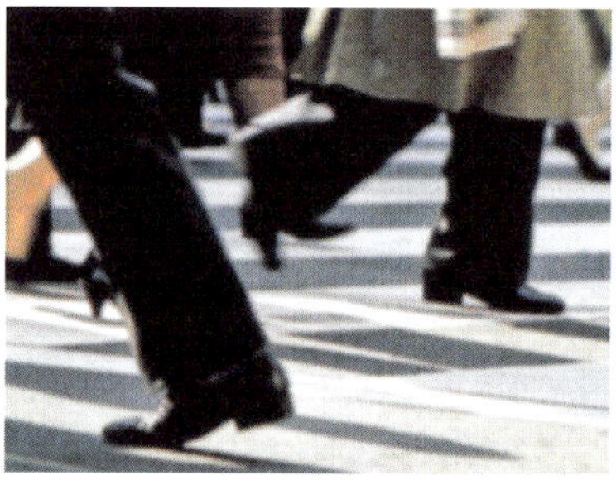

Abb. 31 | Absatzbetontes, monotones, lautes Vorfußgehen auf harter Unterlage ohne jegliche Vibration.

> Konventionelles Gehen oder Jogging und das übliche Fahrradfahren in ihren gleichförmigen Bewegungsabläufen äußern sich durch reine Muskelarbeit, die Sehnen wirken nur passiv als Kraftüberträger!

- Erst in einem zweiten Schritt ist auch die Sehne unter bestimmten Bedingungen in der Lage, sich aktiv in diesen Bewegungsvorgang einzubringen. Dieser zweite Schritt ist primär ein Gang zurück, ein Schritt in die Gegenrichtung, allgemein als Gegenschwung bekannt, weil jede natürliche Bewegung zweigeteilt aus Richt- und Gegenschwung besteht. Denken Sie nur an die schwingenden Röcke beim Tanz, wenn in weit ausholenden Schwüngen jeder Bewegungsansatz von einem zielabgewandten Gegenschwung eingeleitet wird, wodurch die Harmonie der Bewegung erst ermöglicht wird.

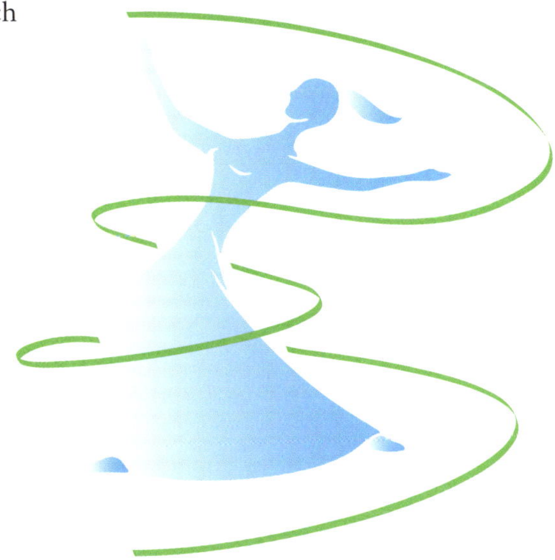

Abb. 32 | Harmonische Bewegungen durch Richt- und Gegenschwung geben dem Tanz erst seine anmutige Ausdruckskraft.

Der initiale Gegenschwung ist das Zünglein an der Waage jeder harmonischen, natürlichen Bewegungsfolge, die grundsätzliche Bedingung für die Aktivierung des gewaltigen Bewegungspotenzials der Sehnen und Faszien, wodurch die Muskelarbeit nachhaltig unterstützt werden kann. Entscheidend für den zusätzlichen Energiegewinn bei jeder Bewegung ist das hohe Schwingungspotenzial des Gegenschwungs, denn erst mit dieser wirksamen Ausholbewegung wird die relativ hohe Erregungsstufe der nervlichen Sehnenspindel erreicht, die weit oberhalb der Muskelspindeln liegt.

Muskelspindeln sind Dehnungsrezeptoren, die bereits auf einer unteren Erregungsstufe reagieren, ihre Antwort ist die unmittelbare Kontraktion des Muskels, der in schneller Folge eine meist ruckartige Längenerweiterung erfährt. Ein bedeutsamer Sicherungsmechanismus, damit bei allen unkontrollierten Bewegungen durch die reflexartige Verkürzung Gelenkverletzungen vermieden werden, wie das bei der ursprünglichen Schleudergymnastik des Turnvater Jahn der Fall war. Diese Gymnastik hat man aber schnell wieder verlassen, und es folgte die Zeit des statischen Stretchings, in der schon die kleinste Bewegung als Frevel eingestuft wurde, nur um den Muskel vor der Kontraktionswirkung der Muskelspindeln zu bewahren.

Neben den Muskelspindeln gibt es aber auch die Sehnenspindeln, deren Erregungspotenzial wesentlich höher einzustufen ist als das der Muskelspindeln. Die Sehnenspindeln sind aber keine Dehnungsrezeptoren wie die Nervenfühler in den Muskeln, sie reagieren als Spannungsrezeptoren reflexartig mit einer unmittelbaren Entspannung in der Muskel-Sehnen-Kette, ganz einfach, um bei einem hohen Anspannungszustand zusätzliche Substanzverletzungen zu vermeiden.

Erst durch den initialen Gegenschwung, möglichst in federnder, schwingender Bewegung vorgetragen, wird das relativ hohe Erregungspotenzial der Sehnenspindeln erreicht, eine ergänzende Entspannung in der Muskel-Sehnen-Kette ist die Folge, denn je weiter die Längenerweiterung vorgetragen wird, umso höher fällt die freigesetzte potenzielle Lageenergie aus. Der anschließende Katapulteffekt auf das Bewegungssystem ist intensiver, ein verstärkter Antrieb in die Frontrichtung ist die Folge. Ein geniales Konzept der Natur, weil hierdurch bei zu großer Spannung nicht nur Verletzungen vermieden werden, sondern auch dem Muskelmotor ein gleichwertiges Beschleunigungskonzept hochwirksam an die Seite gestellt werden kann.

Erst durch die Mobilisierung der Sehnenspindeln durch den Gegenschwung wird das Maximum der Längenerweiterung in der Sehne ermöglicht. In einer zweiten Stufe kann dann der antriebsfördernde Katapulteffekt sein ganzes Potenzial an Lageenergie aus den elastischen Fasern mit in die Bewegung einbringen.

Das Faszien-Jogging funktioniert, weil der reinen Muskelkraft das gleichwertige Energiepotenzial der Faszien an die Seite gestellt wird. Das ist die pure Leichtigkeit unseres Seins in der Bewegung, sodass die Schwerkraft der Erde nahezu mühelos überwunden werden kann.

Je weiter die Sehne beim Bogenschießen durch Gegenschwung gespannt wird, umso höher die erzeugte Bewegungsenergie. Und genauso verhält sich die Muskel-Sehnen-Kette im Zustand maximaler Längenerweiterung. Der Bewegungsantrieb des Körpers in Frontrichtung wird neben der Muskelarbeit durch dieses ergänzende Konzept nachhaltig gefördert.

Dabei muss man wissen, dass Muskelgewebe sich grundsätzlich in Aufbau und Funktion von der kraftübertragenden Sehne unterscheidet. Der Eiweißkörper Myosin ist das wichtigste Protein der Muskelkontraktion, der Sehne steht er aber nicht zur Verfügung. Im zusammengefügten Myosinfilament –

im Übrigen wie eine Spirale aufgebaut – sind die langgestreckten Moleküle so geordnet, dass die Köpfchen seitlich aus dem Filament herausragen, um sich verankern zu können – die Grundvoraussetzung für das unterschiedliche Längenverhalten bei der Kontraktion, kombiniert mit dem Vermögen, die erreichte muskuläre Verkürzung auch über einen längeren Zustand halten zu können.

Die Sehne verfügt im Gegensatz zur Muskulatur über keine kontraktilen Elemente, kann sich damit nicht aktiv zusammenziehen. Das Bewegungspotenzial der Sehne liegt in der Lageenergie ihrer elastischen Fasern, jederzeit abrufbar durch den Gegenschwung des Katapulteffektes.

Im Gegensatz zum Muskel verfügt die Sehne nicht über diese Kontraktionsfähigkeit aktiver Längenverkürzung. Das Bewegungskonzept der Sehne lautet Elastizität, ausgelöst durch den wellenförmigen Verlauf elastischer Fasern, die wie eine Spiralfeder vorgespannt werden müssen. Die elastischen Fasern liegen schwingungsbereit zwischen den einzelnen Sehnenzellen in der sogenannten extrazellulären Matrix (EZM). Die eigentliche Aufgabe der Sehnenzellen (Fibrozyten) besteht in der Produktion dieser elastischen Elemente, die einem ständigen Erneuerungsprozess unterworfen sind.

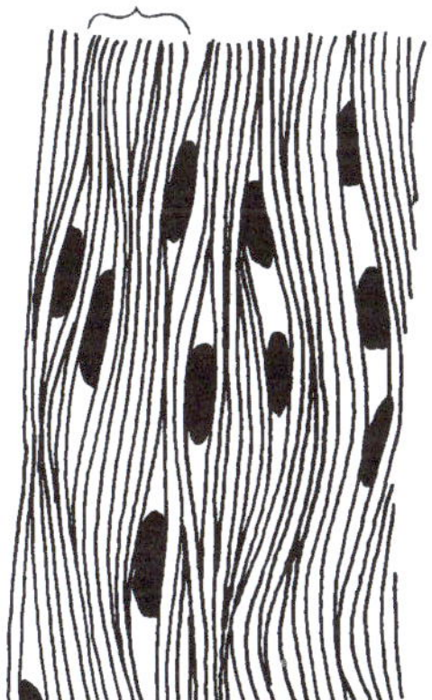

Abb. 33 | Die Bindegewebszellen (Fibrozyten) produzieren ständig elastische Fasern. Chronische Stressspannungen als Sauerstoffkrisen in den Sehnen schädigen die Fibrozyten, es entstehen Lücken in der Zwischenzellsubstanz, die mit Wasser (Ödeme), Schleim, Fett oder gar Kalk ausgefüllt werden: siehe Röntgenbild vom Fersensporn Abb. 49.

Das prägende Bewegungselement der kraftübertragenden Sehne sind die Spiralstrukturen ihrer elastischen Fasern, die in ständiger Erneuerung von den Sehnenzellen gebildet werden.

Wie in einer Spiralfeder oder einem Gummiband ist in den elastischen Fasern Bewegungsenergie gespeichert, sogenannte potenzielle Lageenergie, die ihr Dasein im Verborgenen fristet und erst durch den entscheidenden Anstoß von außen – den Gegenschwung – in Aktion versetzt werden muss. In unserer körpereigenen Bewegungskette sind wir damit an den Punkt gekommen, der sich wie eine roter Faden durch das ganze Buch ziehen wird und in den letzten Jahren von der Medizin sträflich vernachlässigt worden ist, weil Bewegung speziell und Sport im Allgemeinen fast ausschließlich aus der Sicht der Muskulatur betrachtet wurde.

Das Geheimnis des Gegenschwungs ist seine zielabgewandte Ausholbewegung, die jedoch im Stressalltag nicht vorgesehen ist. Aus Sicht der Biomechanik ein gravierender Verlust, der aber vom Menschen oft erst in späteren Jahren schmerzlich wahrgenommen wird. Die stressbedingten Erkrankungen sind ständig im Anstieg begriffen und werden von der heutigen Medizin bevorzugt symptomatisch durch Medikamente oder Operationen therapiert, in den meisten Fällen zu spät und mit großem Aufwand.

Die Harmonie der Bewegung basiert auf Richt- und Gegenschwung, beim Faszien-Jogging schwingend, federnd, vibrierend vorgetragen – aber bitte leise schleichend, wie das Kätzchen auf seinen Samtpfoten.

Harmonische Bewegungen sind somit das Wechselspiel der Extreme zwischen Richt- und Gegenschwung, wobei in Übertragung auf die Materie (Sehne) ihre Verformbarkeit (Elastizität) mit der Rückkehr in die Ursprungsform entscheidend ist, nur so funktioniert der Katapulteffekt. Die Flexibilität eines Materials drückt also die Anpassungsfähigkeit der Materie auf direkte Impulse aus der Umgebung aus, nach einem Kraftimpuls von außen wieder in seine Ursprungslage zurückzukehren. Diese Eigenschaft unterscheidet z. B. Stahl von Eisen: Stahl ist zwar ebenso hart und widerstandfähig wie Gusseisen, verfügt aber über ein hohes Maß an Elastizität. Gusseisen ist hart und spröde zugleich und reagiert auf Druck von außen schnell mit einer Rissbildung. Müsste die Bahn ihren ICE auf Gusseisenschienen fahren lassen, hätten die Menschen mit noch mehr Verspätungen zu kämpfen, als das ohnehin schon der Fall ist. Formt man nun den elastischen Stahl zu einer Spiralfeder um, erreicht man ein wahres High-Tech-Produkt an Elastizität, denn der Druck von außen wird nicht nur vom elastischen Stahl allein, sondern auch durch seine Spiralform optimal abgefedert. Zwei natürliche Eigenschaften treffen zusammen, wie das in der Natur in aufbauenden Prozessen der Fall ist: So ist das Ganze dann immer mehr als die Summe seiner Teile, 1 + 1 ergibt nicht 2, sondern 3 – ein Wachstumsschub, wie die Natur ihn kennt.

Wenn man mit der Hand eine Stahlfeder auseinanderzieht, wird hierdurch eine hohe Stufe potenzieller Lageenergie aufgebaut. Nimmt man die Hand von der Feder, wird die potenzielle Lageenergie unmittelbar in Bewegung umgesetzt, die kinetische Energie steigt an, die Spiralfeder schnellt in die Ursprungslage zurück. Und genau so arbeiten unsere Faszien, wenn sie denn die Chance des Gegenschwungs erhalten. Es liegt also bei jedem Einzelnen von uns, sich dieser Körperwunder bewusst zu werden und sie möglichst auch zur Lebenserleichterung zu nutzen.

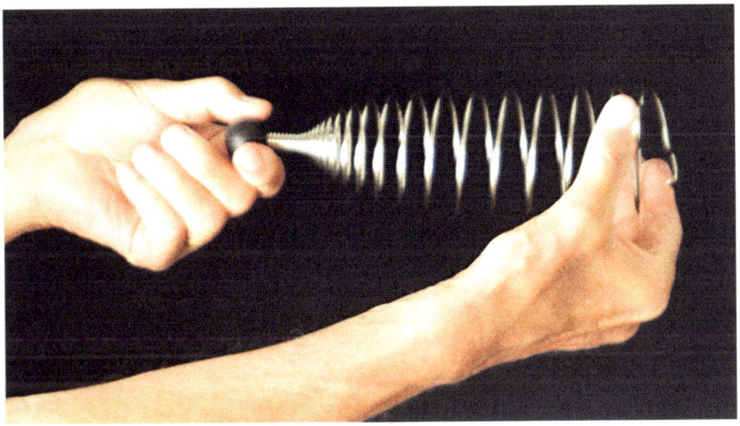

Abb. 34 | Hier zeigt sich das physikalische Prinzip des Gegenschwungs, wie er auch in unseren Sehnen stattfindet, ausgelöst durch die Ausholbewegung des Gegenschwungs, die allerdings der Zielrichtung entgegenläuft.

Genau das Gleiche passiert in Ihrer Achillessehne beim Gehen und Laufen, wenn in der vorderen Landephase des Fußes der Vorfuß bewusst angehoben wird und das Aufsetzen vibrierend-federnd mit der hinteren Außenkante der Ferse erfolgt (siehe Abb. 4).

Der Gegenschwung – auf mehreren Wegen praktiziert

Dynamische Prozesse bestimmen unseren Alltag. Im freien Fall fällt ein Stein zu Boden, ein Beschleunigungsvorgang, in dem die Zeit auf ein Minimum komprimiert ist. Diese Bahn entspricht dem geraden Pfeil, der zum Markenzeichen des Technikzeitalters wurde, in dem jede Entwicklung an Zeit und Weg gemessen wird, sodass für den zielabgewandten Gegenschwung in dieser Zeit ständiger Beschleunigung keine Berechtigung mehr bestand.

Diese rein dynamische Grundorientierung ist jedem natürlichen Prozess entgegengestellt, denn in der Natur ist die Spiralbahn die Orientierung für einen optimalen Energietransfer. Alles verläuft schwungvoll in Wellenbewegungen. Flüsse schwingen in Mäandern durch die Landschaft, menschliche Technik hat das Wasser in Kanälen allerdings schnell gemacht, inzwischen sind die Folgen unübersehbar.

Bildlich gesehen repräsentiert der gerade Pfeil diese technische Entwicklung, dem steht in der Natur die logarithmische Spirale gegenüber, die stets durch Richt- und Gegenschwung ausgewiesen ist. Damit ist die Natur nie den Vorgaben der linearen Mechanik gefolgt, sondern hat immer den Umweg bevorzugt, wie er in den gegensätzlichen Bahnen der Spirale vorgezeichnet ist.

Die initiale Ausholbewegung gilt neben der Sehne mit ihrer Faszie auch für den Muskel und seine eingelagerten Faszienelemente, die nur durch ihre maximale Längenerweiterung (bis zu 120 Prozent der Grundlänge) bei ihrer Leistung an ihr Optimum gelangen können. Wird nämlich diese Einheit zu einer maximalen exzentrischen Arbeit (Gegenschwung) gezwungen, ist der Kraftzuwachs im Vergleich zur maximalen statischen Kraft um 40 Prozent höher.

Die bedingungslose Anpassung des Menschen an die Technik hat allerdings aus dem allseitig aktiven Laufwesen das einseitig ausgerichtete Bedienungswesen geformt. Wie schon erwähnt: Arme und Hände wurden in ständiger Frontalposition zu verlängerten Bedienungshebeln unterschiedlichster Maschinen degradiert, bei denen der energiefördernde Gegenschwung nicht mehr vorgesehen war. Diese besondere Monotonie der Arbeit ging einher mit einem 40-prozentigen Energieverlust, weil, wie aus der Graphik ersichtlich, der hintere Wellenberg der Kraftkurve nicht mehr vorgesehen ist. Die direkte Folge ist die chronische Brustbeinbelastungshaltung, die den Menschen der Neuzeit in ein körperlich kümmerliches Dasein führt, das ihn im Laufe der Jahre krumm und krummer werden lässt.

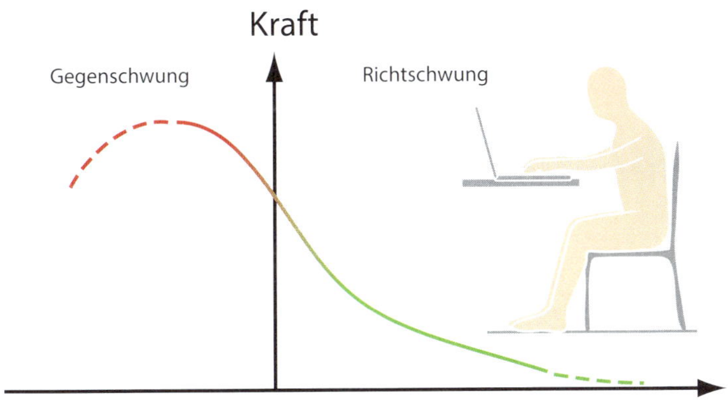

Abb. 35 | Die frontbetonte Arbeit am PC verbraucht ständig Energie, der Beginn zahlreicher Berufskrankheiten.

Ein Kardinalproblem im Stresszeitalter ist die völlige Arbeitsanpassung an die Technik, in der das natürliche Wechselspiel zwischen Richt- und Gegenschwung verloren gegangen ist.

Mit der gebeugten Brustbeinbelastungshaltung beginnt die Schrumpfung der Faszien, wobei v.a. die oberen Extremitäten betroffen sind, allen voran die Hohlhandfaszie, weil die Tendenz zum Faustschluss mit den gebeugten Fingern in der Tastenposition die häufigste Stressbelastung darstellt. In meiner Zeit als Chirurg in Hamburg mit Schwerpunkt Handchirurgie und danach war und ist die totale Fasziektomie der Hohlhandfaszie der häufigste Eingriff, besonders bei Männern, die bevorzugt an der Dupuytren'schen Kontraktur leiden. Aber auch das Karpaltunnelsyndrom im Zusammenhang mit der vorherrschenden Beugebelastung der Hände muss an dieser Stelle erwähnt werden, weil auch hier eine Sehnen-Bänder-Schrumpfung das Krankheitsbild beherrscht, bei dem allerdings der wichtigste Handnerv, der Mittelhandnerv, in Mitleidenschaft gezogen wird.

Prävention statt Operation durch dynamisches Gegenschwungstretching

Prävention statt Operation ist das Gebot der Stunde, und dieser Weg führt nur über den Gegenschwung, wenn er denn durch das neue dynamische Gegenschwungstretching an die Arbeitsplätze zurückgebracht wird. Diese fasziale Form des Stretchings, die besonders die Sehnen und Faszien erreicht, ist eine der tragenden Säulen jeder betrieblichen Prävention, und sie sollte möglichst täglich im Zwei-Stunden-Rhythmus vorgenommen werden.

Wie der vernichtete Gegenschwung zur Verbesserung des Energietransfers im Bewegungssystem wieder ersetzt werden kann:

- Wählen Sie spezielle Arbeitsvorgänge, die betont mit schwungvollen Armbewegungen durchgeführt werden, z. B. die »schwingende Axt« beim Holzhacken, analog zum »fliegenden Schwert« asiatischer Kampfsportarten, wobei Sie weit ausholende, schwungvolle Bewegungen bevorzugen.

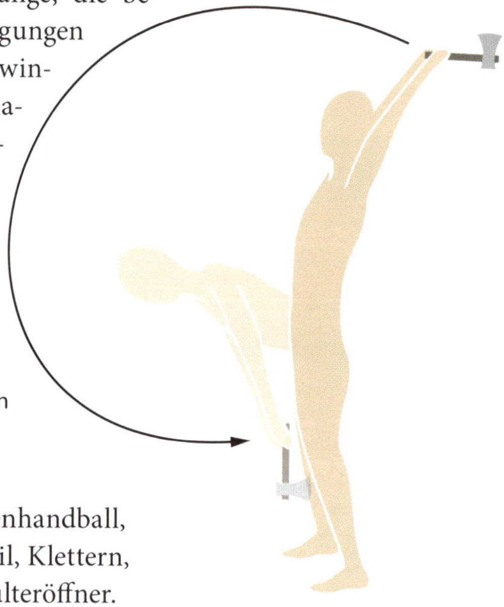

Abb. 36 | Die schwingende Axt analog zum »schwingenden Schwert« der Asiaten beim Faszientraining.

- Aber auch die Sportarten wie Hallenhandball, Volleyball, Schwimmen im Kraulstil, Klettern, Geräteturnen sind regelrechte Schulteröffner.
- Wiederholtes dynamisches Gegenschwungstretching an allen Arbeitsplätzen möglichst im Zwei-Stunden-Rhythmus, weil die gedehnte Gelenkeinheit bei fortgesetzte Arbeit nach zwei Stunden bereits wieder ihre Maximalspannung erreicht hat. Nach jedem Toilettengang praktizieren Sie das »Kreuzhang-Ritual« im Türrahmen. Schrittweit in rückwärtiger Stellung legen Sie beide Hände in Schulterhöhe in den Türrahmen, die Arme nach hinten gestreckt bis zu 90 Grad Winkelstellung der maximal geöffneten Schultergelenke, die Hände nach außen gedreht, beide Daumen weisen nach oben. In leichter Kniebeuge wippende Körperbewegungen, über die Entspannungswirkung der Sehnenspindeln erreichen Sie, dass Schritt für Schritt die Schultergelenke weiter geöffnet werden können.

> Nach der Hebb'schen Lernregel brauchen Sie ca. vier Wochen, bis diese Übung im Gehirn festgeschrieben ist, das Ritual ist mit dem regelmäßigen Toilettengang fest verbunden, sodass Sie das eine ohne das andere nicht mehr lassen können.

Im Laufe der Zeit intensivieren Sie die Übung, Sie rutschen nach unten in die tiefe Hocke und verlagern die Kniegelenke nach vorn auf den Boden, jetzt wiederholen Sie in dieser Stellung wieder die wippenden Bewegungen in den Schultergelenken.

- Das exzentrische Anspannungsstretching (EAS) ist eine Sonderform des dynamischen Faszienstretchings. Sie beginnen mit sieben Sekunden statischem Stretching, dabei wird die extreme Dehnungsstellung unter Umgehung der Muskelspindeln als Dehnungsrezeptoren durch die behutsame und verlangsamte Gelenköffnung angestrebt. Nach sieben Sekunden geringe Entspannung, ohne jedoch die Dehnungshaltung zu verlassen. Jetzt folgt eine weitere maximale Muskelanspannung in dieser exzentrischen Position der gedehnten Muskel-Sehnen-Einheit, entweder isometrisch über weitere sieben Sekunden oder dynamisch durch siebenmalige Anspannung/Entspannung des gedehnten Muskels: Damit reizen Sie die Sehnenspindeln, die eine zusätzliche Entspannung auslösen. Durch diese spezielle Ansprache an die Sehnenspindeln werden Sie Schritt für Schritt das Gelenk weiter öffnen können.
Sie legen die flachen Hände mit den nach hinten gerichteten Fingern flach auf die Tischfläche, die Daumen weisen nach hinten. Maximale Handgelenksüberstreckung durch Zurücknahme beider Schultern. Jetzt sieben Sekunden maximal Anspannung der Beugemuskeln, dabei drücken die Fingerkuppen intensiv gegen die Tischplatte oder siebenmalige dynamische Anspannung – Sie werden feststellen, dass das Handgelenk sich intensiver öffnen lässt.

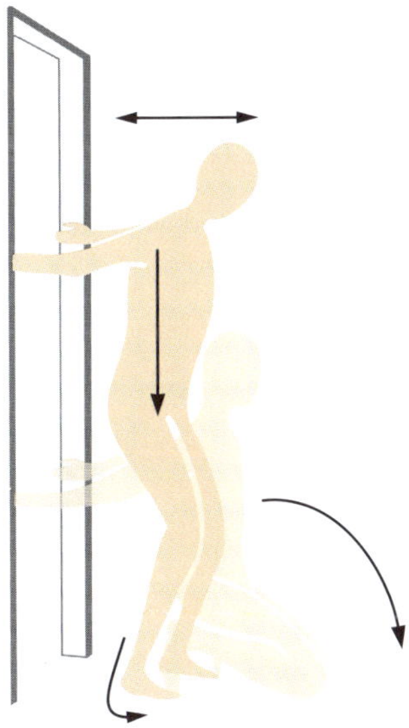

Abb. 37 | Optimale Dehnung der beugeseitigen Schultermuskeln im Kreuzhang-Ritual zur Vermeidung der Brustbeinbelastungshaltung bei langer Sitzarbeit.

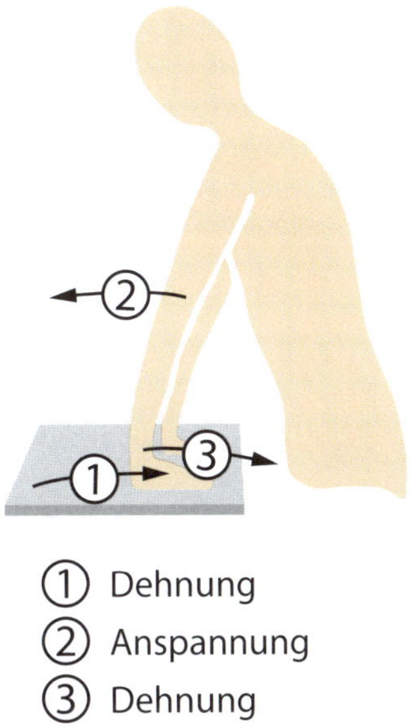

Abb. 38 | Fasziales Stretching der beugeseitigen Handmuskulatur durch wiederholtes Anspannen der Fingerbeuger.

- Alle spiralförmigen Bewegungen erreichen allein durch ihre dreidimensionale Wirkung stärker das relativ hohe

Erregungspotenzial der Sehnenspindeln – mit dem Ergebnis, dass durch die Reizung der Sehnenspindeln das Gelenk sich weiter öffnen lässt. Durch diese intensivere Längenerweiterung der Sehne kann der anschließende Katapulteffekt stärker zur Wirkung kommen, wodurch der Antriebsimpuls an Wirkung zunimmt. Viele Techniken im Hochsprung wurden in den letzten Jahren getestet: Scheersprung, Bauchwälzer in vielen Variationen, bis der Amerikaner Dick Fosbury in Mexiko City die Goldmedaille in seiner unverkennbaren Spiraltechnik gewann, weil er auf diese Weise die geballte Kraft der Achillessehne mit in den Absprung einbringen konnte. Ähnliches passierte im Kugelstoßen, nachdem man auch hier die gedrehte Spiraltechnik eingeführt hatte.

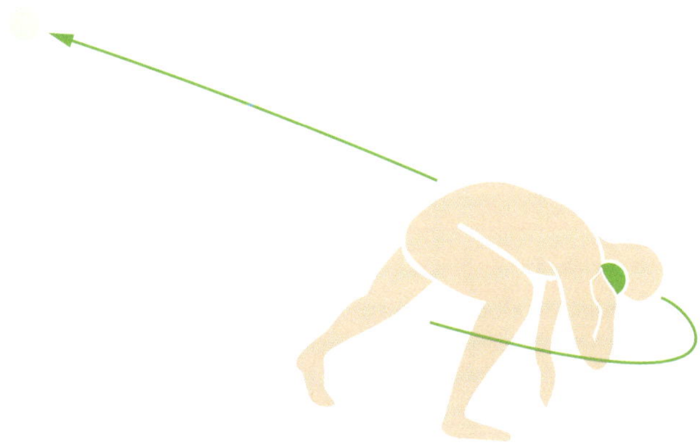

Abb. 39 | Der fasziale Spiralimpuls beim Kugelstoßen.

Nur über den katapultartigen Spiralfedereffekt kann der Gegenschwung wieder fester Bestandteil im komplexen Bewegungskonzept des Menschen werden, der uns bei der Anpassung an die Technik verloren gegangen ist. Auf diese Weise wird die Muskelarbeit nachhaltig durch das gewaltige Potenzial der Faszien verstärkt, ein Vorgang, der ohne ein Mehrbedarf an Sauerstoff und Energie auskommen kann, weil durch den Gegenschwung die stille Reserve der potenziellen Lageenergie mit in den Antrieb einbezogen wird. Damit ergeben sich ganz neue Chancen für die Präventivmedizin, weil hierdurch Bewegung im Schwerkraftfeld der Erde eine ungeahnte Form der Leichtigkeit erfährt, sodass speziell die Menschen davon profitieren, die auf Grund ihrer angeschlagenen Gesundheit dringend auf den Ausgleich gegen die stressbedingten Erkrankungen angewiesen sind:

Faszien-Jogging – neue Chance für den täglichen Stressabbau

Leistungsträger der Wirtschaft

Unter chronischem Bewegungsmangel stehen besonders Leistungsträger der Wirtschaft, deren Zeit stets begrenzt ist. Sie brauchen täglich Bewegungsausgleich, der aber gegenwärtig von der Sportmedizin durch Zeit- und Leistungsvorgaben bestimmt wird, weswegen nicht in jedem Fall der Stressabbau in der aeroben (sauerstoffreichen) Trainingszone eingehalten werden kann. So kommt bei dieser Art des Stressausgleichs neben dem hohen Anforderungsprofil bei der Arbeit vielfach auch beim Freizeitsport eine bedenkliche Leistungsdominanz mit ins Spiel, die sich für die Gesundheitsförderung besonders des gefährdeten Herz-Kreislauf-Systems nicht als nützlich erweisen kann.

Menschen mit Übergewicht

Menschen mit Übergewicht stehen vielfach der Bewegung mit Vorbehalt gegenüber. Oft zu Recht, denn neben dem hohen Leistungsanspruch kommen bedenkliche Über- und Fehlbelastungen der Wirbelsäule und Gelenke hinzu. Sie profitieren besonders vom antriebfördernden Turbo beim Faszien-Jogging, der besonderen Leichtigkeit des Laufens, sodass allein hierdurch die persönliche Hemmschwelle gegen Bewegung überwunden werden kann.

Die Überlebenschance im letzten Lebensdrittel

Im letzten Lebensdrittel sind Menschen beim Jogging häufig überfordert, weil sich Herz-Kreislauf-Erkrankungen ankündigen, sodass es schwerfällt, in der aeroben (sauerstoffreichen) Trainingszone zu bleiben. Vielfach kommt das Laufen in der Gruppe hinzu, in der nicht selten der Gruppenzwang das Tempo bestimmt, sodass die guten Läufer die weniger guten unter Druck setzen, ein Problem für schwächere Läufer, die hierdurch permanent überfordert werden können. Laufen Sie daher beim Faszien-Jogging allein, so entsteht ein Laufen mit allen Sinnen und nicht wie von Sinnen.

Unsere Kinder spielen nicht mehr in Wald, Feld und Wiese, bewegungslos sitzen sie verkehrt vor ihren Spielcomputern!

Deutschland im Notstand, nicht durch Entbehrung, sondern durch Überversorgung! Der Typ-II-Diabetes ist ständig auf dem Vormarsch und bereits eine Kinderkrankheit geworden, wobei es der klassischen Medizin nicht gelungen ist, diese neue Volkskrankheit unter Kontrolle zu bringen und daran haben die Volksläufe bisher auch nichts geändert.

Die Epoche der Sehnenspindel!

Bewegung im Allgemeinen, Gymnastik im Besonderen – dem Turnvater Jahn ist es zu verdanken, dass die Menschheit aus dem Dämmerschlaf des stillen Verharrens nach getaner Arbeit herausgerissen wurde. Ruckartige Schleuderbewegungen waren es, wenn die Arme und die Bein in die Luft geworfen wurden – ohne Rücksichtnahme auf Muskeln, Sehnen und Gelenke. Und bald hatte man die Bescherung: Trotz allen guten Absichten stand man bald vor einem Trümmerhaufen geschädigter Gelenke, weil plötzlich zahlreiche Zerrungen und Muskelrisse diese Schleudergymnastik bestimmten. Nicht die Gesundheit wurde durch diesen Sport gefördert, im Vordergrund standen plötzlich Zerrungen aller Art, Muskelfaserverletzungen und unterschiedlichste Gelenkschäden.

Der erste Schildbürgerstreich der Sportmedizin

Was war passiert? Irrungen und Wirrungen bestimmten den ersten Schildbürgerstreich der Sportmedizin: Man war in das Refugium der Muskeln und Sehnen eingedrungen, ohne die nervliche Steuerung des Systems zu bedenken. Wird nämlich, wie in der Schleudergymnastik üblich, der Muskel ruckartig gedehnt, also über seine Grundlänge erweitert, reagiert das Bewegungssystem auf besondere Weise. Das eingebaute Sicherheitssystem kleiner Nervenrezeptoren tritt auf den Plan, die Muskelspindeln als Dehnungsrezeptoren reagieren unmittelbar, der Muskel zieht sich zusammen, er reagiert mit einer Kontraktion, die allerdings der Bewegungsrichtung der aktuellen Übung genau entgegengesetzt ist. Ein geniales Konzept von seiner Grundausrichtung her, weil dadurch größere Verletzungen oder gar Verrenkungen in den Gelenken vermieden werden können. Allerdings gerät bei dieser Schleudergymnastik der Muskel in eine bedenkliche Zerreißprobe: einmal zwischen der Kontraktionswirkung des sich zusammenziehenden Muskels, zum anderen durch die Fliehkräfte der nach außen drängenden Extremität, und das schwächste Glied in dieser Kette ist die einzelne Muskelfaser, die dieser Zerreißprobe gegensätzlicher Kräfte oft nicht gewachsen ist.

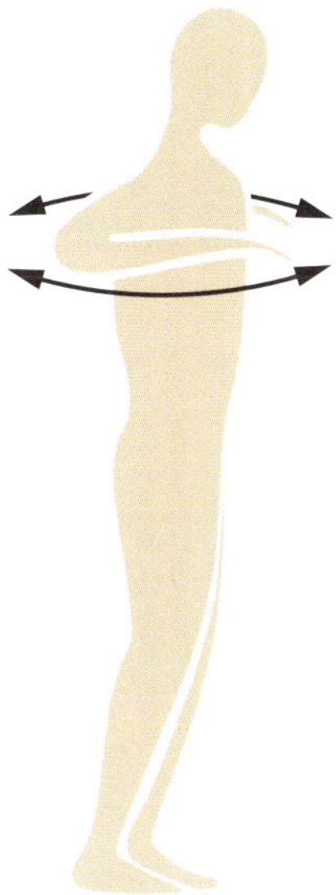

Abb. 40 | Die ballistische Schleudergymnastik früherer Jahre war mit einem hohen Verletzungsrisiko verbunden.

Am Anfang stand die Schleudergymnastik à la Turnvater Jahn, die jedoch mit relativ vielen Verletzungen teuer erkauft wurde.

Diesen Dehnungsreflex der Muskeln kann man allerdings vermeiden, wenn man sie behutsam und deutlich verlangsamt erweitert. Ergebnis ist eine größere Muskelentspannung, das regionale Gelenk kann weiter geöffnet werden, wodurch mit der verbesserten Elastizität die Bewegungsamplitude zunimmt. Aus der bisherigen ruckartigen Schleudergymnastik wurde die bewegungsarme, statische Gymnastik: Im entscheidenden Moment der Dehnung wird das entsprechende Bewegungssystem über einen kurzen Zeitraum in den Zustand der Ruhe, des Stillstandes, der Bewegungsstarre versetzt. Sieben oder auch dreißig Sekunden, darüber stritten lange die Gelehrten, war bei diesem statischen Stretching mehr der lähmende Zustand des Verharrens angesagt denn die belebende gymnastische Übung. Die Verletzungsrate ging zurück, und mit diesem Vorgehen konnte auch die Elastizität in den Gelenken begrenzt verbessert werden. Allerdings profitierten nur die Muskeln von der verbesserten Flexibilität. Die kraftübertragende Sehne, die Faszien wurden mit dem statischen Stretching nicht erfasst, ganz einfach, weil die erreichte Dehnungsspannung beim statischen Stretching zu gering war, um den höheren Spannungspegel der Sehnenspindeln erreichen zu können.

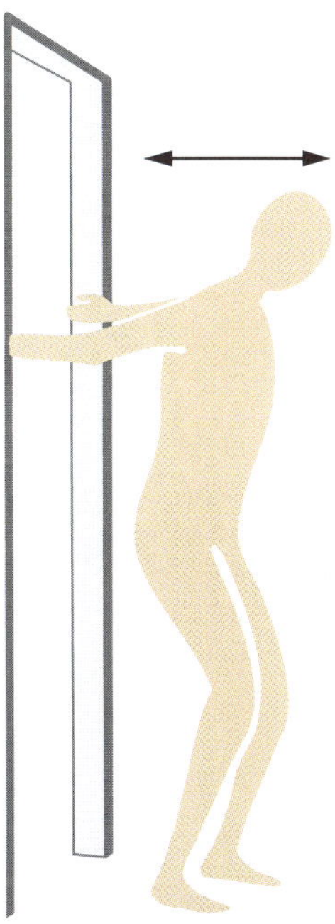

Abb. 41 | Das Kreuzhang-Ritual als behutsame Gelenköffnung unter Ausschaltung der Muskelspindeln beim statischen Stretching ohne jede Bewegung.

Ende des 20. Jahrhunderts bis in die Gegenwart war die Zeit der bewegungslosen, statischen Gymnastik, die unter den Vorgaben der Muskelspindeln stand, jedoch dieses betont statische Stretching lief an den Sehen und Faszien vorbei, sie wurden von der Entspannung nicht erreicht.

Der zweite Schildbürgerstreich der Sportmedizin

Erst nach Jahrzehnten stellte sich heraus, dass mit dieser betont statischen Gymnastik die Sehnen mit den Faszien nicht erreicht werden konnten und völlig unberücksichtigt blieben. Das Sehnen-Faszien-Potenzial kann man nur mit dynamischen, schwingenden Vibrationen erreichen, initial gezündet über eine Gegenbewegung (Fuhashiro et al. 2006).

Neben der schnellen dynamischen kann man auch langsame dynamische Dehnungen nutzen, die bevorzugt die muskulären-faszialen Anteile erreichen (Myers 1997). Bei der Dehnungseinstellung greift man primär auf den Gegenschwung zurück, optimal wirken aber auch vielschichtige Winkelpositionen der Gelenke, wie z. B. spiralförmige Bewegungsfolgen, sodass allein hierdurch das dreidimensionale Vernetzungsprofil des Bindegewebes besser erreicht werden kann.

Katapultartig treibt die erweiterte Sehne mit dem kontrahierten Muskel den Körper nach vorn.

Entscheidend für den Wechsel vom statischen zum dynamischen Stretching ist aber die Fokussierung auf die Sehnenspindeln, die speziell auf federnde-schwingende Bewegungen ansprechen, denn nur diese Impulse erreichen das relativ hohe Erregungspotenzial der Sehnenspindeln, das wesentlich höher liegt als das der Muskelspindeln. Das ist die Initialzündung der Sehnenspindeln, die als Spannungsrezeptoren reagieren und unmittelbar in der Muskel-Sehnen-Kette die entlastende Entspannung auslösen. Insbesondere die Sehne reagiert mit Längenerweiterung, der Katapulteffekt reagiert sofort und die potenzielle Lageenergie treibt über das Gelenk den Körper nach vorn!

Dieser relativ hohe Stimulationsreiz der Sehnenspindeln bewirkt in einem zweiten Schritt eine zusätzliche Superentspannung auf die gesamte Bewegungseinheit. Durch diese höhere Muskel-Sehnen-Entspannung wird vor allem aus der Sehne das Maximum der potenziellen Lageenergie mobilisiert, die ergänzend zur Muskelkraft mit in die Bewegung einbezogen werden kann. Die direkte Folge ist also die maximale Steigerung des Katapulteffekts der Sehne, die elastischen Fasern werden maximal ausgezogen. Nur auf diesem Weg kann die stille Reserve potenzieller Energie abgerufen werden.

Beim dynamisch-federnden Stretching werden die Muskeln mehr oder weniger übergangen, sie ändern ihre Länge kaum und versteifen sich isometrisch. Dagegen verlängern sich die Sehnen-Faszien deutlich und können so ihren Katapulteffekt maximal ausspielen, wodurch die Bewegung entscheidend gefördert wird (Fukunaga et al. 2002).

5.
Faszientraining gegen Stress

Schnell, direkt und ohne Pause

Mit dem revolutionären Faszientraining ist ein entscheidender Durchbruch in der Präventivmedizin gelungen, der Menschen unter Stressbelastungen wieder auf natur-richtige Verhaltensnormen zurückführen kann. Natur-richtiges Körperverhalten ist das ständige Wechselspiel, in allen Lebensperioden intensiver Belastungen durch den notwendigen Ausgleich kompensierender Entspannung zu begegnen. Das ist ein Naturgesetz, das unser Leben bestimmt. Bildlich ausgedrückt offenbart die Lebensspirale diese alte Weisheit in der Darstellung ihrer Gegensätze, die sich direkt diametral gegenüber stehen, die aber

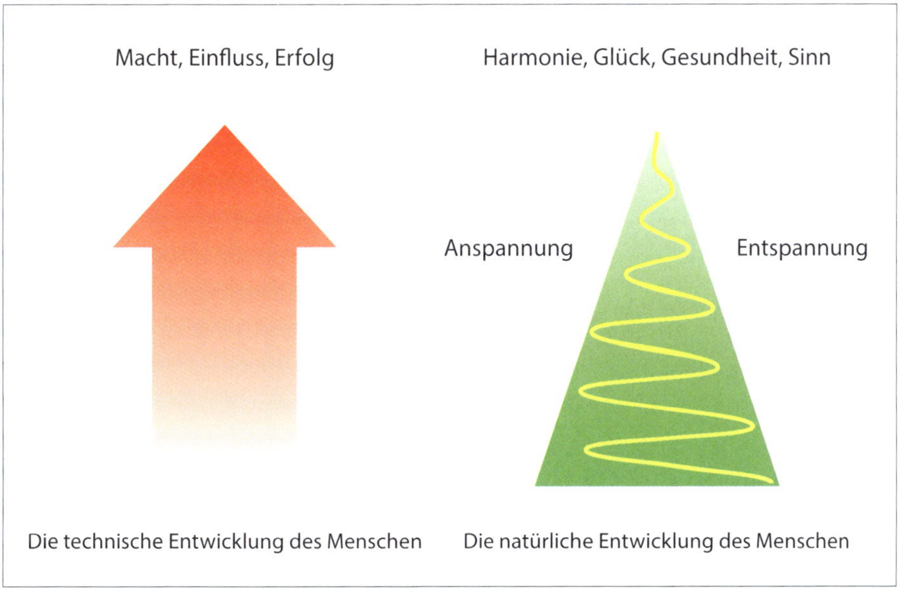

Abb. 42 | Die Lebensspirale im natürlichen Rhythmus, der Pfeil in linearer Ausrichtung.

niemals einen Gleichstand bedeuten, sondern unwiderrufliche auf den ständigen Austausch von einer Extremposition zur anderen eingestellt sind, ausgedrückt durch den natürlichen Rhythmus, der uns allen auf unseren Lebensweg mitgegeben wurde. Diese Lebensspirale der Gegensätze hat der moderne Mensch im Technikzeitalter endgültig verlassen, sie wurde durch den geraden Pfeil ausgetauscht, in dem alles direkt, schnell, pausenlos, vor allem aber ohne den energiefördernden Gegenschwung einseitig nach vorn getrieben wurde.

Der Pfeil steht für unser Leben in ständiger Beschleunigung, das direkt nach vorn ausgerichtet ist; dabei vergeht die Gegenwart wie im Fluge und wird nur noch verschwommen im Zeitraffereffekt wahrgenommen. »Ich bin nur durch die Welt gerannt; ein jed' Gelüst ergriff ich bei den Haaren, was nicht genügte, ließ ich fahren, was mir entwischte, ließ ich ziehn. Ich habe nur begehrt und nur mit Macht mein Leben durchgestürmt«, das waren die Wort von Goethe vor mehr als 200 Jahren. Und das ist die Realität in unserem Stresszeitalter:

- Wir arbeiten im Sitzen schnell, direkt, frontorientiert und ohne jeden energiefördernden Gegenschwung. Die Arme sind nur noch als verlängerte Hebel der Maschine monoton nach vorne ausgerichtet.
- Durch die betonte Sitzarbeit bewegen wir uns nicht mehr ausreichend, damit fehlt der Ausgleich durch die Aktivität der Beine.
- Die kurzen Gehstrecken sind nur noch ein Muss, wiederholt zur Toilette, zum Auto, zum Bus oder zur Bahn erledigen wird schnell, direkt und ohne jeden Gegenschwung.

Wir reisen weit und überaus schnell, sind aber nur noch unterwegs, um anzukommen.

Und wenn wir in den Urlaub in ferne Länder düsen, reisen wir nur, um anzukommen, Goethe reiste zu seiner Zeit auf den Weg ins sonnige Italien, um unterwegs zu sein, nachzulesen in all seinen Reisebeschreibungen. Dabei hat er mit der Kamera nicht etwa schnell ein paar Schnappschüsse gemacht, sondern in Muße und Geduld seine vielen Zeichnungen zu Papier gebracht.

Wir haben aber nicht nur uns, sondern auch die Welt beschleunigt, der alles beherrschende Motor begnügt sich nicht mit seiner eigenen Vervollkommnung, für seine freie Entfaltung braucht es auch gerade Straßen, in der jede Kurve nur noch Zeitverschwendung sind. Für die Schifffahrt wurden die Flüsse begradigt und damit auch das Wasser schnell gemacht. Auch in der Landwirtschaft wurden die Wald- und Wiesenwege bis in die extremen Landschaften hinein betoniert, damit der Bauer schnell mit seinem Traktor an seien Arbeitsplätze gelangen konnte. Ich sehe es mit Erstaunen in Graubünden, auch hier führen inzwischen planierten Asphaltwege bis zu den extremen Berghütten hinauf.

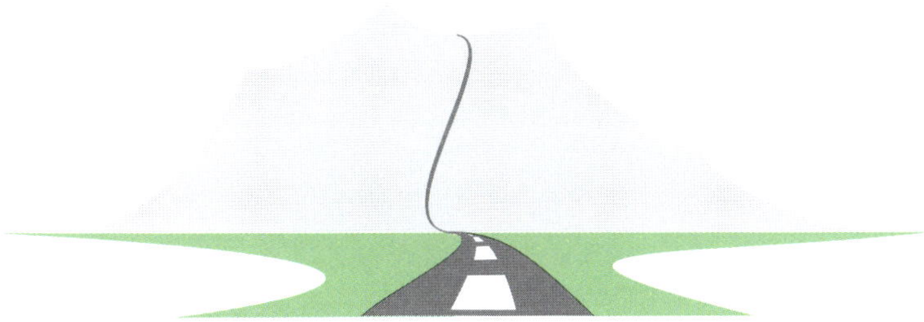

Abb. 43 | Nicht nur die Flüsse, auch die letzten Bergstraßen wurden begradigt und damit schnell gemacht.

Auf diese Weise wurde Bewegung im Schwerkraftfeld zu einem überaus mühsamen Unterfangen, nicht nur durch unser Verhalten, sondern auch durch die Gestaltung des direkten Umfelds, denn plötzlich fand Bewegung nicht mehr in Wald, Feld und Wiese mit der Entlastung durch Vibrationskräfte statt, sondern auf einem linear planierten Untergrund, erstarrt in hartem Beton, dem jede Schwingungsenergie genommen wurde. Außerdem verließ man sich ganz auf das Kraftpotenzial des Muskels, obwohl man wissen konnte, dass diesem Bewegungsmotor in Stresssituationen enge Grenzen gesetzt sind. Allein aus diesem Blickwinkel betrachtet musste man damit rechnen, dass Bewegung für den Einzelnen zu einem mühsamen Unterfangen wurde. Also setzte man sich lieber ins Auto oder tauschte voreilig die Treppe gegen den Lift.

In der völligen Anpassung an die Technik, war man ausschließlich auf das begrenzte Leistungspotenzial der Muskulatur angewiesen, denn durch den vernichteten Gegenschwung hatte man den Zusatzturbo der abtriebfördernden Faszien blockiert.

Außerdem hatten sich die Experten aus Medizin und Sport viel zu leichtfertig von den Muskelspindeln an die Kette legen lassen, von jenen kleinen Nervenfühlern, die, spindelförmig zwischen den Muskelfasern geschichtet, auf jede ruckartige Bewegung anspringen und den Muskel reflexartig in eine verkürzende Verspannung versetzen. Wie schon erwähnt, war es diese Reaktionsweise der Muskelspindeln, die die frühere Schleudergymnastik so gefährlich machte und Zerrungen und Muskelrisse mit sich führte. Die erste Änderung kam mit dem statischen Stretching des Amerikaners Bob Anderson: dem Verbot jeder ruckartigen Bewegung. Aus Sicht der Physiologie kann man nämlich die Muskelspindeln austricksen, wenn die Längenerweiterung des Muskels durch eine behutsame Gelenköffnung erfolgt. Bei diesem sanften, statischen Stretching konnte also die Muskelkontraktion vermieden und das Gelenk weiter geöffnet werden, Verletzungen gingen zurück.

Das war die Gymnastik der letzten Jahre. Nur hatten die Sehnen von dieser Behutsamkeit nichts, die Dehnungswirkung erreichte in dieser Behutsamkeit nur den Muskelkörper, durch den die gesamte Längenerweiterung geschluckt wurde. Das Längenverhalten der Sehnen wurde durch das statische Stretching nicht verändert, was aber erst jetzt mit den neuen, mobilen Ultraschallgeräten nachgewiesen werden konnte, die es vor Jahren noch nicht gab.

Für mich als Chirurg war schon lange klar, dass Erkrankungen bzw. Verletzungen der Muskel-Sehnen-Kette nicht eine Sache des Muskels waren. Aus meiner Sicht der Handchirurgie heraus habe ich immer betont, dass die Chirurgie des Stütz- und Bewegungsapparate primär eine Sehnenchirurgie und keine Muskelchirurgie ist, denn kein Chirurg kann einen verletzten Muskel nähen, der durch seine gute Durchblutung die Tendenz der Eigenheilung besitzt. So etwas kann die Sehne nicht leisten, die schlecht durchblutet ist und bereits ohne Stressspannung unter ihrer »Weite-Wiesen-Situation« leidet, womit in der Landwirtschaft Flächen gemeint sind, die sich auch der optimalen Versorgung durch den Bauern entziehen. Ein Perspektivwechsel stand an, weg von der Muskulatur und hin zum Bindegewebe der Sehnen und Faszien. Dieser Wechsel konnte aber nur zusammen mit der Wirkungsweise der Sehnenspindeln vollzogen werden.

Alle Aufmerksamkeit gilt ab sofort den Sehnen und Faszien, dieser Beschleunigungsturbo kann dem Muskelmotor bei der Bewegung gleichwertig an die Seite gestellt werden.

Auf die Sehnenspindeln kommt es an

Beim Zusammenspiel von Muskulatur und Sehne kommt es entscheidend auf die Sehnenspindeln in der Übergangszone in dieser Bewegungskette an. Sehnenspindeln verhalten sich grundsätzlich anders als Muskelspindeln, darauf müssen wir uns einstellen.

- Sehnenspindeln sind keine Dehnungsrezeptoren wie die Muskelspindeln, sie sind Spannungsrezeptoren und antworten mit zusätzlicher Entspannung in der Muskel-Sehnen-Kette, sie befinden sich in der Übergangszone vom Muskel zur Sehne und werden auch als Golgi-Apparat bezeichnet.

Alles entscheidend ist die höhere Erregungsstufe der Sehnenspindeln im Vergleich zu den Muskelspindeln. Sie reagieren erst dann, wenn in der Muskel-Sehnen-Kette eine höhere Spannung aufgebaut ist. Ein geniales Konzept der Natur, damit bei Extrembelastungen zwischen Muskel, Sehne und Gelenk größere Verletzungen vermieden werden, die Entspannungsreaktion entlastet die gesamte Gelenkeinheit unmittelbar.

- Beim geordneten Gehen und Laufen sowie beim statischen Stretching gehen wir viel zu behutsam mit den Faszien um; die Sehnen-Faszien brauchen regelrechte Weckrufe. Nur starke Impulse sind es, die von den Sehnenspindeln registriert werden können, deren Erregungsstufe weit oberhalb der Muskelspindeln liegt.

Die Weckrufe der Sehnenspindeln sind schwingende, federnde Vibrationen, wobei die Spitzen der wellenartigen Impulse erst die Intensität erreichen, um das relativ hohe Erregungspotenzial der Sehnenspindeln erreichen zu können. Diese Impulse werden entweder als Gegenschwung oder als Spiralfedereffekte vorgetragen, Aktivitätsmuster mit relativ hoher Intensität, eine Sprache, die von den Sehnenspindeln verstanden werden kann.

- Ein besonderer Reiz geht auf die Sehnenspindeln von Spiralbewegungen aus, weil dieser Impuls dreidimensional auf die Spindeln trifft. Der komplexe Anstoß trifft mit hoher Wirkung auf die Sehnenspindel. Das ist dieser spektakuläre, spiralfederartige Gegenschwung, wie er erstmalig im Hochsprung durch den Amerikaner Dick Fosbury eingeführt wurde. Auch das Kugelstoßen nahm diese Entwicklung, nachdem man von der rein linearen Frontalrichtung auf die Spiralschraube umgerüstet hatte (siehe Abb. 39).
- Die Sehnenspindel braucht für ihren Weckruf also ein ganz spezielles Alarmsignal, um mit Superentspannung zu reagieren. Dieser Appell geht von der maximalen Sehnenerweiterung aus und bewirkt die Mobilisierung aller Restreserven an potenzieller Lageenergie, die dann der Muskelkraft beim Faszientraining gleichwertig an die Seite gestellt werden kann. Mit dieser revolutionären Faszienpower wird das Gehen und Laufen zur Bewegung in Schwerelosigkeit, frei von Mühe und Schweiß. Wir bewegen uns natürlich wie die Fische im Wasser oder die Vögel in der Luft, eine zusätzliche *vis a tergo*, eine Kraft von hinten treibt uns nach vorn. Optimal rollt der Fuß beim Gehen und Laufen spiralförmig und mit leichtem Gegenschwung über Ferse und Vorfuß auf dem Boden ab. Wie bereits erwähnt müssen

dabei die beiden oberen und unteren Sprunggelenke über eine Spiralbahn zusammengebracht werden. Im oberen Sprunggelenk spielt sich das Heben und Senken des Fußes über die Fersen-Vorfuß-Belastung ab, kombiniert mit dem Heben und Senken der äußeren und inneren Fußkante im Sinne der Supination-Pronation, eine komplexe Gelenkverbindung, die nur von einer Spiralbewegung geleistet werden kann, analog zu einem zentralen Verbindungskreuz auf der Autobahn.

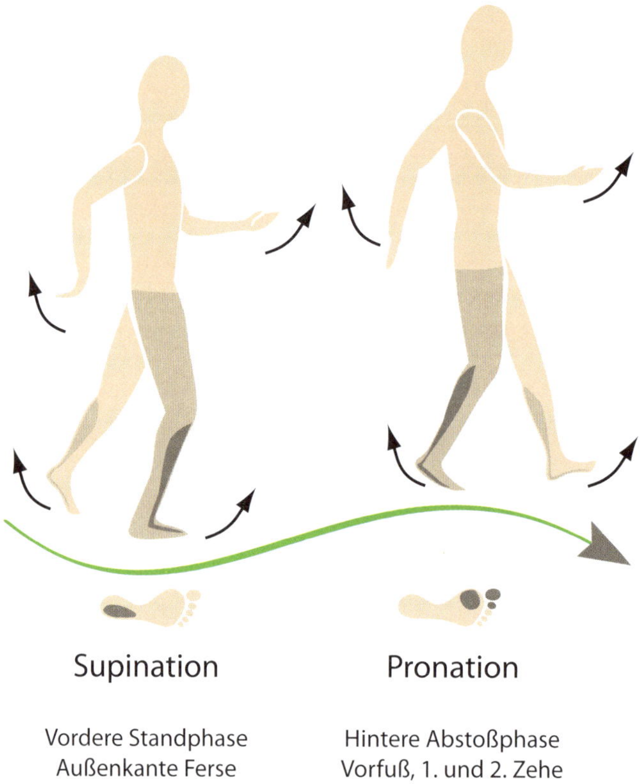

Abb. 44 | Die Abrolllinie des Fußes ist keine Gerade, sondern eine Spirale. Nur so kommen das obere und das untere Sprunggelenk zusammen.

Die exzentrische Muskelanspannung beim statischen Stretching ist auch eine Technik, die die Sehnenspindel erreicht, das Gelenk kann weiter geöffnet werden.

- Aber auch das bisherige statische Stretching kann sich mit in das Faszientraining einbringen, allerdings mit eingelagerten dynamischen Anspannungseinheiten. Sie nehmen eine Stretchingposition ein, wie Sie es bisher gelernt haben, über sieben Sekunden erweitern Sie behutsam die Muskel-Sehnen-Kette, jetzt lockern Sie leicht die Dehnungsstellung, der Muskel bleibt aber weithin gedehnt. Darauf folgen wiederholte dynamische Anspannungen des gedehnten Muskels. Sie stimulieren die höhere Erregungsstufe der Sehnenspindel durch die zusätzliche Anspannung des erweiterten Muskels, das Gelenk kann in der zweiten Dehnungsphase weiter geöffnet werden. Diese Methode wurde bisher dem statischen Stretching an die Seite gestellt, man bezeichnete sie als PNF-Stretching (proprioceptive neuromuscular facilitation) mit höchster Dehnungswirkung speziell auf die Faszien, sie wurde aber nur punktuell von Krankengymnasten zum Einsatz gebracht.

So gesehen ist das aktuelle Faszientraining nicht unbedingt der letzte Schrei der Elastizitätsverbesserung des Stütz- und Bewegungsapparate. Bereits 1978 ist Horst Cotta hierauf eingegangen (Orthopädie, Thieme Stuttgart 1978): »Die Verbesserung der Elastizität des Muskels gilt in vergleichbarem Maße auch für den Sehnen-, Bänder-, Kapselapparat. Den entscheidenden Dehnungswiderstand in der Muskulatur bieten nicht die kontraktilen Elemente der Muskelfasern, sondern die bindegewebigen muskulären Bestandteile, wie z. B. die Muskelfaszien und Muskelhüllen (Endo- und Perimysium).« Nach Cotta zeigen Sehnen, Bänder und Faszien mit zunehmendem Alter eine Verminderung der Zellzahl, einen Mukopolysaccharid- und Wasserverlust und eine Abnahme der elastischen Fasern. Die Polysaccharidkomplexe verkitten das räumliche Netzwerk von Kollagenfibrillen und Fibrillenbündeln und bestimmen durch ihr hohes Wasserbindungsvermögen zu einem wesentlichen Anteil das mechanische Verhalten des Gewebes.

Am Beispiel der Beugesehnendehnung der Finger (gegen das Karpaltunnelsyndrom) zeige ich Ihnen das exzentrische Anspannungsstretching (EAS) mit hoher Entspannung für die Sehnen und Faszien der Hand gegen die vorherrschende Tastenposition:

Die Dehnung beginnt mit einer fließenden Gegenschwungeinstellung der Hand, wobei die Finger nach hinten weisen und die ganze Handfläche auf

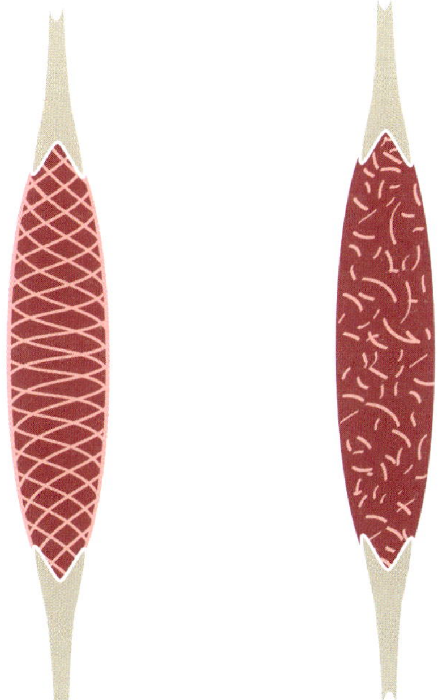

Abb. 45 | Regelmäßige Gitterstruktur des Bindegewebes in der Jugend, ungeordnet im Alter.

der Sitzfläche des Stuhles oder auf der Tischplatte liegt. Maximale Überstreckung des Handgelenks durch das Zurückführen des Unterarmes. Danach beginnen die langsamen dynamischen Anspannungen der exzentrisch eingestellten Muskulatur in mehreren Wiederholungen. Das ist das entscheidende Signal für die Sehnenspindeln, die eine zusätzliche Entspannung einleiten. Das Gelenk lässt sich jetzt maximal öffnen, der Unterarm kann weiter beim abschließenden statischen Dehnen über ca. sieben Sekunden nach hinten verlagert werden.

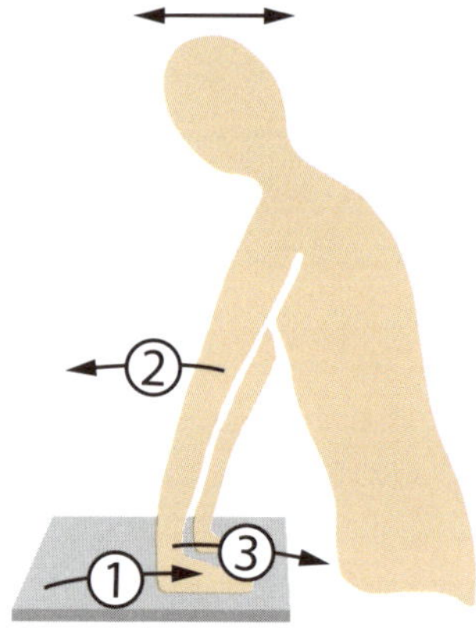

① Dehnung
② Anspannung
③ Dehnung

Abb. 46 | Fasziales Stretching durch die wiederholte Anspannung der Fingerbeuger in der Dehnungsstellung.

Das neue Faszientraining ist also eine spezielle Ansprache an die Sehnenspindeln, die eine zusätzliche Entspannung des entsprechenden Gelenkes bewirken können, mit der Folge, dass die Beweglichkeit zunimmt. Dieses Mehr an Elastizität mobilisiert dann in der Muskel-Sehnen-Kette alle Reserven an potenzieller Lageenergie, die jetzt der Muskelkraft gleichwertig an die Seite gestellt werden. Unser konventionelles Gehen und Laufen, aber auch der gesamte Freizeitsport mussten sich bisher ausschließlich mit der Muskelkraft begnügen, ein Grund für viele, von vornherein auf dieses mühsame Laufen zu verzichten.

Der Bewegungsapparat des menschlichen Organismus verfügt über zwei »Benzintanks«: den »Muskeltank« und den »Faszientank«. Bisher war man vorwiegend per Muskeltank unterwegs, also nur mit fünfzig Prozent unserer Pferdestärken. Ab sofort stehen Ihnen beim Faszien-Jogging 100 Prozent Ihrer Pferdestärken zur Verfügung. Neue Chancen für alle gegen Stress- und altersbedingte Erkrankungen.

Faszien-Jogging als neue Volkbewegung

Es bestehen gute Chancen, Faszien-Jogging zu einer neuen Volksbewegung gegen die stressbedingten Erkrankungen zu machen, in der nicht mehr nur die Falschen, sondern auch die Richtigen laufen. Die Richtigen, das sind Menschen in der sekundären Prävention mit Übergewicht, Tendenz zum Typ-II-Diabetes, Hypertoniker oder Cholesterinbedrohte. Von dieser Schicht der Betroffenen sind nur zehn Prozent unterwegs. Steigern wir diesen Wert durch Faszien-Jogging auf 100 Prozent! Dabei kommt es auf die richtige Motivation an, die von den schwingenden, federnden Bewegungen ausgeht, allein durch den Gegenschwung entsteht ein Vorgang in Harmonie, der mehr dem Tanzen als dem Rennen gleicht, in dem die Glückshormone betont für den notwendigen Antrieb sorgen.

Endorphine als Glückshormone sorgen für den notwendigen Antrieb beim Faszien-Jogging.

Mit dem Faszien-Jogging ergeben sich völlig neue Chancen für den anstehenden Stressausgleich für die Menschen unter uns, die dringend auf einen täglichen Bewegungsausgleich angewiesen sind:

- *Herz-Kreislauf-Erkrankungen wie Bluthochdruck, Herzinfarkt, Schlaganfall*
  Bei bestehenden Herz-Kreislauf-Erkrankungen mit hohem Blutdruck, hoher Ruhefrequenz des Herzens, gesteigertem Cholesterin werden durch Faszien-Jogging Überbelastungen (anaerobe Phase) durch zu schnelle Gangart vermieden.
- *Adipositas und Typ-II-Diabetes*
  Bei Adipositas mit erhöhtem Körpergewicht und bei Typ-II-Diabetes können hohe Gelenkbelastungen vermieden werden. Außerdem fördert der Faszienturbo eine besondere Leichtigkeit des Laufens, die auch übergewichtigen Personen ihre Scheu vor dem Laufen nimmt.
- *Leichter Stressabbau bei hohen Berufsbelastungen*
  Die neue Leichtigkeit des Laufens ist auch das Motiv für den täglichen Bewegungsausgleich für Menschen mit intensiver Arbeitsbelastung und hohem Stressaufkommen.

Gegenschwung-Power

Jede natürliche Bewegung lebt vom Gegenschwung, sodass jeder Frontalimpuls nur dann an sein Maximum geführt werden kann, wenn er durch den zielabgewandten Gegenschwung eingeleitet wird. Das weiß an sich jedes Kind, nur im Stressalltag und das besonders bei monotoner Sitzarbeit hat man sich leichtfertig von diesem natürlichen Rhythmus verabschiedet. Besonders die Beugetätigkeiten der Arme sind es, die den monotonen Befehlen unterschiedlicher Motoren und Maschinen untergeordnet werden, dabei sind insbesondere die Schultergelenke nach vorn verriegelt, sie werden selten durch Gegenbewegungen nach hinten geöffnet.

In diesem Buch haben Sie schon das Kreuzhang-Ritual nach jedem Toilettengang als tägliches Zwei-Stunden-Ritual gegen die vorherrschende Brustbeinbelastungshaltung kennengelernt (S. 59 f.). Seien wir doch einmal ehrlich: Wer von uns kümmert sich regelmäßig bei langer Bildschirmarbeit um seine Schultergelenke? Bei konzentrierter Arbeit vergisst der Mensch nicht nur seinen Rücken, sondern auch seine Gelenke. Das gilt für die gesamte betriebliche Prävention in Deutschland.

Auch unseren Hüftgelenken geht es bei anhaltender Sitzarbeit nicht besser. In 90-Grad-Stellung verriegelt, beginnt der Hüftlendenmuskel zu schrumpfen, sodass er sich beim Stehen und besonders beim Gehen nicht mehr zur notwendigen Hüftstreckung über den Gegenschwung entfalten kann, mit gewaltigen Folgen für unsere Gesundheit:

- Der verkürzte Hüftlendenmuskel (Musculus iliopsoas) verlagert die Lendenwirbelsäule im Stehen nach von vorn (Lordose), Bandscheibenbelastungen sind die Folge, die nicht selten im schmerzhaften Bandscheibenvorfall enden.

  Der durch langes Sitzen verkürzte Hüftlendenmuskel verhindert beim Gehen den primären Gegenschwung aus den Hüftgelenken, damit werden die Beine nur noch in Frontrichtung bewegt und das hat Folgen: Auf deutschen Straßen läuft alles in einseitiger Frontbewegung, in kurzer Schrittfolge, abgehackt, schnell, aber ohne Gegenschwung, mit mühevoller Muskelarbeit, in der die Faszien keine Chance haben.

Was bei langer Sitzarbeit das Kreuzhang-Ritual für die Schultergelenke ist, erreicht an den Hüftgelenken das Storchenbein-Ritual gegen Rückenschmerzen und zur Verbesserung des Gangbildes. Unter der Sitzfläche verlagern Sie das rechte Bein maximal nach hinten, sodass der überstreckte rechte Fußrücken gegen den Boden drückt. Jetzt verlagern Sie zur maximalen Hüftstreckung den Oberkörper nach hinten, ohne jedoch ins Hohlkreuz zu verfallen. Wiederholte Anspannung der Oberschenkelmuskeln bis sieben Mal durch maximalen Druck des rechten Fußes gegen den Boden. Danach nochmalige Dehnung, wobei Sie das rechte Hüftgelenk weiter öffnen können. Wiederholung der Gegenseite. Beim dynamischen Stretching können Sie statt der Muskelanspannung auch den Oberkörper vor- und zurückschwingen.

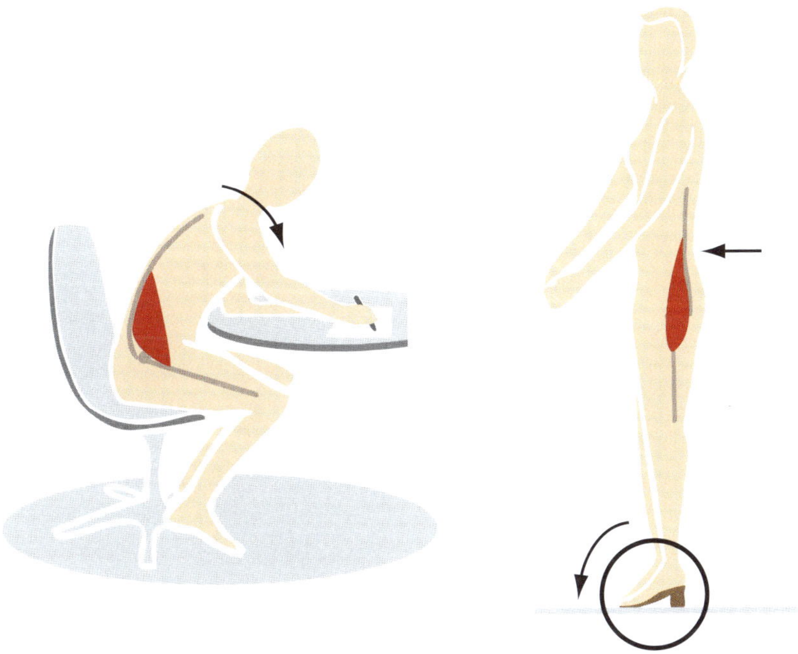

Abb. 47 | Bei langem Sitzen verkürzt sich der Hüftlendenmuskel nachhaltig. Dynamisches Faszienstretching des Hüftlendenmuskels bei langer Sitzarbeit in regelmäßiger Wiederholung.

Nur durch den Gegenschwung kann die in der Sehne schlummernde stille Reserve der potenziellen Lageenergie mobilisiert und zur Antriebsförderung genutzt werden. In der momentanen Arbeitssituation können wir aber dieses Manko nur durch ein wiederholtes Gegenschwungstretching ausgleichen, denn niemand ist gegenwärtig in der Lage, die Menschen an den Computerarbeitsplätzen aus dem Zwang der anhaltenden Beugebelastung herauszunehmen.

Lassen Sie mich die hohe Wirkung des Gegenschwungs aus Sicht der Geschichte unter Beweis stellen:

Die Superwaffe des Walisischen Langbogens mit ihrem gewaltigen Gegenschwung hat der Ritterzeit den Garaus bereitet!

Ein Blick in die Geschichte lohnt sich auch im Zusammenhang mit dem Katapulteffekt: Mit einer speziellen Gegenschwungwaffe wurde bereits im Mittelalter eine ganze Epoche beendet, die Zeit der Ritter mit ihren gepanzertem Harnisch. Der Niedergang des Rittertums begann 1346 mit der Schlacht von Crécy, als die französischen Reiter in ihren Eisenrüstungen auf die walisischen Bogenschützen aus England trafen, deren Pfeile eine Reichweite von 350 Meter erreichten und mit ihrer Wucht die Eisenpanzer der Franzosen durchschlagen konnten. Eine tödliche Superwaffe kam zum Einsatz, die uns heute noch die gewaltige Wirkung der potenziellen Lageenergie vor Augen führen kann Dabei muss man wissen, dass die Bogensehne mit Armkraft bis zum Unterkieferwinkel angezogen werden musste, die Zugkraft beim Spannen der Sehne lag bei ca. einem Zentner. Der Bogen war 193 Zentimeter lang, die elastische Sehne bestand aus Hanf- und Leinenfasern, und der Schütze konnte noch bis auf 240 Meter einen gezielten Schuss abgeben.

Warum erzähle ich Ihnen das? Weil ich Ihnen zeigen möchte, welches Bewegungspotenzial allein in unseren körpereigenen Sehnen steckt. Insbesondere die Sportmedizin hat Bewegung im Allgemeinen vordringlich zu einer reinen Muskelsache degradiert und uns in dem Irrglauben gehalten, dass es allein auf den Willen zur Kraft ankommt, um die Widerstände um uns herum zu überwinden. Das Ergebnis dieser Einstellung ist an unserem Alltagsverhalten, unseren Freizeitgewohnheiten, besonders aber bei der Arbeit abzulesen. Viel Mühe und Schweiß hat uns diese betonte Muskelarbeit eingebracht. Laut und ohne jeden Gegenschwung sind wir auf hart planierten Böden auf den Beinen, tragen an den Füßen oft derart hohe Absätze, dass wir nur noch überfallartig nach vorne stolpern. Schon beim hinteren Schrittansatz fehlt jeder Gegenschwung in den Hüftgelenken und in den beiden Sprunggelenken, sodass die leistungsstarken Sehnen der Beine keine Chancen haben, ihre Lageenergie mit in die Bewegung einbringen zu können. Die Indianer auf biegsamen Mokassins in ihren raumgreifenden, gleitenden Schritten, die fest und federnd zugleich wirkten, würden uns als gehbehindert wahrnehmen, so wie wir laut und abgehackt im kurzen Stakkato in Erscheinung treten. In dieser muskelbegrenzten, polternden Gangart fehlt auch die nötige Ausdauer. Die Buschmänner in Afrika konnten ein Tier so lange im Laufen verfolgen, bis es müde und erschöpft liegen blieb. Von dieser Ausdauer ist uns nichts mehr geblieben.

Der amerikanische Präsident setzt die Tradition der Indianer in seinem »Obama-Swing« fort.

Das ist der von mir bereits in früheren Büchern vorgestellte Obama-Swing, der vom amerikanischen Präsidenten beim Abschreiten einer Ehrenkompanie vorbildlich vorgetragen wird, eingeleitet durch den betonten Gegenschwung aus den Hüftgelenken heraus und dabei lautlos-federnd – schwingend in den Sprunggelenken, wie die Indianer in ihren Mokassins. Dieses federnde Swing-Walking ist das Markenzeichen des Faszien-Joggings, das jedoch durch den Absatzschuh zunichte gemacht wurde, weil durch die zwangsläufige Fersenerhöhung der Katapulteffekt speziell aus der Achillessehnen heraus unterbunden wurde.

Was haben die Tierpfote und der Autoreifen gemeinsam?

Nicht nur die Tierpfote, auch die Autoreifen sind vorn, aber auch hinten gerundet. Aus gutem Grund, denn nur auf diese Weise wird ein widerstandsloses Abrollen am Boden ermöglicht. Allein deswegen ergibt der hintere Absatz am Schuh überhaupt keinen Sinn, er gleicht einem Bollwerk im Bewegungsfluss, das sich dem Gehen in den Weg stellt. Durch die Absatzerhöhung wurde der Gegenschwung aus dem Abrollen des Fußes eliminiert, das gewaltige Bewegungspotenzial der Faszien blieb auf der Stecke. Im Gegensatz zum Menschen ist kein Tier ohne Gegenschwung auf den Beinen, und auch für das Auto ist das runde Reifenprofil eine Selbstverständlichkeit. Eine Sonderstellung nimmt allerdings das Hufeisen der Pferde ein, wobei niemand jemals die Pferde über diesen Hufbeschlag befragt hat, der alles andere als natürlich ist und die Gangart des Tieres verformen muss.

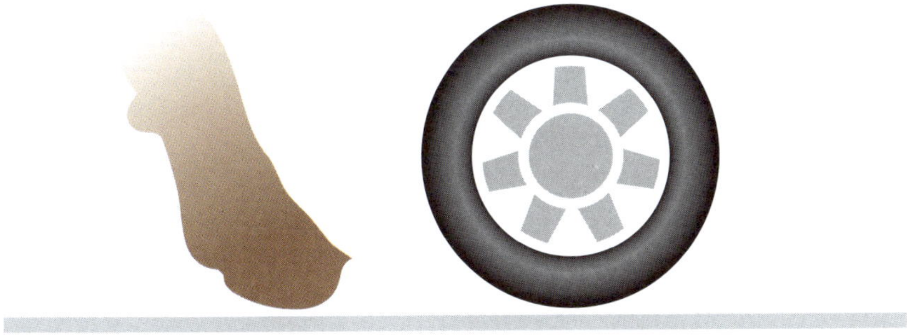

Abb. 48 | Die vordere und hintere Rundung haben Autoreifen und Tierpfote gemeinsam.

6. Die Achillessehne im Würgegriff des Absatzschuhs

Die Achillessehne ist die stärkste Sehne des menschlichen Körpers, jedoch unternehmen wir alles, ihr das Leben schwer zu machen. In bedenklicher Zerreißprobe ist sie ständig einer permanenten Stressspannung zwischen Ferse und Wadenmuskulatur ausgesetzt, provoziert durch eine Absatzerhöhung, die den energiefördernden Gegenschwung in den Füßen blockiert. Die Folge ist eine permanente Sauerstoffkrise, weil den elastischen Fasern der Sehne die essentielle Längenerweiterung zur Auslösung des Katapulteffektes verweigert wird. Ihre potenzielle Lageenergie verkümmert ungenutzt im Verborgenen. Das Laufen allgemein, Ausdauertraining im Besonderen, wird zu einer reinen Muskelangelegenheit und sehr energiefordernd, weil das Beschleunigungspotenzial der Achillessehne den muskulären Einsatz nicht unterstützen kann. Damit sind stressbedingte Verletzungen bzw. Erkrankungen in der beugeseitigen Muskel-Sehnen-Kette beim Frontalantrieb vorprogrammiert. Das Dilemma am Unterschenkel beginnt vielfach spannungsgeladen mit Wadenkrämpfen, gefolgt von Muskelzerrungen, was immer auch die Sportmedizin darunter versteht: Muskelfaserverletzungen sowie Achillessehnenbeschwerden (Achillodynien) bis hin zur Achillessehnenruptur, eine lange Leidenskette ist die Folge.

> Die Leidenskette der absatzbetonten Vorfußbelastung ist lang, beginnend mit nächtlichen Wadenkrämpfen, wenn besonders bei Frauen die High Heels bis auf 13 Zentimeter gesteigert werden. Im Laufsport sind es Muskelfaserverletzungen, unterschiedliche Achillessehnenbeschwerden, am Ende droht nicht selten die Achillessehnenruptur.

Der Silbermedaillengewinner auf der Langstrecke in Rom, der Berliner Hans Grodotzki, wurde am Ende seiner Laufbahn von einem Schweizer Reporter gefragt: »Herr Grodotzki, Sie waren ein erfolgreicher Langstreckenläufer und hatten in Ihrer aktiven Zeit viele Probleme mit der Achillessehne, die angeblich von Ärzten in Berlin-Buch mit einem Plastikteil verlängert wurde?« Die Antwort: »Die Sehne reagiert wie Beton, sie ist hart und schlecht belastbar.« So ergeht es vielen Sportlern, wobei Sprinter und Springer besonders betroffen sind, wie auch der legendäre 110-Meter-Hürdenläufer Martin Lauer, dessen spektakulärer, in Zürich gelaufener Weltrekord bis heute unvergessen ist. Auch er musste wegen einer Achillessehnenverletzung seine unvergleichliche Karriere aufgeben. Hermann Buhl, ehemaliger Weltrekordler über 3000 Meter Hindernis aus Dresden, der mir in meinem Buch »Formel 1 des Gehens« das Vorwort geschrieben hat, berichtete, dass in der DDR neben dem harten Training das Stretching nur marginal vorgenommen wurde.

Bis in unsere Gegenwart hinein sind die Wartezimmer gefüllt mit den Folgen der absatzbetonten Vorfußbelastung beim gewöhnlichen Gehen, speziell aber bei allen Sprint- und Sprungsportarten, die als Ballett der Tartanbahn zusammengefasst werden können, häufig eingeleitet durch:

- Nächtliche Wadenkrämpfe, die von der Medizin in der Regel rein symptomatisch, also nicht ursächlich, mit Magnesium, lokalen Salbenanwendungen oder durch einfaches Hochlagern des entsprechenden Beines angegangen werden.
- Nicht selten folgen isolierte Muskelfaserrisse, die aber kein Chirurg nähen kann. Der Muskel hat im Gegensatz zur Sehne die Tendenz der Eigenheilung aufgrund seiner optimalen Durchblutung. Nach sechs Wochen Schonung ist die Lücke durch eine bindegewebige Narbe verheilt – mit oder ohne Kälberblutinjektionen durch einen Spezialisten.
- Die verkürzte Achillessehne tut weh, sie bereitet oft bei jedem Schritt Schmerzen. Bis in unsere Gegenwart kennt die Medizin in diesem Falle nur eine Antwort: Schonung in Verbindung mit lokalen Kortisoninjektionen, die durchaus in ihrer Entzündungshemmung angezeigt sind, aber bitte fachkundig und nicht unter gleichzeitiger Verletzung der Sehnenfasern, wie das in der Vergangenheit vielfach vorgekommen ist.
- Am Ende droht nicht selten die Achillessehnenruptur, die in der Regel operativ versorgt werden muss. Sie hat eben nicht die Tendenz der Eigenheilung wie die Muskulatur. Dieses Schicksal droht vielfach im Laufsport, kann sich aber auch im Alltag ereignen. So erging es meinem Nachfolger auf dem Deutschen Hospitalschiff »Helgoland« in Vietnam beim morgendlichen Frühsport: Ein lauter Knall, sofortige Bewegungsunfähigkeit des entsprechenden Fußes und die Beschuldigung des Nachbarn, ihn getreten zu haben. Es handelte sich dagegen um eine Spontanruptur eines Chirurgen, der sich nur gelegentlich sportlich betätigt hatte.

- Auch der leidige Fersensporn gehört in diese Kategorie, provoziert durch die Absatzerhöhung gerät die Fußsohlenfaszie in eine Dauerspannung, die am Ende mit lokalen Kalkeinlagerungen (Fersensporn) in Erscheinung treten kann. Hier gibt es nur eine Lösung, oder besser zwei: einmal die absatzfreien Plateauschuhe, zum anderen das dynamische Stretching der Achillessehne einschließlich Fußsohlenfaszie.

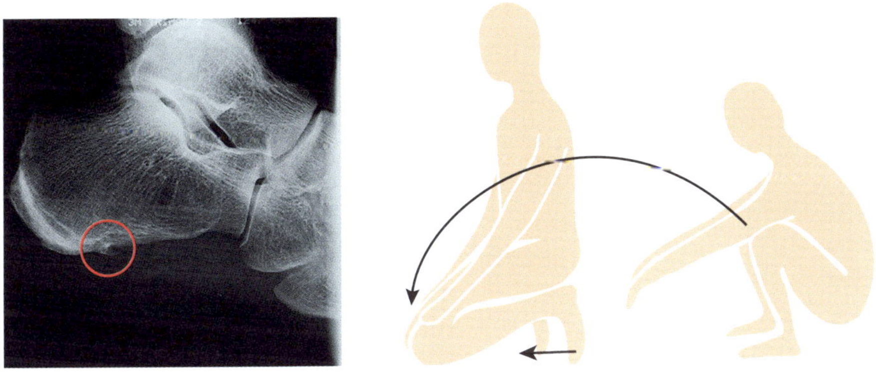

Abb. 49 | Der schmerzhaft Fersensporn im Röntgenbild und die wirksame Dehnung aus der Hocke heraus.

Die Achillessehne – eine chronique scandaleuse

Achillessehnenbeschwerden sind also neben den Rücken- und Knieproblemen häufigste Ursache der Interventionen, die von der modernen Chirurgie zu erbringen sind. Dabei stehen mehrere grundsätzliche Fehlentwicklungen im Zentrum des Geschehens:

- Seit dem späten Mittelalter hat der Mensch sein entscheidendes Gehwerkzeug umgerüstet, denn bis dahin war speziell das allgemeine Fußvolk auf einfachen, sandalenartigen Schuhen unterwegs. Davon zeugen noch der Bundschuh, der einfach gebundene Schuh der Bauern, der sogar zum Markenzeichen des Bauernkrieges gegen die Fürstenherrschaft erhoben wurde.
- Die herrschende Schicht war schon früh darum bemüht, sich über das allgemeine Volk zu erheben, der aufkommende Absatzschuh kam gerade recht. Der Sonnenkönig Ludwig der XIV. in Frankreich war einer der Vorreiter, er stellte sich über das allgemeine Volk auf hohe Absatzschuhe, rot markiert, vereinzelt mit Gold und Perlen verziert.

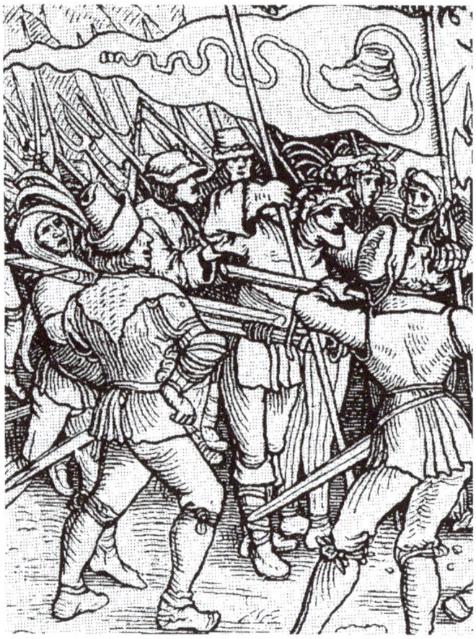

Abb. 50 | Der »Bundschuh« als gebundene Sandale wurde das prägende Banner im Bauernkrieg unter Thomas Münzer.

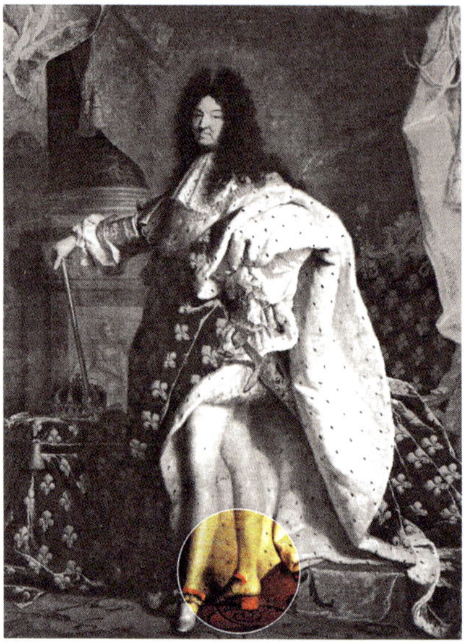

Abb. 51 | Der Sonnenkönig in Frankreich liebte seine hohen Absätze, um sich über das Volk zu erheben.

▸ Das machte Schule, bald folgten auch seine Untertanen diesem Beispiel – bis in unsere Zeit hinein. Der Absatzschuh war aus den Köpfen nicht mehr wegzudenken. Auf die höhere Stufe gestellt konnte der Mensch plötzlich seine Signalwirkung auf die Umgebung besser zum Ausdruck bringen und dabei zugleich die Waden betont tailliert zur Schau stellen. Ein Hingucker aus männlichem Blickwinkel war das allemal, besonders in der Extremeinstellung moderner High Heels, eine Spitzenleistung weiblicher Gehkunst,

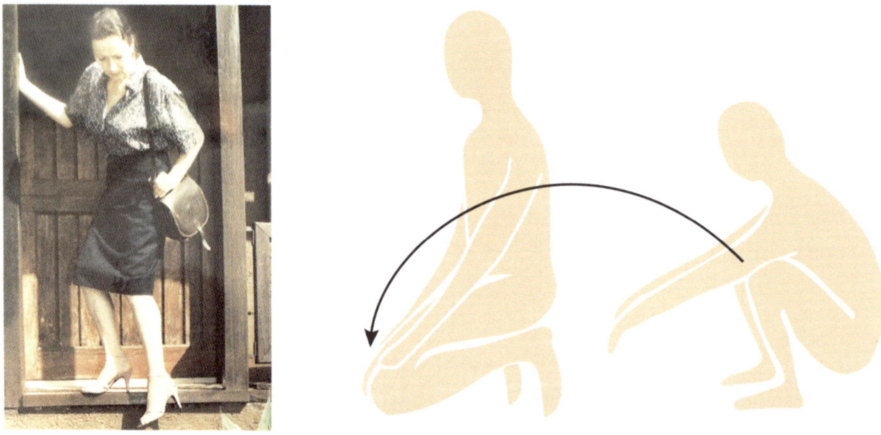

Abb. 52 | High Heels gut und schön, aber niemals ohne den Ausgleich durch die Hocke.

die mit der einfachen Sandale nie erbracht werden konnte. In dieser Extremstellung wird nicht nur das Bein insgesamt gestreckt, das Wadenmuskelprofil ist markanter profiliert, allerdings oft mit nächtlichen Wadenkrämpfen und Achillessehnenbeschwerden teuer erkauft. Natürlich dürfen Frauen, besonders aber die Männer, sich weiter der betörenden Optik der High Heels erfreuen, wenn in regelmäßiger Folge durch die Entspannungshocke der provozierte Wadenstress ausgeglichen wird.

- Aber wie so oft im Leben: Grundsätzliche Änderungen werden nur selten in ihrer ganzen Tragweite bedacht. Plötzlich änderte sich mit den Absatzschuhen auch das allgemeine Körperverhalten. Das Schrittbild, das bisher durch einen eher schleichenden, schwingenden und leisen Gang in Erscheinung trat, wandelte sich nachhaltig: Ab sofort war man absatzbetont auf den Vorfüßen im kurzen Stakkato unterwegs, einseitig zielorientiert ausgerichtet ohne jeden Gegenschwung, laut vernehmbar auf hart planiertem Boden. Und als dann in Europa das Militär ausrückte und im lauten Paradeschritt seine Macht demonstrierte, wurden die Völker durch den Absatzschuh als »Knobelbecher« in Angst und Schrecken versetzt, das wäre uns mit Sandalen erspart geblieben

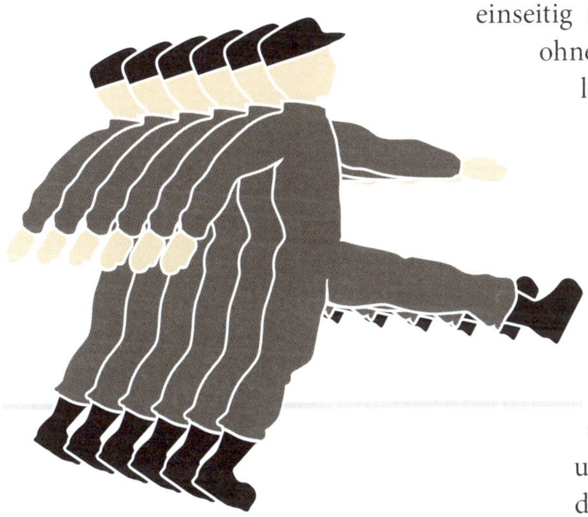

Abb. 53 | Machtdemonstration im Paradeschritt.

- Doch nicht nur das, auch alle Bodenarbeiten, die man bis dahin in der natürlichen Hocke verrichtet hatte, folgten ab sofort anderen Regeln. Plötzlich brachte man die Fersen nicht mehr an den Boden. Was war geschehen? Die Achillessehne hatte sich auf den hohen Absatz eingestellt, sie war geschrumpft und konnte in der Hockstellung nicht mehr ausreichend gedehnt werden, um die Ferse an den Boden zu bringen. Ausgleichend mussten die Kniegelenke, die als reine Scharniergelenke für betonte Frontalbewegungen ausgewiesen sind, unter Körperbelastung nach außen verdreht werden. Damit gerieten speziell die Innenmenisken unter eine starke Zugspannung, das Zeitalter der Meniskusverletzungen und der Arthrosen im Kniegelenk hatte begonnen. In dieser Krampfhocke wurde die Wirbelsäule nicht mehr entlastet, wie in der natürlichen Hocke, die Lendenwirbelsäule blieb bretthart aufgerichtet. So wurde die Rückenmuskulatur nicht mehr ausreichend gedehnt, vor allem aber der Spinalkanal wurde nicht mehr ausreichend erweitert, der vielfach durch alte Bandscheibenvorfälle eingeengt ist.

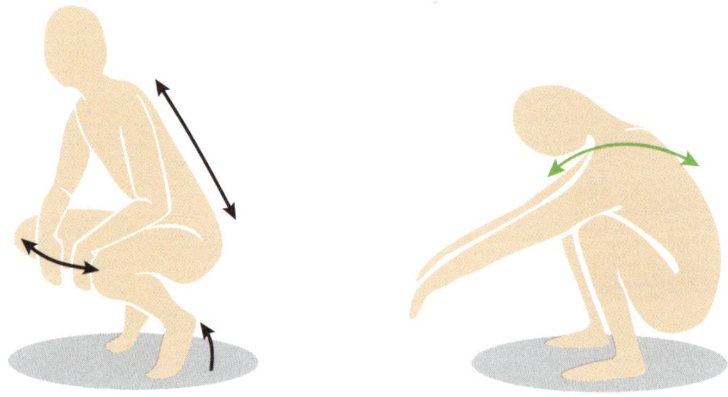

Abb. 54 | Die natürliche Hocke entlastet Rücken, Kniegelenke sowie Waden-Achillessehnen, die Europäische Krampfhocke erreicht weder das eine noch das andere.

- Mit diesem Fehlverhalten nahmen schlagartig die Rückenbeschwerden zu, weil durch die chronische Vorfußbelastung die Rückenmuskulatur besonders in Höhe der Lendenwirbelsäule in eine chronische Stressspannung geriet, ausgelöst durch den schlingenartigen Verlauf der Muskulatur, wie Kurt Tittel es so meisterhaft in seinen Zeichnungen zum Ausdruck bringt. Auch die Hohlkreuzstellung (Lordose) nahm mit dem Absatz zu, Folge der Spitzfußstellung mit nach vorn verlagertem Körpermittelpunkt bei verstärkter Lordosierung (Hohlkreuz) der Lendenwirbelsäule.

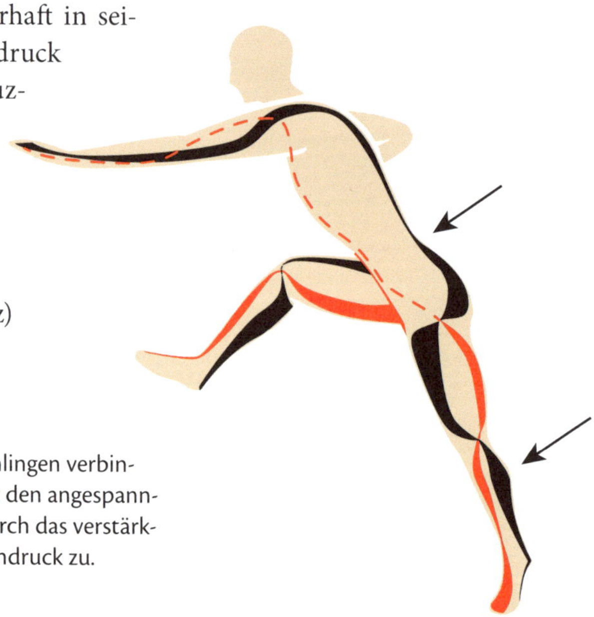

Abb. 55 | Zuggurtenartige Muskelschlingen verbinden die untere Rückenmuskulatur mit den angespannten Waden in der Spitzfußstellung, durch das verstärkte Hohlkreuz nimmt der Bandscheibendruck zu.

- Aber auch die Knieprobleme häuften sich. Meniskusverletzungen waren an der Tagesordnung, weil in der belasteten Außenrotation der Kniegelenke der Innenmeniskus zwischen Schienbeinkopf und dem innerem Oberschenkelkondylus (Gelenkrolle) regelrecht in die Zange genommen wurde. In extremer Beugung wird der Innenmeniskus, der im Gegensatz zum Außenmeniskus eine sehr starke Bindung an die Gelenkkapsel aufweist, nach hinten verlagert. Wird jetzt das Knie in der tiefen Hocke nach außen rotiert, entstehen deutliche Druck- und Scherkräfte, die die Knorpelscheiben der bereits geschilderten Zangenwirkung aussetzen, sodass es spontan zu einer Rissbildung kommen kann. In dieser Zwangshaltung der falschen Hocke wird in vielen Berufen über Jahre am Boden gearbeitet, sodass vielfach nur noch der kleine Anstoß einer einfachen Knieverdrehung (Gelegenheitsvorgang) genügt, und der Meniskusriss tritt spontan in Erscheinung.

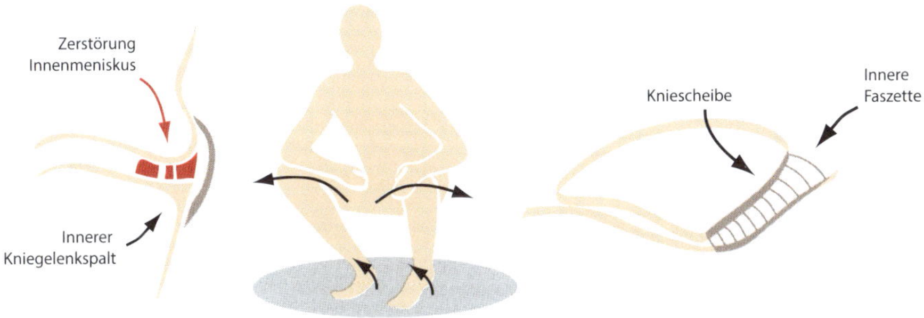

Abb. 56 | Das Knie als betontes Scharniergelenk kann in der Europäischen Hocke der Außenrotation nicht folgen und gibt die entstandene Zugspannung besonders an den Innenmeniskus weiter, der vorzeitig degeneriert und zerreißen kann.

- Mit dem Verlernen der Entspannungshocke durch die Absatzschuhe änderten sich aber nicht nur die Bodenarbeiten, sondern auch unsere Toilettengewohnheiten. Der »Porzellanthron« wurde entwickelt, der die persönliche Komfortzone nachhaltig erweiterte, wollte man es doch auch auf der Toilette bequem haben, um sogar bei diesem Geschäft gleichzeitig Zeitung lesen oder seine Zigarre rauchen zu können. Wer hockt schon gerne über der einfachen Öffnung einer Latrine am Boden! Nur die Kinder blieben ihrem Töpfchen in der Naturhocke treu, die sie bereits in pränataler Zeit kennen- und schätzen gelernt hatten.
- Damit trat die Menschheit gleichzeitig in das Zeitalter der Verstopfung ein, die mit einer Inflation von Blinddarmentzündungen begann, sodass die neue Bequemlichkeit der Sitztoilette mit Gesundheitsschäden teuer bezahlt werden musste. Jetzt fehlte nämlich plötzlich der so wichtige Kompressions-

Von der Sitztoilette zurück zur Hocktoilette

Dieses gefährliche Pressen aus dem Kopf heraus mehrmals täglich auf der Toilette hat die westliche Medizin nie richtig wahrgenommen, obwohl die Sportmedizin seit langem vor Liegestützen mit Pressatmung warnt und stets betont, dass in der Muskelanspannung beim Hockdrücken des Körpers gleichzeitig auszuatmen sei, wenn man einen Hypertonus vermeiden will. Nur das tägliche, überaus gefährliche Valsalva-Pressing auf der Toilette ist von der westlichen Medizin bis heute bewusst oder aus Unkenntnis ausgeblendet worden. Das Pressen aus dem Kopf heraus ist die Folge der Sitztoilette, weil nur in der natürlichen Hocke eine darmentleerende Kompression der Oberschenkel gegen den Dickdarm stattfindet und dabei gleichzeitig der puborektale Schließmuskel entspannt ist.

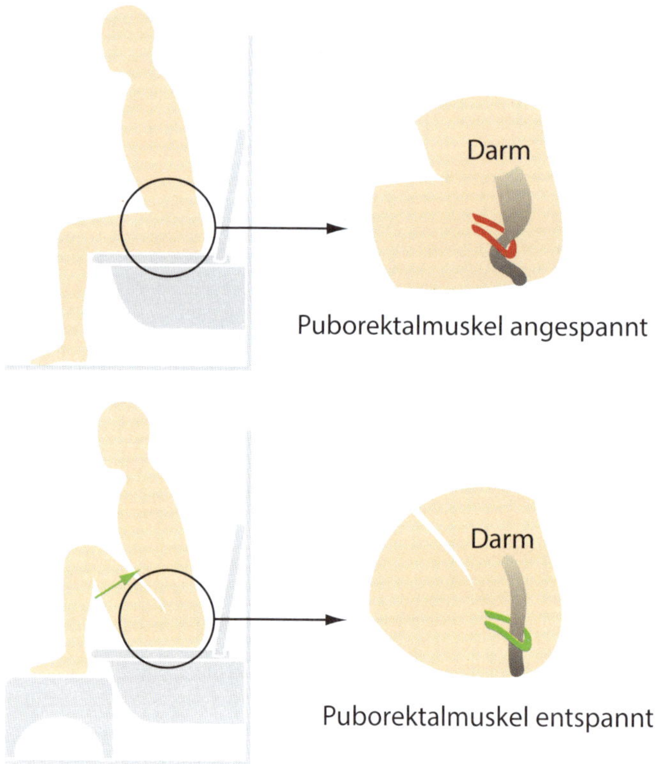

Abb. 57 | Auf der üblichen Sitztoilette intensives Pressing, auf der Hocktoilette dagegen befreite Darmentleerung.

druck beider Oberschenkel gegen den Dickdarm in der tiefen Hocke (vergleichbar zum Daumen-Zeigefinger-Druck auf die Zahnpastatube), sodass die eigentliche Stuhlentleerung nur noch durch das überaus gefährliche Pressen aus dem Kopf heraus stattfinden konnte, ein bedenkliches Unterfangen, weil dieser innere Druckaufbau Herz und Bauchorgane gewaltig unter Druck setzt. Das Zeitalter des gesundheitsgefährdeten, täglichen Valsalva-Manövers hatte begonnen, das Herzinfarktrisiko nahm zu, plötzlich waren die Notärzte vermehrt bei lebensrettenden Maßnahmen auf der Toilette im Einsatz. Aber nicht nur das: Neben den Blinddarmentzündungen stiegen Dünn- und Dickdarmerkrankungen einschließlich Dickdarmkrebs dramatisch an. Beckenbodeninsuffizienzen mit Harnblasenvorfällen nahmen zu, in gleicher Weise die Hämorrhoiden, die Prostataerkrankungen, die Erkrankungen der weibliche Sexualorgane, wobei besonders die Endometriose ins Zentrum des Geschehens rückte. (Mehr hierzu finden Sie in meinem Buch »Das Wunder der Entspannungshocke«.)

Übeltäter Absatzschuh

Aus Sicht der Biomechanik ist unser Schuhwerk mit all seinen Folgen eine krasse Fehlkonstruktion. Stellen Sie sich vor, Ihre Hauskatze wäre nachts auf Absatzschuhen unterwegs, laut und hart auftretend, nicht schleichend auf weichen Sohlen. Oder wie sollte ein Formel-1-Reifen mit Absätzen funktionieren? Wie Bremsklötze würden diese Stöckel wirken, eine Lachnummer. Aus gutem Grund sind Autoreifen, wie auch die Tierpfoten, vorn und hinten gerundet.

In meiner Kindheit trugen wir noch eckige Lederschuhe, die bei regem Gebrauch vorn und hinten rund gelaufen wurden. Die vielen Schuster richteten diese Treter wieder gerade-linear aus, oft noch mit Eisen vorn und hinten beschlagen, damit sie möglichst lange getragen werden konnten. Bis in die Gegenwart ist uns der Absatzschuh erhalten geblieben: die hintere Fersenerhöhung, die uns nicht nur nach vorne treibt, sondern auch die Wirbelsäule in eine Fehlhaltung zwingt, wie sie uns beim Bergabgehen aufgezwungen wird.

Im Absatzschuh verschiebt sich die Lendenwirbelsäule nach vorn (Lordose), wir fallen ins Hohlkreuz, Bandscheibenschäden und chronische Rückenschmerzen sind die Folge, sodass jeder Schritt zur Qual wird.

Schon beim Schrittansatz vernichtet der Absatzschuh den energiefördernden Gegenschwung, der nur fersenbetont bei der vorderen Fußlandung auf den Weg gebracht werden kann. In Absatzschuhen setzen wir beim Gehen dagegen vorfußbetont auf, wir können nicht die potenzielle Lageenergie unserer größten Sehne, der Achillessehne, auf die Straße bringen. Diese Gangart ist mühsam, weil sie ohne Sehnenkraft abläuft. Zum Einsatz bringen wir nur die Wadenmuskeln, die aber schnell ermüden. Die stressbedingte Muskelverkürzung der Waden beginnt häufig mit nächtlichen Wadenkrämpfen, die umso intensiver werden, je höher die Absatzerhöhung bis hin zu den High Heels ausfällt. Naturvölker als Barfußgeher kennen keine Wadenkrämpfe.

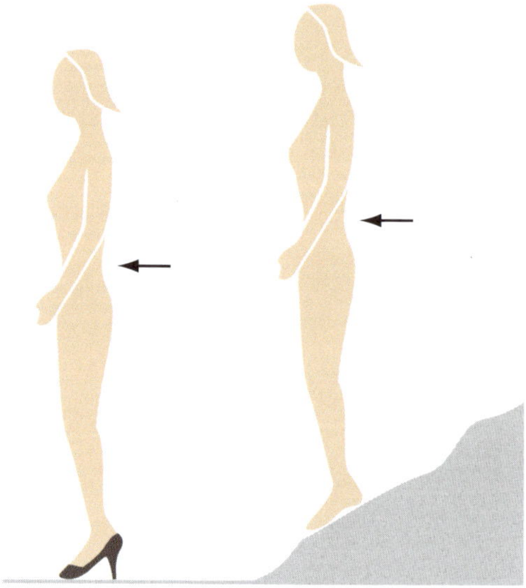

Abb. 58 | Starke Hohlkreuzbelastung auf Absatzschuhen sowie trepp- und bergab.

Absatzschuhe bewirken Wadenkrämpfe, weil jeder Schritt ohne den Turboantrieb der Achillessehne auskommen muss, ein wesentlicher Grund dafür, dass die Menschheit den Autoreifen den eigenen Schusters Rappen den Vorzug einräumt.

Trotz alledem, der Absatzschuh hat den Frauen ihren Marlene-Dietrich-Effekt beschert, ein Kopfverdreher für Männer, denn durch die Wadenverkürzung wird der weibliche Unterschenkel einfach attraktiver, die Taillenbildung ist deutlicher ausgeprägt. Die aparten Vietnamesinnen in ihren Áo dàis wissen sehr wohl, warum sie lange Kleider tragen, denn als Sandalengeher können sie mit der westlichen Konkurrenz nicht konkurrieren, also stecken sie geschickt ihre Beine in lange Gewänder.

Inzwischen haben wir dazugelernt, die perfekten Schweizer an der Spitze: Sie konstruierten den Massai-Barfuß-Technik-Schuh, eigentlich ein Widerspruch in sich, denn diese Naturvölker sind in der Regel barfuß unterwegs, also nicht auf Schuhe angewiesen, in die der vordere und hinteren Abrieb durch entsprechende Rundungen bereits eingearbeitet ist. Wir dagegen brau-

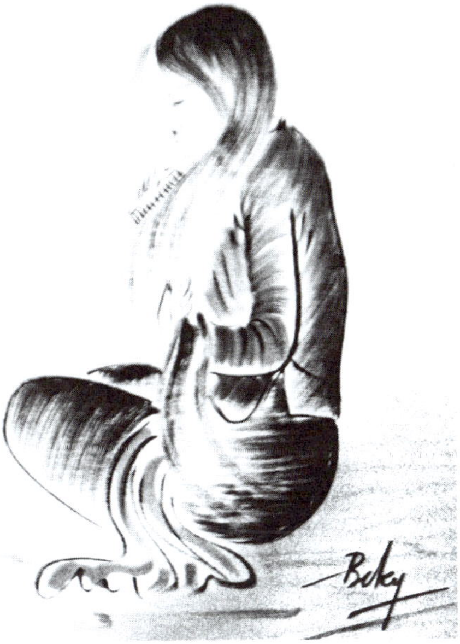

Abb. 59 | Vietnamesin in ihren knöchellangen Gewändern wissen sehr wohl, warum sie ihre Waden auf der Straße nicht gerne zur Schau stellen im Gegensatz zu ihren westlichen Kolleginnen.

chen diese MBT-Konstruktion, damit wir den Fuß bei jedem Schritt in den Gegenschwung führen können, denn nur so kann auch die starke Achillessehne mit in den Antrieb nach vorn einbezogen werden, nur so ist Faszien-Jogging überhaupt möglich.

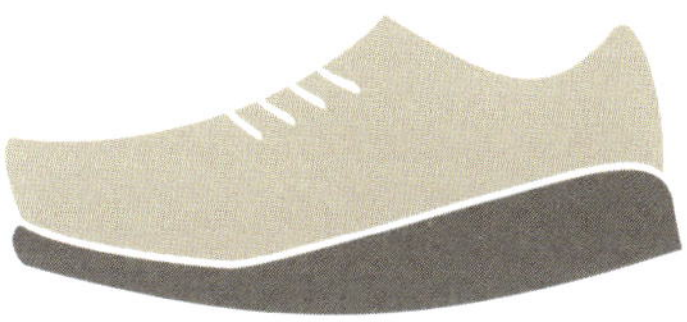

Abb. 60 | Der Negativabsatz ist die Patentlösung, wie der Gegenschwung aus den Füßen heraus verstärkt auf den Boden gebracht werden kann.

7.
Der Faszienkörper

Halt durch Bindegewebe

Am besten kann man Faszien mit den Faserstrukturen eines Blattes am Baum vergleichen. Nicht starr, sondern flexibel sind die Blätter sogar starken Winden gewachsen, ohne gleich vom Baum zu fallen. Wenn man ein Blatt etwas genauer betrachtet, kann man schnell unterschiedliche Schichten ausmachen: einmal das flächenhaft ausgelegte Blattgrün, das seine Form und Farbe den Zellkörpern, den Chloroplasten, verdankt. Dieses Chlorophyll dient als Quelle des gespeicherten Sonnenlichts, der Existenzgrundlage aller Pflanzen auf der Erde. Diese Chloroplasten werden durch verstärkte Fasern geformt und strukturiert, die fächerartig vom Zentrum des Blattes bis in die Peripherie verlaufen, die zwar fester als das Blattgrün erscheinen, aber dennoch eine hohe Flexibilität aufweisen.

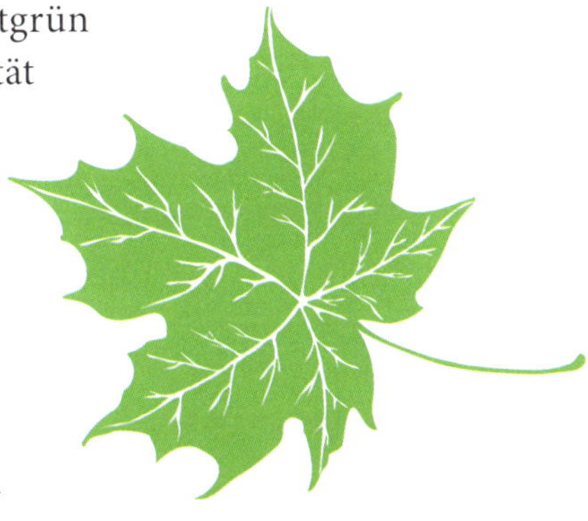

Abb. 61 | Die Fasern der Blätter halten das Blattgrün zusammen.

Diese Fasern geben aber dem Blatt erst seine Form, vor allem aber den notwendigen Halt, um gegen die wechselnden Herausforderungen unterschiedlichster Klimaveränderungen bestehen zu können. In ähnlicher Form müssen Sie sich das Bindegewebe im menschlichen Körper vorstellen, das den Organen, den Blutgefäßen sowie dem Stütz- und Bewegungsapparat den notwendigen Halt in all den unterschiedlichen Formgebungen verleiht. Das Bindegewebe legt sich netzartig auf die Organe, durchdringt sie in einer typischen Verästelung, wobei jedes Organ je nach seiner Funktion sein typisches Verteilungsmuster aufweist. Auffallend ist die Muskel- und Faserstruktur des Herzens, das seine unermüdliche Arbeit – wie könnte es anders sein! – Spiralstrukturen verdankt, die durch ihren Aufbau mittels wringenden Kontraktionen das Blut durch die Kammern pressen. Dieses Muster weist aber nicht nur die Muskulatur auf, sondern auch die eingelagerten bindegewebigen Fasern, sodass ihre potenzielle Lageenergie am Ende der Diastole (maximale Erweiterung) mit in den Aufbau der Systole (maximale Raumverengung) eingebracht werden kann.

Spiralstrukturen des Herzens fördern seinen Blutausstoß analog zum Düsenantrieb im Wechsel zwischen Raumverkleinerung und Raumvergrößerung, vergleichbar der Stromschnelle eines Flusses, dem häufigsten Antriebskonzept der Natur, wenn das Wasser in die Enge gepresst wird. Das Herz ist somit kein Motor, sondern ein Turboaggregat!

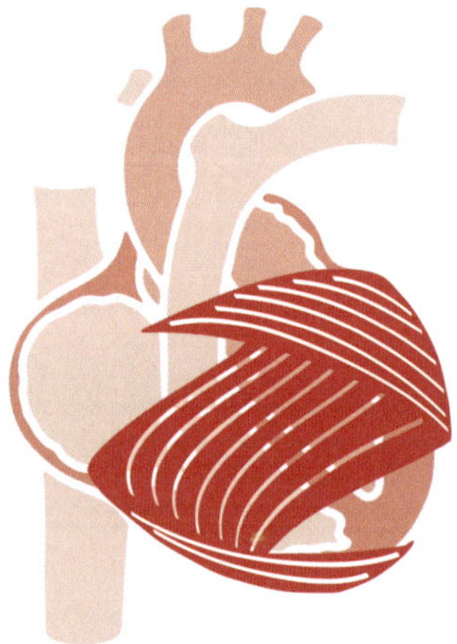

Abb. 62 | Der spiralförmige Aufbau macht aus dem Herz ein Düsentriebwerk, das praktisch nicht ermüden kann, wenn man es nicht ständig durch Stress überfordert.

Gestützte Herzarbeit durch das Windkesselprinzip der Aorta

Gleich nach dem Blutausstoß des Herzens zündet ein weiteres Bindegewebs-Kraftwerk, der Windkessel der Aorta. Hier sind es wiederum die eingelagerten elastischen Fasern, die die Aortenwand nach außen schwingen lassen, ausgelöst durch den Druckaufbau im Gefäßrohr während der Systole des Herzens. Hört danach der Druck in der Diastole auf, treibt die potenzielle Lageenergie der Aortenwand das Blut Richtung Peripherie, denn der Rückweg zum Herzen ist durch die geschlossene Aortenklappe verlegt. Ein geniales Konzept, das für einen gleichmüßigen Blutstrom sorgt, sodass auch in der Diastole das Blut im Fluss bleibt (siehe Abb. 14).

Die elastischen Fasern des Brustkorbes und der Lunge bestimmen die Ausatmung

Es gibt eine weitere zentrale Schaltstelle, wo die potenzielle Lageenergie elastischer Fasern Muskelarbeit nachhaltig unterstützt. Die Einatmung des Brustkorbes ist zunächst reine Muskelarbeit, geleistet von den äußeren Zwischenrippenmuskeln und vom muskulären Tiefstand des Zwerchfells über seine Anspannung, weiter unterstützt von Atemhilfsmuskeln der vorderen Halsregion speziell bei intensiver Belastung. Die Einatmungsmuskeln heben aber nicht nur den Brustkorb gegen die Schwerkraft, sie dehnen gleichzeitig auch die eingelagerten elastischen Fasern im Zwischenrippenbereich. Und was dann kommt, ist nur noch ein Loslassen, ein Sich-Gehen-Lassen im Schwerkraftfeld der Erde, denn jetzt ist es wiederum die potenzielle Lageenergie, die den Brustkorb im Sog der elastischen Fasern in sich zusammenfallen lässt. Unterstützt wird die Ausatmung anfangs von den inneren Zwischenrippenmuskeln zusammen mit der Eigenelastizität der Lungenbläschen.

Die Unschärfeposition des Bindegewebes

Das Bindegewebe ist nicht nur in den Schlüsselstellen des Körpers anzutreffen, es ist praktisch überall und nirgends zu finden. Diese Situation entspricht durchaus der Unschärferelation nach Heisenberg zwischen Impuls und Teilchen: Sobald man glaubt, das Teilchen fassen zu können, ist es im Bewegungsimpuls schon wieder zerronnen. Das Bindegewebe erfüllt so viele Aufgaben im menschlichen Körper, dass man kaum einen Prozess kennt, an dem es nicht in irgendeiner Form beteiligt ist. Es besteht aus einer homogenen Grundsubstanz und einem zusammenhängendem Netz von Fasern unterschiedlicher Struktur und Eigenschaft, das von zwei Zelltypen bestimmt wird:

- *Fixe Bindegewebszellen*, die Fibrozyten, die die Bindegewebsfasern sowie die amorphe (gestaltlose) Grundsubstanz bilden, eine Übergangsstufe zwischen fest und flüssig.
- *Freie Bindegewebszellen oder Begleitzellen*, die sich an der Arbeit der Fibrozyten nicht beteiligen. Hierzu rechnet man weiße Blutzellen, Histiozyten, Plasmazellen, die nicht an der Interzellularsubstanz beteiligt sind, sie

gehören zum Immunsystem, zur Spezialabteilung RES (Retikuloendotheliales System). Diese Zellen sind zur Phagocytose in der Lage, können also Fremdkörper bzw. Bakterien beseitigen.

Die Substanz zwischen den Bindegewebszellen wird als extrazelluläre Matrix (EZM) ausgewiesen, wobei die ungeformte Grundsubstanz aus Polysacchariden (Glykane) besteht, in der geformte Fasern eingelagert sind.

Das Bindegewebe wird von seinen eingelagerten Fasern bestimmt, angepasst nach Art und Intensität der Belastung in Verbindung mit den verbundenen Kraftlinien.

> Hier handelt es sich um ein sehr dynamisches System, d.h. die Bindegewebsfasern sind trainierbar, mit Änderung der Belastung steht eine Neuanpassung der Bindegewebsfasern in direktem Zusammenhang.

Im Alter nimmt die Leistungsfähigkeit der Fibrozyten ab, das führt zu einer Schrumpfung der Grundsubstanz EZM in Verbindung mit Entwässerung, das Bindegewebe schrumpft und trägt damit wesentlich zur Faltenbildung bei.

Kollagenfasern

Kollagenfasern sind im Körper am weitesten verbreitet, durch ihren hohen Zugwiderstand sind sie die Bauelemente der Regionen, die hohen Belastungen ausgesetzt sind. Durch die Aufnahme von Kalzium ist das Kollagen sogar in der Lage, seine Festigkeit zu ändern. Ein Prozess, der auch in der Degeneration eine Rolle spielt und auf den ich noch zu sprechen komme.

Elastische Fasern

Sie verlaufen in Ruhelage gewellt, sodass sie Zugspannungen optimal ausgleichen können, denn ihre Dehnungsfähigkeit liegt immerhin bei 150 Prozent ihrer Ausgangslänge. Nach Beendigung der Belastung kehren die elastischen Fasern wieder in ihre Ursprungslänge zurück. Elastische Fasern findet man im Körper auch bei dehnungsbeanspruchten Organen wie Lunge, Harnblase, Unterhautgewebe.

Im Alter und bei Trainingsmangel nimmt die Elastizität der Fasern ab.

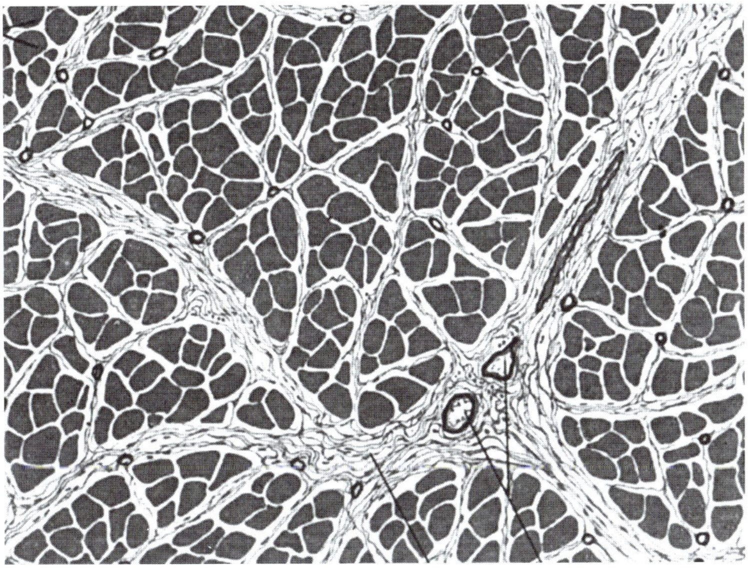

Abb. 63 | Die Muskulatur wird durch ihre bindegewebigen Strukturen erst in ihre Form gebracht.

Arten der typischen Bindegewebe

Lockeres Bindegewebe

Das lockere Bindegewebe ist das häufigste Verbindungsnetz, verteilt über den ganzen Körper. Es verbindet die Organe, die Blutgefäße, die Nerven, strukturiert die Muskulatur, durchzieht den gesamten Magen-Darm-Bereich und schafft so den stabilisierenden Zusammenhang des Ganzen. Ein dreidimensionales Netzwerk ist die Folge, das alle Zwischenräume (Interstitien) ausfüllt. Daher wird es auch als interstitielles Bindegewebe bezeichnet. Die Bindegewebszellen liegen vereinzelt zwischen den Fasern, bei Verletzungen oder Operationen können einzelne Fibrozyten aus der Grundsubstanz austreten und die entstandene Wunde narbig heilen. Das lockere Bindegewebe weist eine hohe Regenerationsfähigkeit auf, weil es zur Wundheilung beitragen kann.

Nach operativen Eingriffen kann das lockere Bindegewebe Verwachsungen bewirken, Korrekturoperationen sind die Folge, wenn nach einer Blinddarmoperation der Darm durch einen Bindegewebsstrang eingeschnürt wird, das ist der von Chirurgen so gefürchtete Bridenileus!

Das straffe Bindegewebe besitzt wenig Grundsubstanz, wenig freie Bindegewebszellen, dafür aber reichlich Bindegewebsfasern. Wegen seiner festen Faserstruktur ist dieses Bindegewebe sehr widerstandsfähig. Daher findet man es in Bändern, Faszien, Muskel- und Sehnenhüllen.

Sehnengewebe

Sehnen sind die wichtigen Verbindungsglieder zwischen Muskeln einerseits, Knochen und Gelenken andererseits. Das setzt sowohl eine hohe Zugfestigkeit wie auch eine bestimmte Dehnungsfähigkeit voraus. Dafür sind die eingelagerten kollagenen wie elastischen Fasern in Ruhe spiralförmig gewunden angeordnet.

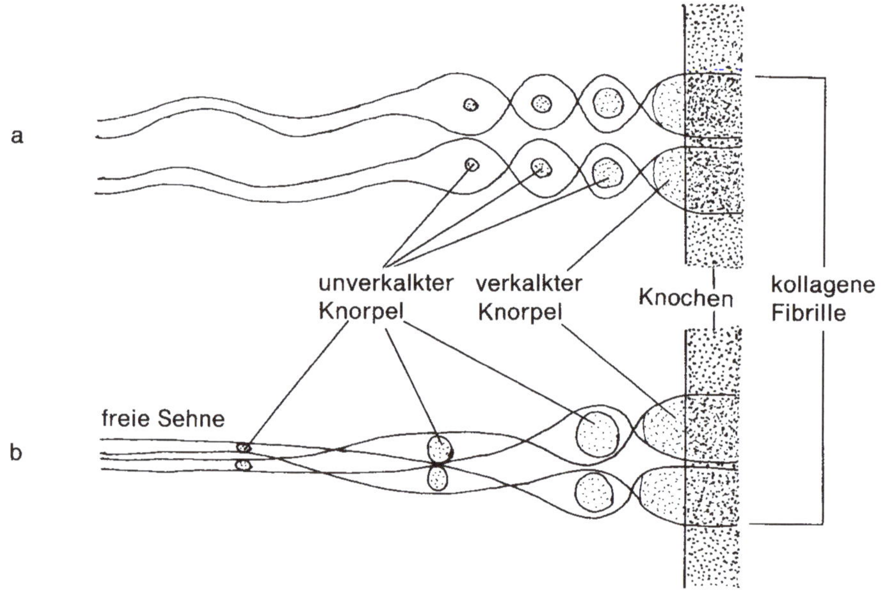

Abb. 64 | Auch die kraftübertragende Sehne beeindruckt durch elastische Fasern in spiralförmigen Strukturen.

Zugfestigkeit und Dehnungsvermögen (ca. zwanzig Prozent) nehmen mit zunehmendem Alter und bei schlechtem Trainingszustand ab. Es kommt zu einer Verminderung der Sehnenzellen und der Grundsubstanz bei relativer Zunahme der Fasern, verbunden mit Fetteinlagerungen.

Lange Zeit war man in der Medizin dem Trugschluss aufgesessen, dass Sehnen untrainierbar sind, dass sie aufgrund der Minderdurchblutung (siehe »Weite

Wiesen«) nicht genug Sauerstoff für Wachstumsschübe erhalten würden. Tittel und Otto (Leipzig 1969, 1970) konnten jedoch bei Experimenten an der Achillessehne eindeutig nachweisen, dass auch das bradytrophe Sehnengewebe zur Anpassung an Belastung in der Lage ist.

Bei Sehnen und Bändern kommt es durch Training zu einer Erhöhung der Zugfestigkeit, qualitativ vergrößert sich der Sehnenquerschnitt, diese Hypertrophie ist auf eine Mizellvermehrung (Kristallgitter in den Proteinketten) zurückzuführen. Diese Trainingsanpassung zeigte sich besonders beim Ausdauertraining, weniger beim Intervall- und Sprinttraining.

Figur und Halteposition

Die Faszien geben dem menschlichen Körper erst die äußere Form, sorgen für einen stabilen Stütz- und Bewegungsapparat. »Vom Vater hab' ich die Statur« waren die Worte Goethes, seine äußere Erscheinung beschreibend. Das Bindegewebe ordnet die inneren Organe in sinnvoller regionaler Aufteilung, damit der sauerstoffreiche Energietransfer der Atmung über das Herz-Kreislauf-System an alle Körperzellen gelangen kann. Nach außen wird dieses Gebilde von der elastischen Haut zusammengehalten, in jungen Jahren in straffer Form, mit zunehmendem Alter durch Runzeln und Falten besonders im Gesicht, weil die elastischen Fasern und die Flüssigkeit in der EZM abnehmen.

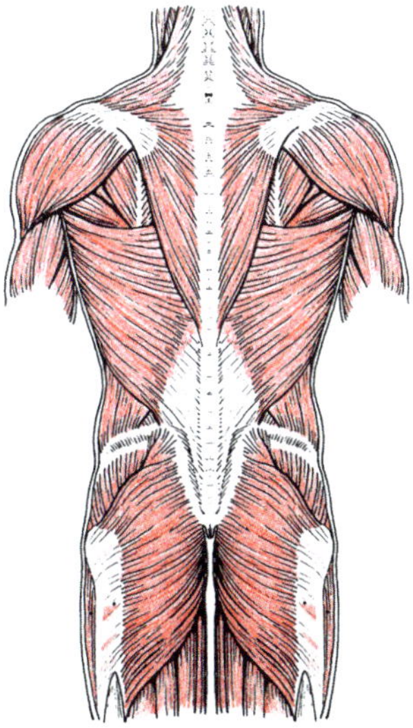

Abb. 65 | Flächenhafte Faszien beeindrucken in Höhe der Hals- und Lendenwirbelsäule, die viele Schmerzfühler aufweisen.

An der Rückseite des Körpers imponieren die Faszien in flächenhafter Ausbreitung besonders im Nacken und im Bereich der Lendenwirbelsäule, in den unteren Extremitäten sind es die Faszien der Waden-Achillessehnen, die flächenhaft an der Fußsohle in der Plantarfaszie auslaufen.

In der Vorderansicht beeindrucken die Faszien der Bauchwand in besonderer Weise,

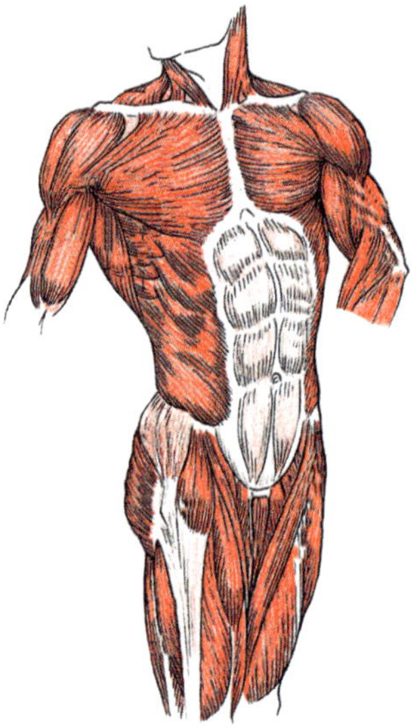

Abb. 66 | Die vordere Bauchmuskulatur erhält durch die bindegewebige Rektusscheide ihr auffälliges Profil.

wobei der gerade Bauchmuskel (Musculus rectus abdominis) kunstvoll in einer Faszienhülle (Rektusscheide) eingebunden ist. Die trainierte Ausführung ähnelt eher einem Waschbrett denn einer einfachen Umhüllung, wobei die Männer in den Fitnessstudios alles unternehmen, damit die Furchenbildung ausdrucksstark in Erscheinung tritt.

Eine Besonderheit in der Bauchwand ist das Leistenband, ein bindegewebiger Kanal, durch den Bauchinhalt nach außen durchbrechen kann. Leistenbrüche durch diesen Kanal sind nicht selten und die Operation nach Bassini war und ist eine der häufigsten Eingriffe der Chirurgie überhaupt.

Besondere Faszien der Extremitäten

Am Schultergelenk beeindruckt die spezielle Faszien-Sehnen-Situation im Zusammenhang mit der Rotatorenmanschetten-Degeneration, eine häufige Erkrankung im Alter und im Zusammenhang mit Überkopfbelastungen der Arme. Die Sehne des Obergrätenmuskels (Musculus supraspinatus) muss auf ihrem Weg vom hinteren Schulterblatt zum äußeren Oberarmkopf das enge Schulterdach passieren. Bei seitlichen Überkopfbewegungen des Armes wird diese Sehne vielfach komprimiert und langfristig geschädigt, im Extremfall kann es sogar zur Ruptur dieser Sehnen kommen. Hier findet sich auch eine Besonderheit des Bindegewebes, weil die Reibungszone der Musculus supraspinatus in seiner Winkelstellung in der Schulter durch einen Schleimbeutel gepolstert ist, der bei mechanischer Reizung mit einer Ergussbildung reagiert (Bursitis), die häufig bei dieser Degeneration anzutreffen ist.

Eine zweite Sehne, die lange Bizepssehne, ist ebenfalls in einer deutlichen Gefahrenzone, denn auch sie wird in einem bindegewebigen Knochenkanal am Oberarmkopf entscheidend abgewinkelt. Bei hohen Belastungen sind extreme Reibungszustände die Folge. Eine Zerrüttungsruptur ist möglich, der Abriss der langen Bizepssehne, der bei intensiven sportlichen Belastungen, wie beim Handball, Volleyball oder im Turnen, eintreten kann.

Überrascht hat mich die Europameisterschaft im Hallenhandball in Polen, die so glorreich von Deutschland bestanden wurde. Es ist schon erstaunlich, welchen Belastungen unser Schultergelenk gewachsen ist, insbesondere die Sehnen im Schultergelenk. Die exzentrischen Kraftspitzen, die in diesem Sport auftreten, sind gewaltig, speziell im Moment des Gegenschwungs beim Wurfansatz, wenn die gegnerische Verteidigung in die Abwurfsituation hineingreift. Mit Erstaunen stelle ich immer wieder fest, wie in diesem Sport die vielen Verteidiger-Stürmer-Attacken ohne Zwischenfälle über die Bühne gehen, ein Zeichen für die hohe Widerstandskraft, die von den Sehnen ausgehen kann.

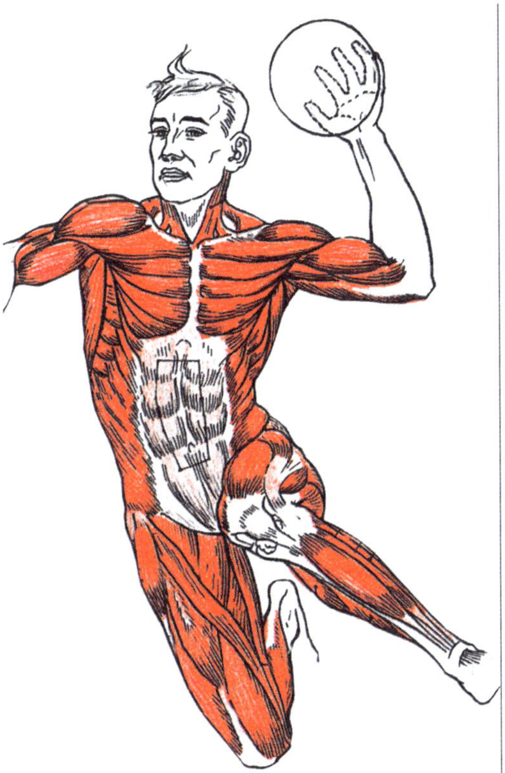

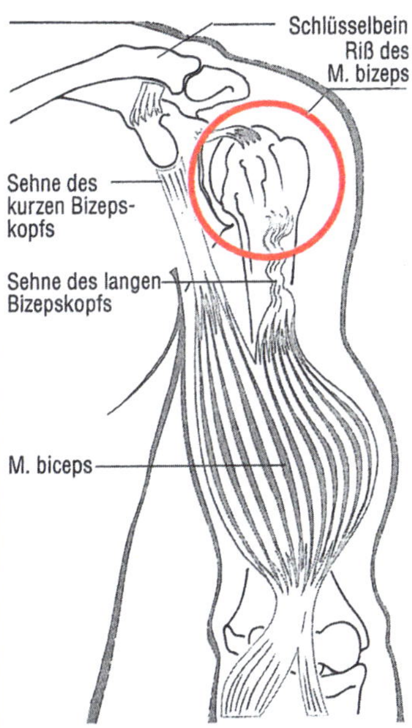

Abb. 67 | Verletzungsmöglichkeit der langen Bizepssehne im Knochenkanal.

Die Muskulatur des Unterarmes, die Beuger im Besonderen, bildet die widerstandsfähige Hohlhandfaszie, wobei an der Beugeseite des Handgelenkes der Karpaltunnel eine Sonderstellung einnimmt, weil er vom Mittelhandnerv passiert werden muss. Durch den betonten Faustschluss (der Mensch ist ein betonter Fausttäter) in unserem Leben kommt es häufig zu Schrumpfungen der Hohlhandfaszie (Dupuytren'sche Kontraktur oder Sehnenscheidenstenose der

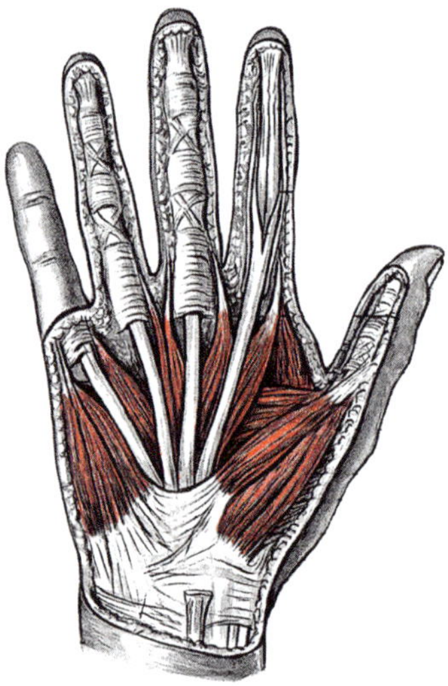

Abb. 68 | Die Hohlhandfaszie, die häufig bei Männern als Dupuytren'sche Kontraktur auffällig wird: Knotenbildungen, die die Faszie schrumpfen lassen.

Finger), außerdem zum Karpaltunnelsyndrom, der häufigsten Berufskrankheit der Gegenwart. Bedenken Sie nur, bei welchen Tätigkeiten der Mensch wiederholt zur Faust tendiert, unser Leben ist Faustarbeit.

In der modernen Handchirurgie stellt die totale Fasziektomie der Hohlhandfaszie nach Buck-Gramcko eine häufige Operation dar, ebenso wie die operative Spaltung des Karpaltunnels, der Beweis für die endlose Überforderung der menschlichen Hand bei ihrer Anpassung an die Arbeit.

Starke Faszienbündel der tiefen Gesäßmuskulatur engen häufig den Ischiasnerven ein und führen zu einer schmerzhaften Ischialgie. Hier ist es besonders ein birnenförmiger Muskel (Musculus piriformis), der praktisch unter Dauerspannung steht und unter dessen Sehne der Ischiasnerv oft in die Enge getrieben wird. Dieser Muskel verläuft nicht gerade-linear, sondern rotatorisch mit Tiefenwirkung, der mögliche Grund für seine ständige Stressspannung könnte mit unserer betont geraden Gehausrichtung zu tun haben.

Die Vorderseite des Oberschenkels wird von einer flächenhaften Bindegewebsschicht zusammengehalten, die vom Leistenband bis zum Kniegelenk verläuft, das ist die bekannte Faszia lata.

Eine sehr derbe Faszie zieht sich vom oberen Rand der Beckenschaufel bis an die Außenseite des Kniegelenks hin, die Rede ist vom Tractus iliotibialis, der

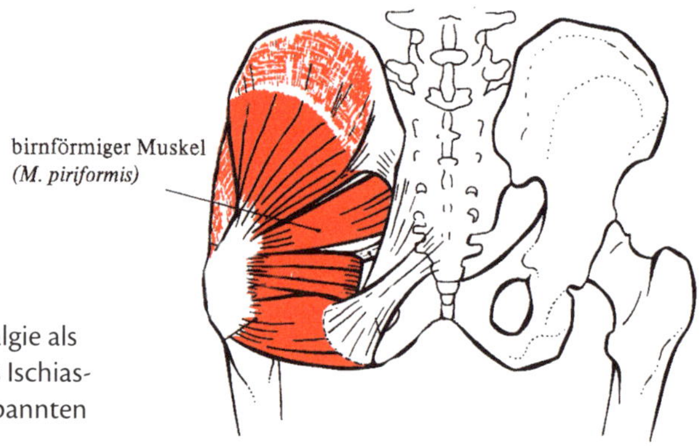

Abb. 69 | Die häufige Ischialgie als Folge einer Kompression des Ischiasnervs durch den häufig verspannten Piriformismuskel.

häufig von Verkürzungen betroffen ist, die nur schwer durch Dehnungen erreicht werden können. Hier empfiehlt sich eher die direkte, mechanische Lösung per Hand oder Rolle.

Die streckseitige Oberschenkelmuskulatur läuft über der Kniescheibe im Ligamentum patellae (Kniescheibenfaszie) aus. Bei Überforderung der Kniegelenksstrecker kann es leicht zu einem Patellaspitzen-Syndrom kommen, besonders bei Stop-and-Go-Sportarten wie z. B. Tennis, vor allem, wenn in der Halle gespielt wird, wo akute Bremsvorgänge zum Einsatz kommen, verbunden mit hohen Belastungen durch exzentrische Kraftspitzen (Bremsvorgänge).

Die Wadenmuskulatur läuft in der Achillessehnenfaszie aus, provozierte Belastungsschäden stehen hier in Zusammenhang mit chronischen Vorfußbelastungen durch Gehen und Laufen in absatzbetonten Schuhen sowie in allen Sprint- und Sprungsportarten.

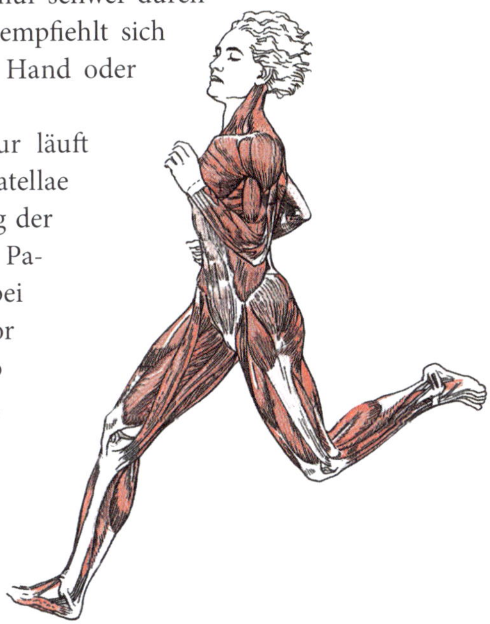

Abb. 70 | Die äußere Oberschenkelfaszie, die bis in die Außenseite des Kniegelenkes einstrahlt.

Die Fußsohle wird durch die derbe Fußsohlenfaszie geschützt. Bei zu starker Spitzfußstellung z. B. beim Spitzentanz im Ballett oder in den Sprintsportarten kann analog zum Karpaltunnelsyndrom der Hand das Tarsaltunnelsyndrom des Fußes auftreten. Sehr häufig ist die isolierte Verkalkung der Fußsohlenfaszie, der schmerzhafte Fersensporn, der mit gutem Erfolg durch dynamisches Stretching gebessert werden kann.

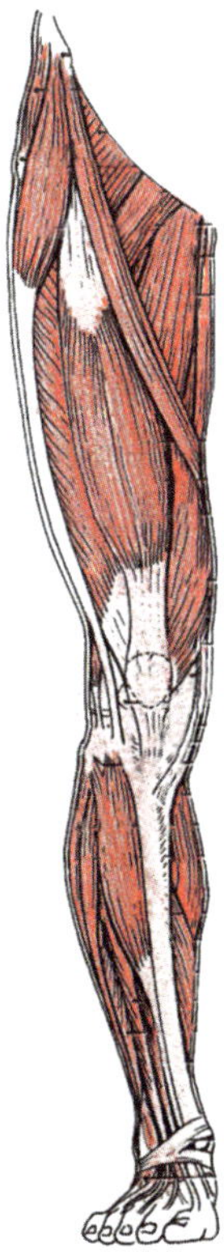

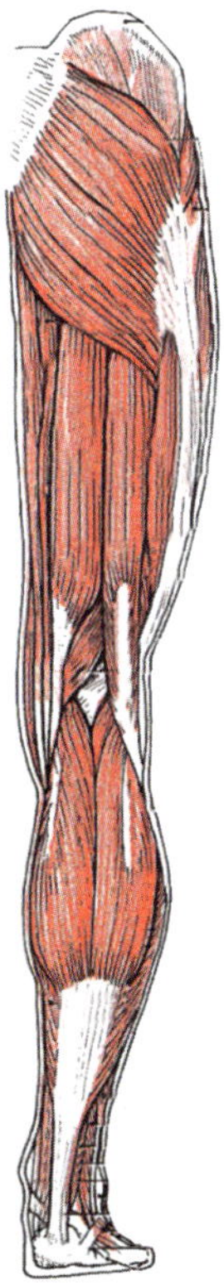

Abb. 71 | Die Kniescheibenfaszie, die wesentlich für das Patellaspitzensyndrom verantwortlich ist.

Abb. 72 | Die Achillessehnenfaszie, die insbesondere durch das absatzbetonte Vorfußgehen in eine hohe Stressspannung versetzt wird.

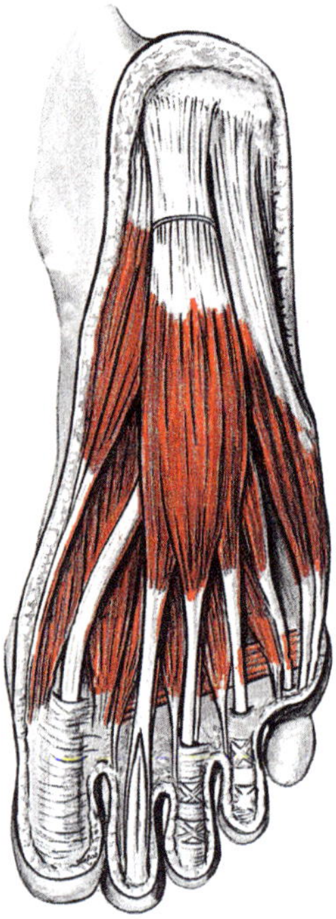

Abb. 73 | Die Fußsohlenfaszie, die die chronische Stressspannung der Achillessehne bis in die Zehen weitergibt, die besonders bei Frauen mit Krallenpositionen reagieren.

Diese regionale Struktur des Körpers durch markante Faszien wird unterstützt im gesamten Bewegungsapparat, dabei umgurten Bindegewebsfasern jeden Muskel von außen bis in die kleinsten Strukturen hinein, und fast jeder Muskel verfügt über eine kraftübertragende Sehne zum Gelenk, von der nach neuen Forschungen spezielle Impulse zur Antriebsförderung ausgehen können, wenn denn der Gegenschwung die stille Reserve der potenziellen Lageenergie der Sehnen-Faszien mobilisiert.

Die Faszien kommen im Körper in drei Etagen zur Darstellung:

Oberflächliche Faszien

Oberflächliche Faszien sind im Unterhautgewebe anzutreffen, aufgebaut aus lockerem Bindegewebe in Verbindung mit Fettgewebe. Sie verbinden die Organe miteinander, dienen als Fett-Wasser-Speicher, sie erfüllen Schutzfunktionen gegen Erschütterungen. Diese Faszienschichten sorgen aber nicht nur für eine bestimmte Ortsgebundenheit der Organe, sie wirken auch als Verschiebeschicht im Sinne einer allgemeinen Anpassungsfähigkeit. Allein hierdurch kann das Lungengewebe flexibel zwischen Ein- und Ausatmung reagieren. Hierbei wirkt das Zwerchfell speziell auf Herz, Leber und Dickdarm wie ein innerer Masseur, der auf diesem Wege seine Bewegungsimpulse fördernd weitergeben kann.

Tiefe Faszien

Die tiefen Faszien mit ihren zahlreichen Fasern bestimmen die Muskeln, die Sehnen bei ihrem Knochenansatz, sowie die festen Bänder und Sehnenplatten. Dieses Bindegewebe gibt den Muskeln erst ihre notwendige Struktur bis in die kleinsten Fasern hinein, denn nur so sind sie zu ihrer hohen Pumpleistung in der Lage. In den tiefen Faszien enden die peripheren Nerven und die bereits genannten sensorischen Rezeptoren, die auf mechanische, chemische und thermische Reize reagieren, von denen der Bewegungssinn (Propriozeption) bestimmt wird.

Tiefe Faszien enthalten viele Schmerzrezeptoren, sodass chronische Rückenschmerzen bevorzugt von den Lumbalfaszien ausgehen, weniger stark von den Rückenmuskeln, wie bisher betont angenommen.

In den Faszien finden sich aber nicht nur Nerven und Blutgefäße, sondern auch Lymphbahnen, in deren Flüssigkeit Nährstoffe zu den Zellen sowie Stoffwechselendstoffe einschließlich der Schadstoffe weg von den Zellen gelangen. Muskel-Sehnen-Aktivitäten halten diesen Lymphstrom in Gang.

Ruhigstellungen und längere Schonhaltungen behindern den Lymphstrom, der auch den Blutgerinnungsfaktor Fibrinogen enthält. Es fällt vermehrt im Gewebe an und schlägt sich als Klebstoff Fibrin nieder, der in der Regel Wunden abdichtet, in diesem Falle aber die Faszien verfilzt.

Fehlendes Training und der Alterungsprozess entziehen dem Fasziengewebe zum einen sein Wasser, zum anderen verursacht das Fibrin Chaos im Lymphstrom, das geordnete fasziale Netz verirrt sich in ein verworrenes Wollknäuel.

Faszien ohne Bewegung schrumpfen und verfilzen!

Viszerale Faszien

Viszerale Faszien schützen zudem unsere inneren Organe und zwar doppelschichtig. Große flächenhafte Faszien weisen das Brustfell, das Bauchfell, der Herzbeutel und die Hirnhäute auf, erforderlich ist dabei eine große Verschiebbarkeit der Faszien, damit Herz, Lunge und Bauchraum ihre Beweglichkeit frei ausspielen können.

Faszien als Nervenzentrale

Der Faszienkörper hat nicht nur enge Verbindungen zum zentralen Nervensystem, sondern auch zum vegetativen Nervensystem. Der Bewegungsapparat allgemein, der Muskel-Sehnen-Apparat im Besonderen, ist an Mechanorezeptoren angeschlossen, nervöse Bewegungsmelder, die auf alle Lageveränderungen des Körpers im Raum reagieren und damit die Eigenwahrnehmung in Sinne der Propriozeption bestimmen. Diese propriozeptiven Sensoren sind einmal in den tiefen Hautschichten vertreten, in Gelenkkapseln, nach neuen Erkenntnissen aber auch in den Muskelfaszien und in den kraftübertragenden

Sehnen. Diese sensiblen Informationen gehen ans Gehirn – und zwar intensiver, als dies von den motorischen Nervenfasern durch Muskelbewegungen der Fall ist.

Das Spüren der Bewegung als Körpergefühl, die sogenannte Propriozeption, erfolgt intensiver über sensible als über muskuläre Informationen.

Die sensiblen Informationen kommen damit häufiger aus Faszien als aus Muskeln, wir fühlen und empfinden Bewegung deutlicher, als dass wir sie durch Aktivität registrieren.

Das ist unser sechster Sinn, die Wahrnehmung der Bewegung durch den Bewegungssinn! Große Nerven haben bis zu dreimal mehr sensorische als motorische Neuronen. Diese Aussage gilt besonders für die Schmerzfühler, der Schmerz entsteht in erster Linie in den Faszien, nicht in der Muskulatur. Der Rückenschmerz bekommt daher eine völlig neue Bewertung, weil insbesondere die lumbale Rückenfaszie voller Schmerzfühler steckt.

Der vordergründige Rückenschmerz entsteht betont in der lumbalen Rückenfaszie, nicht in der Rückenmuskulatur, die dynamische Entspannungshocke erhält dadurch eine völlig neue Bewertung.

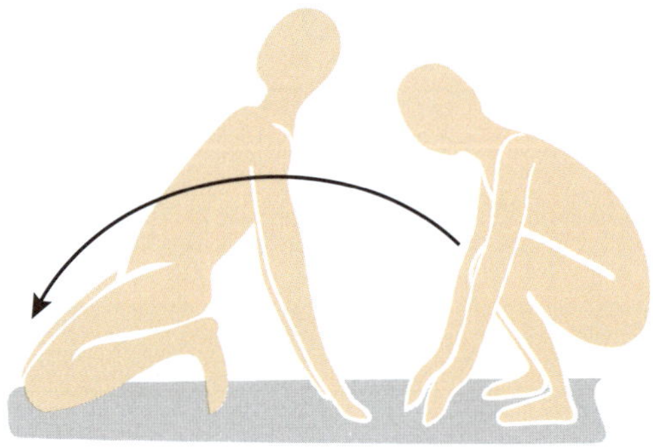

Abb. 74 | Die dynamische Pendelhocke ist die optimale Dehnung der Lumbalfaszie mit gleichzeitiger Erweiterung des Spinalkanals.

Die sensiblen Informationen aus den Sehnen und Faszien gehen von speziellen Nervenendigungen aus, die das Gehirn über Lageveränderungen eines Organs oder eines Muskels durch Bewegung, Dehnung oder Kraftentwicklung informieren:

- Pacini-Körperchen reagieren auf schnelle Veränderungen in kurzer Zeit, nicht auf langsame Folgen, also auf plötzliche Druck- oder Zugkräfte, besonders auf Vibrationen.
- Die Ruffini-Körperchen sprechen auf alle anhaltenden, statischen Impulse an, wie sie im bisherigen statischen Stretching üblich waren.
- Die interstitiellen Rezeptoren stehen in Verbindung zum vegetativen Nervensystem, unbewusste, langsame Abläufe, wie sie bei der Verdauung stattfinden und eine besondere Verbindung zum parasympathischen System aufweisen. Sie sprechen auf den Innendruck des Magen-Darm-Traktes an, reagieren auf Schmerzen und auf Temperatur.
- Die Golgie-Sehnenorgane oder die Sehnenspindeln sind Spannungsrezeptoren, die im Muskel-Sehnen-Übergang liegen und auf hohe muskuläre Zugbelastungen durch Entspannung reagieren, dabei aber gleichzeitig die Antagonisten auf der Gegenseite in Anspannung versetzen, um so ein komplexes Gleichgewicht wieder herstellen zu können. Ihr Erregungspotenzial ist, wie schon erwähnt, wesentlich höher als das der Muskelspindeln, die als reine Dehnungsrezeptoren wirken. Ein geniales Konzept der Natur, um bei hoher Spannung in der Muskel-Sehnen-Kette Verletzungen zu verhindern. Der Stressabbau tritt unmittelbar ein und das Gelenk kann weiter geöffnet werden.

> Das finale Entspannungssignal der Sehnenspindeln ist gewaltig! Zum einen wird erst hierdurch die größte Bewegungsfreiheit erreicht, zu der ein Gelenk anatomisch in der Lage ist, zum anderen wird das Maximum potenzieller Lageenergie der Sehne der Muskelarbeit gleichwertig an die Seite gestellt: Somit ergibt die integrierte Bewegungskraft eines Gelenkes: Muskelkraft fünfzig Prozent – Sehnenkraft fünfzig Prozent!

Statisches Stretching ohne Bewegung bestimmte die Gymnastik der letzten Jahre!

In Kapitel 6 bin ich schon darauf eingegangen: Die Gymnastik der letzten Jahre war von statischen Dehnungsmaßnahmen bestimmt, eingeleitet durch die behutsame Längenerweiterung des Muskels (Bob Anderson, USA). Allein hierdurch konnten unter Umgehung der Muskelspindeln Muskelkontraktionen, vor allem aber Verletzungen vermieden werden, wie sie bis dahin durch die ruckartige Turnvater-Jahn-Gymnastik ausgelöst wurden. Beim statischen Dehnen wird die Längenerweiterung hauptsächlich von den nachgiebigen

Muskeln ausgelöst, einbezogen nur die intramuskulären Kollagenfasern, die parallel zu den Muskelfasern verlaufen, kaum jedoch die weniger elastischen Sehnen (Jami 1992).

Das statische Dehnen der letzten Jahre wurde primär in der nachgiebigen Muskulatur aufgebraucht, erreichte dagegen kaum die festeren Strukturen der Sehnen

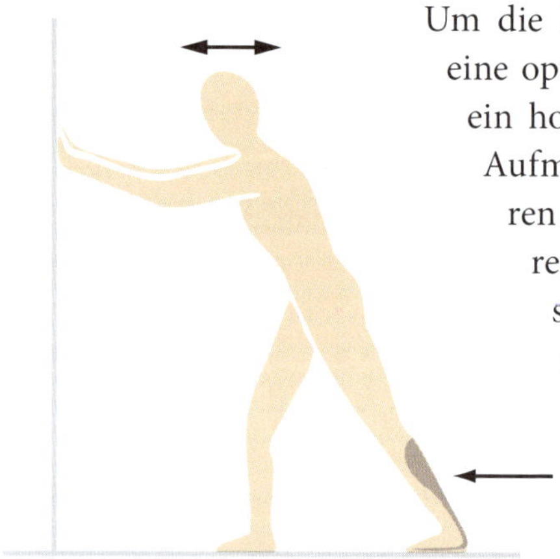

Abb. 75 | Das bewegungslose, statische Stretching erreicht nur die Muskulatur, nicht jedoch die Sehne, da allein das elastischere Muskelgewebe die relativ geringe Zugspannung der Dehnung aufbaut.

Um die körperliche Elastizität, ausgedrückt durch eine optimale Bewegungsfreiheit der Gelenke, auf ein hohes Niveau zu bringen, gilt unsere ganze Aufmerksamkeit ab sofort den Sehnen und ihren Faszien, die Umstellung erfolgt in mehreren Schritten durch den Wechsel vom statischen zum dynamischen Stretching:

- Im Gegensatz zum Muskel können die festeren Strukturen der Sehnen nur durch dynamische, federnde, weich und elastisch schwingende Bewegungen erreicht werden, alles Ruckartige ist zu vermeiden.
- Das relativ hohe Erregungspotenzial der Sehnenspindel wird betont durch dynamisch abgefederte Kraftspitzen erreicht.
- In einem zweiten Schritt wird so der ausgelöste Entspannungsimpuls der Sehnenspindel genutzt, um die Sehne noch weiter über ihre Grundlänge hinaus zu dehnen. Das aktiviert zusätzlich den Katapulteffekt der Sehne, sodass die gespeicherte potenzielle Lageenergie mit in die Bewegung eingebracht werden kann, wodurch die Muskelarbeit nachhaltig unterstützt wird.

> Fasziales Stretching ist die Mobilisierung potenzieller Lageenergie durch den Katapulteffekt via Gegenschwung, Muskelarbeit wird durch diese Sehnenpräsenz gleichstark unterstützt. Ein Mehrbedarf an Sauerstoff ist nicht erforderlich.

Reparaturwerkstatt des Köpers

Das Bindegewebe galt, wie der Name schon sagt, in der Medizin bisher als ein Bindeglied, eine Zwischensubstanz, die aber nie im Zentrum des Geschehens stand. Im Gegenteil, nach vielen Operationen zeigte sich das Bindegewebe als unliebsamer Störfaktor. Besonders im Bauchraum entwickelten sich postoperativ häufig bindegewebige Verwachsungen, die nicht selten den Operateur zu einem neuen Eingriff zwangen, weil die Magen-Darm-Passage behindert wurde.

Speziell in der Sportmedizin war die Aufmerksamkeit fokusartig auf die Muskulatur gerichtet, sie galt als der eigentliche Antriebsmotor der Bewegung, ausgelöst durch ihr kontraktiles Verhalten, von dem die eigentliche Zugwirkung auf das Gelenk ausging. In dieser Bewegungskette wurde der Sehne nur eine passive, kraftübertragende Vermittlerrolle zugestanden ohne jede aktive Beteiligung:

Für die Einstufung der vorherrschenden Passivität des Bindegewebes gab es gute Gründe:

- Im Bindegewebe fehlen vergleichbar zur Muskulatur jegliche aktive Strukturen, die aus sich heraus zu einer Längenveränderungen in der Lage wären.
- Im Vergleich zur Muskulatur fehlt auch dem Bindegewebe die optimale Anbindung an die Sauerstoffversorgung durch die arterielle Durchblutung.
- Damit kann das Bindegewebe nicht auf einen entsprechenden Energietransfer zurückgreifen, wie er in der Muskulatur stattfindet, um eine wirksame Kraftwirkung zu erzeugen.
- Dem Bindegewebe fehlt auch das hohe Anpassungsvermögen der Muskulatur, ausgedrückt durch die Hypertrophie im Zusammenhang mit unterschiedlichen Belastungsstufen, wie sie durch die Arbeit allgemein und durch Training speziell zustande kommt.
- Die prägende Erscheinungsform des Bindegewebes ist seine Minderdurchblutung, in der Medizin mit bradytroph umschrieben, analog der schon genannten »Weite-Wiesen-Situation« in der Landwirtschaft.
- In der Medizin galt lange die Doktrin, dass die Sehnen nicht trainierbar seien, was aufgrund der Minderdurchblutung zunächst auch gut nachvollzogen werden konnte.
- Neuere Forschungen (Tittel und Otto) ergaben aber, dass auch Sehnen trainierbar sind, wenn auch weniger stark und intensiv wie die Muskulatur, ihrer Minderdurchblutung entsprechend.

Die Minderdurchblutung des Bindegewebes, die bei erster Betrachtung als Handycap erscheint, erweist sich aber bei näherem Hinsehen als seine eigentliche Stärke. Durch seinen Sauerstofftransfer auf Sparflamme ist das Bindegewebe der Nothelfer bei allen Wunden und in allen Operationsgebieten, denn es kittet die »Leckagen« mit Narben ab.

Sogar der optimal durchblutete Muskel greift in Notsituationen auf das Bindegewebe zurück, denn ein Muskelfaserriss wird nicht durch Muskelgewebe verheilt, sondern durch Bindegewebe. Ein geniales Konzept, denn in der Wunde herrscht im Moment der Entstehung ein deutliches Sauerstoffdefizit, sodass das hochempfindliche Muskelgewebe zur Defektüberbrückung gar nicht in der Lage wäre. Der Körper vertraut in diesem Moment dem robusten Bindegewebe, das schon von seiner Grundversorgung auf die Minderdurchblutung eingestellt ist, sodass die Bindegewebszellen auch diese Notsituation überstehen können – und das mit Bravour durch eine perfekte Narbenbildung.

Das bradytrophe Bindegewebe in seiner eingeschränkten Sauerstoffversorgung bildet im menschlichen Körper einen perfekten Reparaturdienst und die Narbenbildung ist die Erste-Hilfe-Maßnahme.

Bewegung durch Elastizität

Bewegung als prägende Erscheinungsform des Menschen hat durch die hohe Anpassung an die moderne Technik ihre lebenserhaltende, existentielle Bedeutung verloren, da wir uns nicht mehr in direkter Auseinandersetzung mit den widrigen Bedingungen unserer Umwelt behaupten müssen. Bewegung ist mehr oder weniger ein Freizeitausgleich geworden, der je nach Lust und Laune vom Einzelnen gestaltet wird. Wir reisen zudem per Auto, Flugzeug oder Schiff und im Sommerurlaub begeben sich nur noch Außenseiter auf eine mühsame Bergtour.

Warum hat der »Homo computeriensis« eine derart starke Abneigung gegen Bewegung? Es kann nur mit dem Schweiß durch die Anstrengung muskulärer Belastungen begründet werden, was durchaus verständlich ist. Hinzu kommt ein leistungsbestimmendes Zeitmaß, das wie ein Damoklesschwert über jeder Laufveranstaltung hängt.

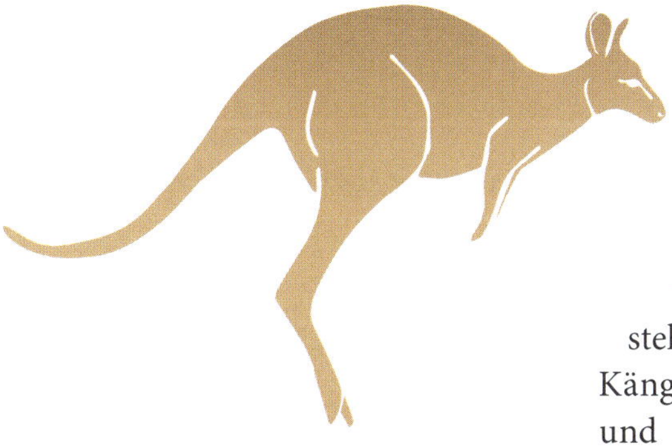

Abb. 76 | Die großen Sprünge der Kängurus werden betont durch den Katapulteffekt der langen Sehnen erreicht.

Aber es gibt Hoffnung, die durch das neue Faszientraining geschürt wird, denn nach neuen Studien kann der mühsamen Muskelkraft die beschwingte Komponente der Sehnen gleichwertig an die Seite gestellt werden (Kram & Drawson 1998). Kängurus und Gazellen laufen leichter und springen weiter, obwohl sie nicht über die entsprechenden kräftigen Muskeln verfügen. Das Bewegungsgeheimnis dieser Schwerelosigkeit liegt in ihren langen Sehnen, die sie wie Gummiseile katapultartig spannen können, um dann nach diesem Gegenschwung in einem zweiten Sprung den Antrieb nach vorne folgen zu lassen.

Nun verfügen wir Menschen nicht über die gleich langen Sehnen wie die Kängurus und die Gazellen, aber immerhin kann die Achillessehne, die stärkste Sehne des menschlichen Körpers, hoch wirksam mit in den Lauf eingebunden werden, nicht nur als Kraftüberträger der Muskeln, sondern durchaus gleichwertig beim richtigen Einsatz bei der Beschleunigung durch den Gegenschwung.

Sehnen verfügen im Gegensatz zu Muskeln über die stille Reserve gespeicherter Energie, die in ihren elastischen Fasern enthalten ist, die aber erst durch die Ausholbewegung des Gegenschwungs vorgespannt werden müssen. Der folgende Antrieb ist dann nur noch ein Loslassen, vergleichbar dem Pfeil durch den gespannten Bogen.

Dieser Antrieb nach vorn beim Gehen und Laufen kann, ich sagte es bereits, in gleicher Stärke der Muskelkraft an die Seite gestellt werden. Physikalisch wird durch den Gegenschwung die gespeicherte potenzielle Lageenergie der elastischen Fasern in kinetische Bewegungsenergie umgesetzt:

- Kontraktile Muskelarbeit ist auf ein deutliches Mehrangebot an Sauerstoff aus der arteriellen Blutversorgung angewiesen. Die Sehne kommt ohne Sauerstoff aus, ihr Bewegungspotenzial liegt in der gespeicherten Lageenergie ihrer elastischen Fasern.
- Die sauerstoffabhängige Muskelarbeit ist auf ein deutliches Mehrangebot an arteriellem Blut angewiesen. Das setzt eine höhere Herz- und Lungenarbeit voraus, verbunden mit einem Blutdruckanstieg bei erhöhter Schlagzahl des Herzens, wobei die Lunge auf Kurzatmigkeit umschaltet.

Die Freisetzung der potenziellen Lageenergie in den Sehnen und Faszien zur Bewegungsförderung ist ein Geschenk der Natur, das ohne einen vermehrten Energietransfer auskommt, Herz und Lunge werden daher geschont, da keine Mehrarbeit anfällt.

- Vermehrte Muskelarbeit ist aber nicht nur auf ein Mehrangebot an Sauerstoff angewiesen, im Blut müssen auch chemische Zündstoffe zur Verfügung gestellt werden. Bei hohen und schnellen Belastungen ist der Muskel auf die energiereichen Phosphate in Zusammenhang mit intrazellulär gespeichertem Zucker (Glykogen) ohne Sauerstoff (anaerob) angewiesen, Ausdauerbelastungen werden aerob (mit Sauerstoff) mit Kohlehydraten und Fetten versorgt.
- Im Gegensatz zum Muskel ist die Arbeit der Sehne praktisch kostenlos zu haben, keine energiereichen Phosphate, kein Mehrangebot an Sauerstoff, keine Kohlehydrate und kein Fett. Die Sehne ist genügsam, ihr genügt die stille Reserve der potenziellen Lageenergie.
- Eine gewisse muskuläre Vorleistung beim Faszien-Jogging ist allerdings unabdingbar, das ist das Vorspannen der Faszien durch den Gegenschwung, analog zum Anspannen des Bogens vor der Schussfreigabe. Die Einleitung des Gegenschwungs wird durch die Anspannung der Antagonisten ausgelöst. Dabei ist aber zu unterstreichen, dass bei dieser Kontraktion relativ kleine Muskeln zum Einsatz kommen, die weit weniger Energie benötigen als die nach vorne drängenden, starken Synergisten. Nehmen Sie Maß an Ihrem Unterschenkel: vorne die schwache vordere Schienbeinmuskulatur (Musculus tibialis anterior), hinten die starke dreiköpfige Wadenmuskulatur (Musculus triceps surae). An der Hand die gleiche Aufteilung: streckseitig die schwachen Hand-Finger-Strecker, beugeseitig die starken Hand-Finger-Beuger, denn der Mensch ist primär ein Fausttäter.

Durch die Enthaltsamkeit der Sehnen-Faszien, die ohne ein Mehrangebot an Energie ihre Arbeit leisten können, werden vor allem die Herzarbeit einschließlich der Lungenfunktion entlastet. Denken Sie nur an das erschwerte Treppensteigen, an die belastende Kurzatmigkeit, die sich bei vielen Menschen schon nach wenigen Stufen einstellt und das schnelle Umsteigen in den Lift durchaus verständlich macht. All diese Mühen können Sie sich durch das Faszientraining ersparen.

Faszientraining, die neue Leichtigkeit des Seins, ist Bewegung ohne Wenn und Aber, der schwerelose Stressausgleich mit hoher Erlebnisfähigkeit, eine völlig neue Dimension der Gesundheitsförderung und daher empfehlenswert für:

- Seniorinnen und Senioren gegen altersbedingte Erkrankungen besonders

des Herz-Kreislaufsystems mit beginnender Herzinsuffizienz, Bluthochdruck, erhöhtes Cholesterin. Faszien-Jogging in Schwerelosigkeit kommt diesen Menschen entgegen, weil Überbelastungen vermieden werden.
- Der Typ-II-Diabetes, häufig ein Adipositasproblem: Mit Faszien-Jogging können all diese bremsenden Pfunde leichter überwunden werden.
- Die schwingend-federnden Bewegungen mit Gegenschwung sind gelenkschonend, daher das Mittel der Wahl bei allen Arthrosen des Stütz- und Bewegungsapparates.
- In der Rehabilitation nach Erkrankungen, Verletzungen oder nach starken Belastungen zur Wiederherstellung einer optimalen Beweglichkeit.

Immunsystem

Die körperliche Abwehr, die Entsorgung belastender Schadstoffe, die schnelle Beseitigung gefährlicher Bakterien, all diese Sicherheitsregularien des menschlichen Organismus können nur funktionieren, wenn blitzartig und auf kurzem Wege eingegriffen wird. Dafür ist ein Netz erforderlich, das systematisch über den ganzen Körper verteilt ist und das eine enge Verbindung zum Blutkreislauf und zum Lymphsystem aufweist. Diese Kardinalforderungen werden vom Bindegewebssystem erfüllt, zumal die freien Bindegewebszellen hervorragend für die körperliche Abwehr geeignet sind. Während die Fibrozyten als fixe Bindegewebszellen damit beschäftigt sind, für eine ständige Erneuerung der Faserstrukturen und der Interzellularsubstanz zu sorgen, haben die freien Bindegewebszellen genügend freie Valenzen, sich um das Immunsystem zu kümmern. Dabei kommt ihnen das netzartige Verteilungsmuster über den Körper gerade recht, sodass diese spezielle Feuerwehr an jedem Brennpunkt direkt präsent sein kann. Die freien Bindegewebszellen gehören zum retikuloendothelialen System (RES) der Immunabwehr, sie bestehen aus Retikulumzellen des retikulären Bindegewebes, aus weißen Blutzellen, aus eigenständigen Histiozyten (Makrophagen), Plasmazellen sowie aus Blut- und Lymphgefäßendothelien. Dieses RES dient wesentlich zur Beseitigung von Abfall- und Fremdstoffen, einschließlich eingedrungener Mikroorganismen, wobei Antikörper (Immunglobuline) und das Kompliment C3 eine Hilfsfunktion einnehmen. Die Abwehrarbeit des Bindegewebes wird durch das weitverzweigte Lymphsystem wirkungsvoll unterstützt, denn mit der Lymphflüssigkeit werden neben Nährstoffen auch Abfallstoffe des Stoffwechsels sowie Schadstoffe von den Zellen abtransportiert.

Das retikuläre Bindegewebe bildet im Körper ein dreidimensionales Netzwerk (Retikulumnetz) und gibt dem lympho-retikulären Gewebe in Lymphknoten, Milz, Knochenmark seine Struktur, ergänzend zu dieser Stützfunktion fungieren die Retikulumzellen als Abwehrzellen durch ihre Phagozytose (Fresszellen), die Fremdkörper und Bakterien beseitigen können.

Die freien Bindegewebszellen sind Fresszellen (Phagozyten), die in ihrer Abwehrfunktion Fremdkörper und Bakterien beseitigen können.

Wenn Sehnen reißen

Die älteste Berufskrankheit ist eine Sehnenruptur, bekannt geworden im Siebenjährigen Krieg unter dem Preußenkönig Friedrich II. Die Rede ist von der »Trommlerlähmung«, der Ruptur der langen Daumenstrecksehne an der Streckseite des Handgelenkes, wenn die Tambouren den preußischen Grenadieren Mut durch den Rhythmus ihrer Trommeln machten, um dem Feind von Angesicht zu Angesicht begegnen zu können. Auslöser dieser lokalen Stressspannung war die lange Daumenstrecksehne durch das explosionsartige Hochreißen der Trommelschlegel und die hierdurch erzeugte Reibung im Bandkanal, wobei die Sehne an diesem Punkt eine Richtungsänderung um 45 Grad erfährt. Hohe lokale Reibungskräfte sind die Folge, ähnlich zu bewerten wie das Durchreißen eines Schnürsenkels in der Öse. Von einer Zerrüttungsruptur ist die Rede, die jederzeit in Erscheinung treten kann.

Dieses »Brechen« der Sehne war für die Trommler im 18. Jahrhundert ein bitteres Urteil, denn ab sofort konnte der Daumen nicht mehr aktiv gestreckt werden, die damalige Chirurgie stand dieser Verletzung noch hilflos gegenüber. Heute ist die Handchirurgie weiter entwickelt, sie verlagert vom Zeigefinger eine zweite Strecksehne auf den Daumen, den Betroffenen unserer Tage kann also geholfen werden, es droht nicht mehr die Arbeitsunfähigkeit.

Wie lässt sich diese Sehnenruptur vorstellen, die in gleicher Weise bei der langen Bizepssehne sowie bei der Achillessehne auftreten kann? Da ist einmal die prekäre Durchblutungssituation, die im Bindegewebe vorherrscht. Wir hatten bereits über die »Weite-Wiesen-Situation« gesprochen, die Tatsache, dass die Bindegewebszellen schlecht von der Sauerstoffversorgung erreicht werden können. Zum anderen spielt die vorherrschende Stressspannung eine Rolle, wie sie bei einseitiger Muskelbelastung direkt an die Sehne weitergegeben wird, wodurch der Energietransfer weiter behindert wird.

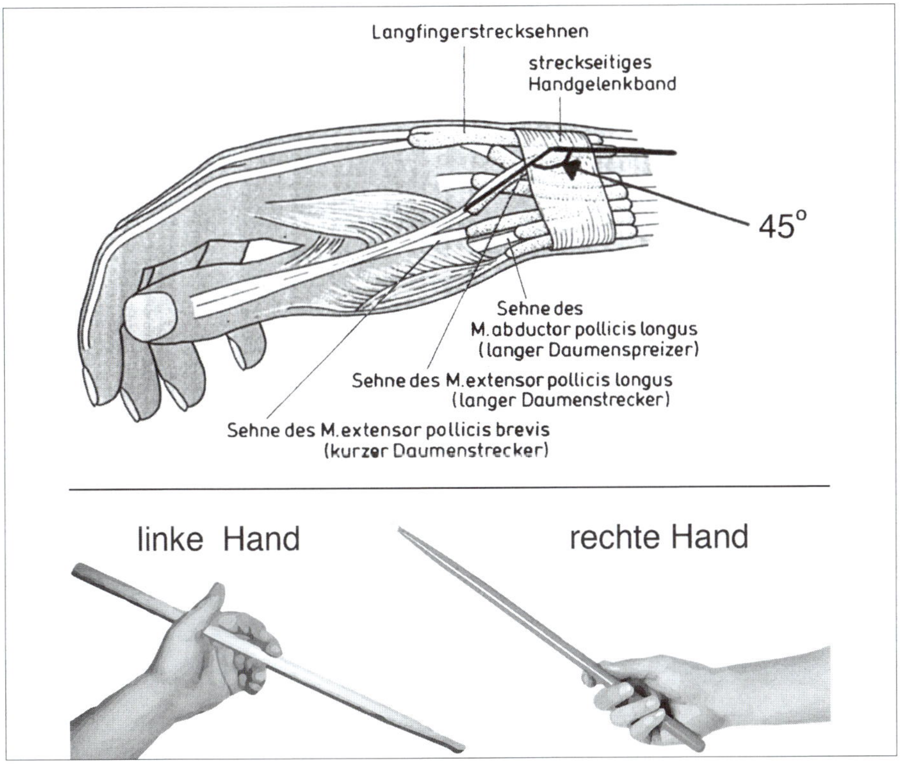

Abb. 77 | Die lange Daumenstrecksehne wird im Bandkanal ca. 45 Grad abgewinkelt, hohe Reibungskräfte sind die Folge, sodass bei der großen Belastung an der Trommel eine Zerrüttungsruptur (analog zum Schnürsenkel) eintreten kann.

Lokale Stressspannungen durch monotone Arbeit in Verbindung mit Sauerstoffmangel sind die Totengräber der Fibrozyten im Bindegewebe

Erschwerend bei der langen Daumenstrecksehne kommt eine deutliche Richtungsänderung im Verlauf der Sehne zum Daumenendgelenk hinzu, starke Reibungskräfte sind die Folge, sodass zu jedem Zeitpunkt die Verletzung drohen kann. Eine ähnliche Situation gibt es am Schultergelenk bei der langen Bizepssehne, die ebenfalls, diesmal in einem Knochenkanal, abgewinkelt wird und bei starker Belastung zerreißen kann (siehe Abb. 67).

Tendinose statt Sehnenscheidenentzündung

In der Medizin werden diese Sehnenerkrankungen gerne mit Sehnenscheidenentzündung umschrieben, wobei eine eigentliche Entzündung im klassischen Sinne nicht vorliegt, denn es fehlen zwei wichtige Entzündungszeichen:

- *Die klassische fünf Entzündungszeichen:* Überwärmung, Rötung, Schwellung, Schmerz, Funktionsstörung (functio laesa).
- *Die reduzierten drei Entzündungszeichen der Sehnen:* Schwellung, Schmerz, Funktionsstörung.

Damit fehlen Überwärmung und Rötung, eine sekundäre Überwärmung (Hyperämie), eine vermehrte Durchblutung vorausgesetzt, die aber das minderdurchblutete Sehnengewebe nicht leisten kann.

Die Tendinose als Sehnendegeneration hat mehrere Stufen

Bei der Sehnenscheidenentzündung sind also die klassischen Entzündungszeichen nicht vollständig, es fehlen die Rötung und die Überwärmung. Warum wohl? Weil die Durchblutung nicht ausreicht, die entsprechende Rötung und Überwärmung auszulösen. Wiederum stoßen wir auf die »Weite-Wiesen-Situation« im Bindegewebe. In der überforderten Sehne ist es die lokale Stressspannung, die die Fibrozyten in eine Stoffwechselkrise führt – mit nachhaltigen Folgen für die gesamte Struktur der Sehne: Ein Degenerationsprozess findet statt, und zwar in mehreren Stufen:

Erste Stufe der Sehnendegeneration

Verlagerung des Zellkernes an den Rand des Fibrozyten, es entstehen Lücken in der äußeren Zellmembran, und damit kann die Bindegewebszelle ihre Hauptaufgabe, die Produktion neuer elastischer Fasern, nicht mehr erfüllen.

Zweite Stufe der Sehnendegeneration

Das Auffüllen der entstandenen Lücken mit Wasser (Oedembildung und Schwellung), Schleim (schleimige Degeneration) oder Fett (fettige Degeneration).

Dritte Stufe der Sehnendegeneration

Die jugendlichen Bindegewebszellen, die Fibroblasten erscheinen vor Abschluss der Reife auf dem Arbeitsplan, um den alten, geschädigten Fibrozyten zu Hilfe zu kommen, man spricht dann von einer Fibroblastenproliferation.

Vierte Stufe der Sehnendegeneration

Am Ende der Degeneration baut der Körper ein Mineral in die Lücken ein, anorganische Substanz, die ohne jeden Sauerstoff auskommen kann. Die Lücken werden mit Kalk ausgefüllt, und diese Kalkspangen sind im Röntgenbild gut zu erkennen. Geradezu genial, wie der Körper gegen den chronischen Sauerstoffmangel vorgeht: Er greift auf ein Material zurück, das nicht auf Sauerstoff angewiesen ist. Nicht anders verhält sich ein Gärtner, der eine alte Mauer vor dem Einsturz schützen will, er füllt die Lücken mit Kalk auf. Im Röntgenbild erscheinen jetzt markante Kalkspangen, z. B. unter der Ferse beim schmerzhaften Fersensporn (siehe Abb. 49).

> Am Ende dieser Degenerationsstufen zur Tendinose droht schließlich die absolute Funktionsuntüchtigkeit (functio laesa), die Sehnenruptur kann dann schon durch einen Gelegenheitsvorgang eintreten. Das ist der typische Verlauf der Tendinose, der Sehnendegeneration, die aber keine vollständige Entzündung sein kann, weil hierfür einfach das Blut fehlt.

Kollagenosen – wenn Bindegewebe sich verselbständigt

Kollagenosen (kollagen: leimbildend) sind eine spezielle Form von Autoimmunerkrankungen, bei denen das Immunsystem das Kollagen des Bindegewebes als Fremdkörper wahrnimmt und dagegen Antikörper entwickelt. Die Folge sind Gelenkentzündungen mit Schmerzen in der Bewegungskette Muskel-Sehne-Gelenk, sie sind rheumatisch-entzündlicher Ursache:

- Die Hälfte der Befallenen klagt über muskelartige Beschwerden, verursacht durch rheumatische Entzündungen der Muskulatur (Polymyositis).
- Hautveränderungen können in Erscheinung treten, bei der Sklerodermie bewirkt die Wucherung des Bindegewebes eine sogenannte Fibrose.
- Die Fibrose an Herz, Lunge und Nieren verursacht nicht selten Funktionsstörungen und eine Einschränkung der Lebenserwartung. Auch die Gelenke werden in ihrer Beweglichkeit beeinflusst.
- Der Lupus erythematodes tritt mit Hautausschlägen, Sonnenempfindlichkeit und Gelenkbeschwerden in Erscheinung, geht aber auch mit Entzündungen von Herz, Lunge, Nieren und Nervensystem einher.

- Beim Sjögren-Syndrom steht die Trockenheit der Augen und des Mundes im Vordergrund.
- Das Crest-Syndrom ist eine Entzündung der Faszien (Fasziitis) und geht einher mit Hautverdickungen (Sklerodermie), mit Durchblutungsstörungen der Finger (Raynaud-Phänomen) und Schluckbeschwerden der Speiseröhre. Der Nachweis spezifischer Antikörper im Blut sichert die Diagnose.

Frauen erkranken wesentlich häufiger als Männer an einer Kollagenose, die vorwiegend im mittleren Lebensalter in Erscheinung tritt.

8.
Vom statischen zum dynamischen Stretching

Die Gymnastik im Allgemeinen wurde, wie schon erwähnt, in den letzten Jahren von drei grundlegenden Trends bestimmt:

1. Ende des 19. Jahrhunderts nahm die körperliche Ertüchtigung mit dem Mecklenburger Friedrich Ludwig Jahn ihren Anfang, der bereits 1811 in der Hasenheide in Berlin den ersten Turnplatz errichtete und in Deutschland als der eigentliche »Turnvater« bekannt wurde. Diese ruckartige Schleudergymnastik war jedoch sehr verletzungsanfällig, weil der zentrifugale Bewegungsimpuls dem kontrahierenden Muskel entgegenlief, sodass Zerrungen und Muskelrisse nicht selten waren.
2. Abgelöst wurde dieser spontane Bewegungsimpuls durch das statische Stretching, weil neuro-physiologisch erklärt werden konnte, dass die bewegungsinduzierte Muskelkontraktion vermieden werden kann, wenn man behutsam und deutlich verlangsamt die Längenerweiterung des Muskels vornimmt. Entscheidend war die Ausschaltung der Dehnungsrezeptoren im Muskel, die reaktive Muskelkontraktion konnte so umgangen werden, das Gelenk ließ sich weiter öffnen, die Beweglichkeit wurde gesteigert. Mit dieser Technik beschränkte man die Elastizität ausschließlich auf den Muskelkörper, die kraftübertragende Sehne mit ihren Faszien wurde hierdurch kaum erfasst.
3. Diese bewegungslose Gymnastik des statischen Stretchings änderte sich erst mit der mobilen Einsatzmöglichkeit transportabler Sonographiegeräte, sodass man direkt am Ort des Geschehens das Verhalten der Muskel-Sehnen-Ketten kontrollieren konnte. Es zeigte sich sehr schnell, dass mit dem rein statischen Stretching die Längenerweiterung sich nur auf den Muskel beschränkte, während die Sehnen-Faszien unberührt blieben. Die Zeit des dynamischen Faszienstretchings war gekommen, denn nur durch federnde, schwingende und vibrierende Impulse in der statischen Dehnungseinstellung ist es möglich, dass die Längenerweiterung auch die Sehnen-Faszien mit erfasst.

Rücken – untere Extremitäten

Im Anpassungsprozess des Menschen an die Technik wurde der Rücken gleich in mehrfacher Hinsicht in die Zange genommen. Ich fasse noch einmal kurz zusammen:

- Aus dem Laufwesen wurde das Sitzwesen in Dauerspannung des Nackens (Spannungskopfschmerz) und der Lendenwirbelsäule (Rückenschmerz).
- Wir sitzen aber nicht nur zu lang, wir sitzen auch verkehrt, weder richtig in der tiefen Entspannungshocke, noch absolut gestreckt in absoluter Leistungsbereitschaft. In dieser Mittelstellung verharren wir zwischen »Baum und Borke« und verlieren permanent Energie.

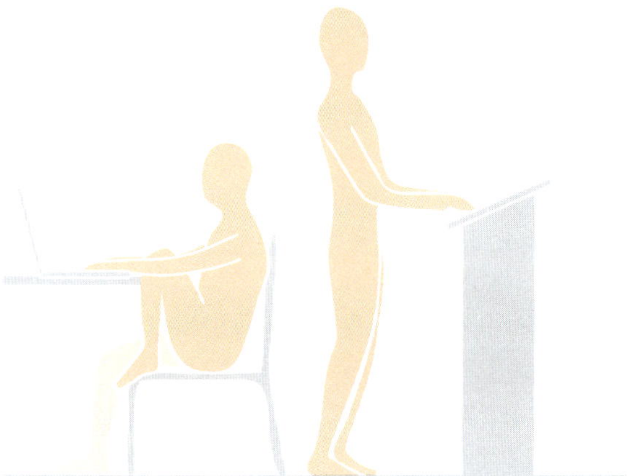

Abb. 78 | Wir sitzen im Alltag in ständiger Mittelstellung zwischen »Baum und Borke«, weder richtig in der Entspannungshocke noch in aktiver Körperstreckung. Damit werden wir weder dem einen noch dem anderen gerecht, so verschwenden wir ständig Energie, die wir aber durch die Entspannungshocke nicht ersetzen.

- Im Sitzen sind die Hüftgelenke in unvollständiger 90-Grad-Beugestellung mit Dauerstress der Hüftbeugemuskeln, speziell für den Hüftlendenmuskel Musculus iliospoas, sodass sich dieser wichtige Kennmuskel in der Streckhaltung des Körpers nicht mehr ausreichend entfalten kann.
- Dieser Iliopsoas-Stress im Stehen verlagert die Lendenwirbelsäule nach vorn ins Hohlkreuz (Lordose), damit erhöht sich der Bandscheibendruck in der Lendenwirbelsäule, das Prolapsrisiko (Bandscheibenvorfall) steigt rasant an. Diese Stressspannung des Iliopsoas überträgt sich direkt auf die Lendenwirbelsäule, weil hier seine Ursprungsfasern entspringen.

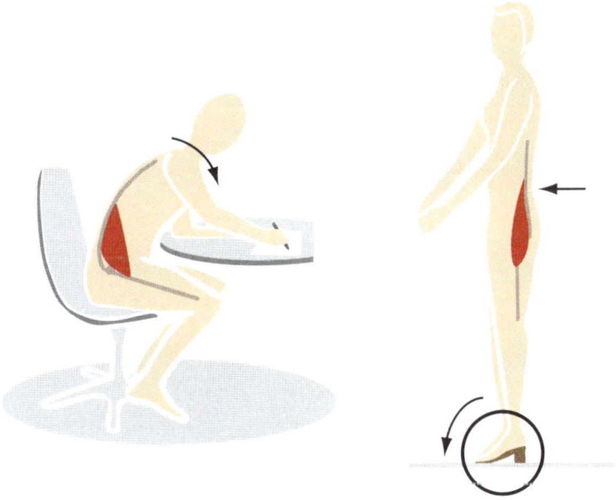

Abb. 79 | Im Sitzen ist der Hüftlendenmuskel ständig verkürzt, er schrumpft auf Dauer, sodass er der notwendigen Längenerweiterung beim Stehen nicht mehr nachkommen kann. Da dieser Mr. I von der Vorderkante der Lendenwirbelsäule entspringt, muss er diesen Wirbelsäulenabschnitt beim Stehen ins Hohlkreuz verlagern, wodurch der Bandscheibendruck ansteigt.

- Der Bandscheibendruck im Stehen wird durch falsche Schuhe weiter verstärkt, der hohe Absatz verstärkt durch die betonte Vorfußbelastung beim Stehen und Gehen die Lordose. Dabei muss man wissen, dass jede Spitzfußstellung, ausgelöst durch die Anspannung des Wadenmuskulatur, auch gleichzeitig eine Anspannung bis hinauf zur Lendenwirbelsäule auslöst, verursacht durch den wechselnden Schlingenaufbau der Muskulatur (laut Tittel). Der Spannungsbogen verläuft von der Fußsohle in die Wadenmuskulatur, wechselst dann zur Streckseite des Oberschenkels, hinein bis in die Gesäßmuskulatur und von hier fortgesetzt bis in die lumbale Rückenmuskulatur und nach oben auslaufend bis in den Nacken hinein.

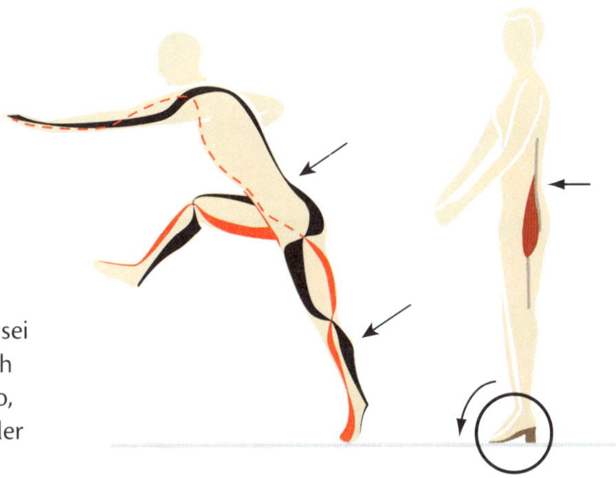

Abb. 80 | Jede Vorfußbelastung, sei es durch Absatzschuhe oder durch Betätigung des Gaspedals im Auto, bewirkt eine Drucksteigerung in der Lendenwirbelsäule.

- Der Absatzschuh, biomechanisch falsch konstruiert, erschwert das Gehen und Laufen nachhaltig, weil der Antrieb nur muskulär und damit sauerstoffintensiv betrieben werden kann.
- Der verkürzte Hüftlendenmuskel blockiert bereits das Hüftgelenk beim Gegenschwung in der hinteren Schwungphase im Schrittansatz, sodass hier der energiefördernde Gegenschwung nicht mehr stattfinden kann. Damit wird dem Schritt seine schwungvolle Länge genommen, die Schrittfolge ist kurzschrittig und betont frontorientiert.
- Dieser Kreislauf des falschen Sitzens und Gehens schließt sich auf der Toilette: Auf dem komfortablen Porzellanthron haben wir in unserer angepassten Sitzhaltung die größte Mühe, unsere allseits so gerühmte gute Küche wieder loszuwerden, weil die wichtige Kompression der Oberschenkel gegen die Bauchwand (Hüfte in 90-Grad-Stellung) nicht mehr vollzogen werden kann. Wenn diese Schubkraft nicht mehr vorgenommen wird, bleibt uns nur noch die innere Drucksteigerung durch das Pressen aus dem Kopf heraus.
- Das kann tödliche Folgen haben, denn das gute Essen treibt uns in den Zustand der Verstopfung hinein, gefolgt von gefährlichen Erkrankungen des Dünn- und Dickdarms, angefangen von entzündlichen Entartungen bis hin zum Dickdarmkrebs (siehe mein Buch »Das Wunder der Entspannungshocke«). Verantwortlich ist das ständige Valsalva-Pressing, die innere Druckerhöhungen durch Pressatmung, bei der das tiefstehende Zwerchfell die notwendige Drucksteigerung auf den gesamten Darmbereich auslöst (siehe Abb. 57).

  Inzwischen reagiert die Industrie und bringt kleine Hocker auf den Markt, die vor die Sitztoilette plaziert werden, so können die Füße für die Entspannungshocke ca. 19 cm angehoben werden. In dieser Stellung kann man das gefährliche Valsalva-Pressing ausschalten, die Oberschenkelkompression wird durch Armzug der Kniegelenke gegen die Bauchwand erreicht und gleichzeitig ist der puborektale Schließmuskel entspannt.

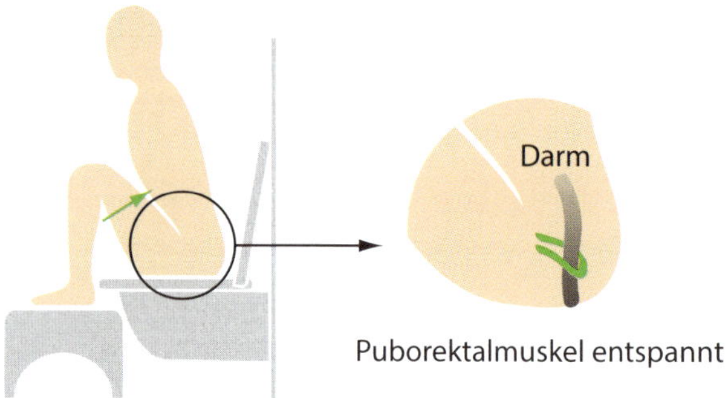

Abb. 81 | Hocke auf der Toilette mit Schemel.

Die körperliche Misere des Menschen im Technikzeitalter begann also mit dem zu langen Sitzen – und das auch noch in einer falschen Haltung. Diese prägende muskuläre Dysbalance wurde durch das Tragen von Absatzschuhen eingeleitet, provoziert durch die chronische Fersenerhöhung über den zuggurtenartigen Schlingenaufbau der Muskulatur, angefangen von der Fußsohle bis hinauf zur Muskulatur des Rückens in Höhe der Lendenwirbelsäule, die Nackenmuskulatur eingeschlossen.

Der aktuelle Perspektivwechsel weg von der Muskulatur, hin zu den Faszien hat bewirkt, dass der chronische Rückenschmerz eine völlig neue Bewertung erfährt. Im Vordergrund steht nicht mehr die Muskulatur, auf deren Verstärkung aber weiterhin hinzuweisen ist; der lumbale Rückenschmerz, der Spannungskopfschmerz eingeschlossen, ist vorrangig mit einer Schrumpfung der Faszien in diesem Bereich in Zusammenhang zu bringen, dabei ist folgende Neubewertung von Bedeutung:

Der lumbale Rückenschmerz, der Spannungskopfschmerz des Nackens einbezogen, ist primär eine Faszienschrumpfung in Zusammenhang mit der Reaktion der Schmerzfühler, die in diesem Bereich zahlreich vertreten sind. Mit zunehmendem Alter wird der Mensch durch diese Faszienschrumpfung regelrecht in eine Zwangsjacke gepresst, krumm und gebeugt sein äußeres Erscheinungsbild.

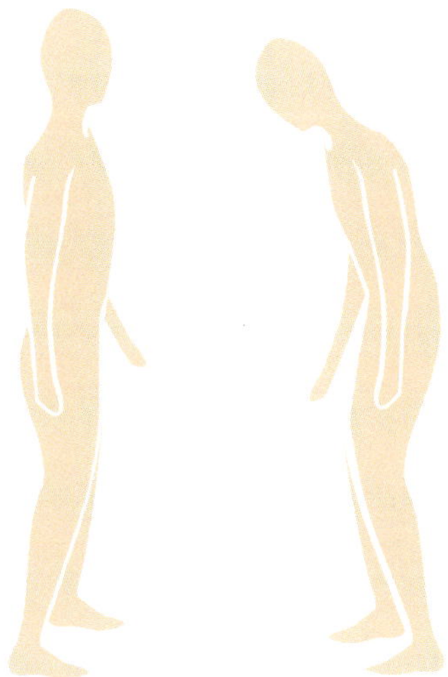

Abb. 82 | Die großen Faszien des Rumpfes sind es, die durch ihre Schrumpfungstendenz den Menschen in eine krumme Beugelast zwingen.

Wenn es um die Aufrichtung des sitzgeplagten Rückens geht und wenn wir um einen komplexen Spannungsausgleich der Rücken- sowie der Nackenmuskulatur bemüht sein wollen, kommen wir an der Entspannungshocke, wie sie uns bereits aus pränataler Zeit vermittelt wurde, nicht vorbei. Allerdings gilt es zunächst, einige Spannungszonen auszugleichen, die uns durch langes Sitzen und das Tragen von Absatzschuhen aufgedrückt wurden. Dabei müssen wir grundsätzlich wissen: Je höher der Absatz im Schuh, umso stärker die verspannte untere Rückenmuskulatur und die Abschwingung der Lendenwirbelsäule nach vorn im Sinne eines Hohlkreuzes (Lordose).

Insofern haben der Absatzschuh wie das Bergabgehen eines gemeinsam: den provozierten Rückenschmerz durch den gleichzeitigen Frontalschub der Lendenwirbelsäule nach vorn. Der Bandscheibendruck steigt dramatisch an und der Vorfall am untersten Punkt (LWK 5 – S 1) steht ständig als Bedrohung im Raum, weil hier die Druckwelle am stärksten in Erscheinung treten kann.

Beide Herausforderungen können relativ schnell gelöst werden, die häufige Benutzung von Plateauschuhen oder besser noch von Schuhen mit Negativabsatz und die wiederholte Umstellung auf rückwärts berg- oder treppab.

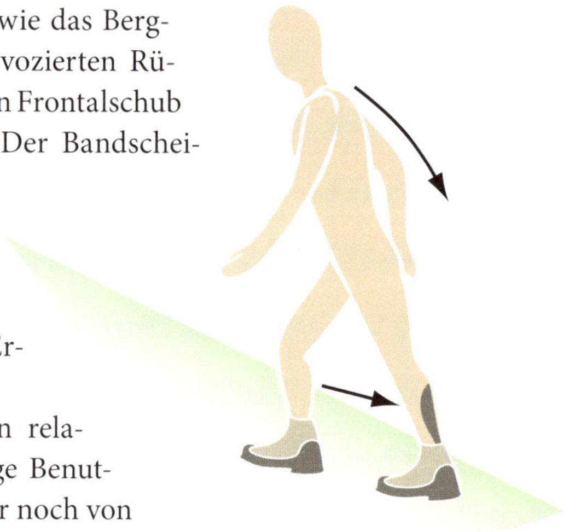

Abb. 83 | Rückwärts bergab ist nicht nur ein Gewinn für Rücken und Achillessehne, es macht den Abstieg einfach sicherer, weil die Profilsohlen des Bergschuhs besser greifen. Und wenn man ausrutscht, strauchelt man unter Sicht bei schneller Verfügbarkeit beider Arme.

Bergab in Retrotechnik ist in jedem Falle ein Gewinn, und das Sturzrisiko ist wesentlich geringer als angenommen, weil in dieser Gangart die Profisohlen deutlich besser greifen, sodass Sie bei jedem Schritt mehr Halt haben, aber es gibt noch mehr Vorteile:

- Deutliche Rücken- und Kniegelenksentlastung rückwärts bergab.
- Dynamisches Stretching mit Vibration bei jedem Schritt mit deutlicher Wirkung auf die Zehenbeuger, die Fußsohlenfaszie und speziell für die Achillessehne.
- Diesem speziellen dynamischen Faszienstretching kann kein Fersensporn widerstehen, weil insbesondere auf der schrägen Ebene nach unten die gesamte Fußsohlenfaszie exzellent gedehnt wird.
- Wenn Sie doch einmal ausrutschen, ist zum einen die Sturzhöhe geringer, weil der Berg den stützenden Armen dichter ist, zum andern erfolgt jeder Zwischenfall unter Sichtkontrolle der Augen, beim Sturz im Vorwärtsgang bergab fallen Sie in unbekanntes Terrain.
- Durch die Retrotechnik erhält jeder Weg zwei Sichtachsen, vor allem aber die betörende Einstellung auf den Gipfel bleibt Ihnen länger erhalten.

Natürlich machen Sie den ganzen Abstieg nicht in Retrotechnik, aber immer wieder! Sie können mir diese Aussagen wirklich abnehmen, denn seit mehr als zwanzig Jahren ist das Berglaufen bei mir ein ganz spezielles Hobby, das ich auf vielen Höhenwegen speziell in Graubünden getestet habe.

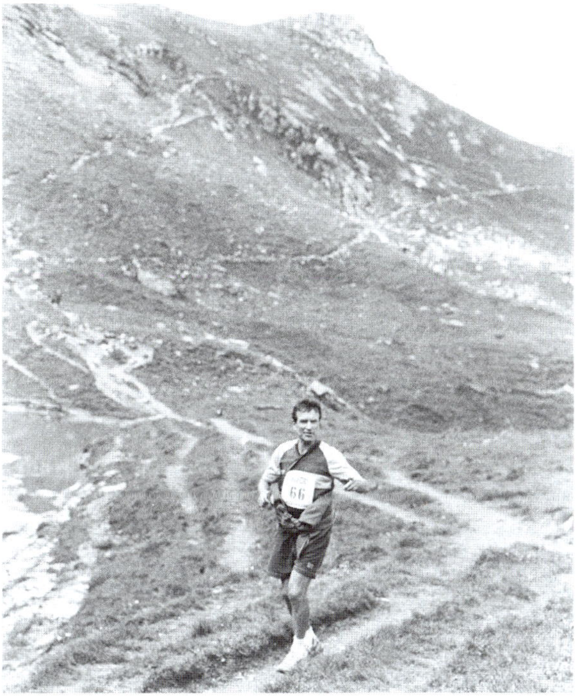

Abb. 84 | Besonders Berglaufen geht durch das unterstützende Potenzial der Faszien leichter.

Sie beginnen mit statischen Dehnungen Ihr tägliches Elastizitätstraining, vor allem wenn es ein Neubeginn Ihres persönlichen Trainings darstellt.

Mit einfachen statischen Dehnungsübungen beginnen Sie den Einstieg in die Entspannungshocke. An einer geöffneten Tür halten Sie sich mit beiden Händen an den Griffen. Mit gestreckten Armen begeben Sie sich in die tiefe Hocke. Zunächst zeigt sich noch ein großer Abstand zwischen den Sitzbeinhöckern und den Fersenbeinen, der aber im Laufe der Zeit immer geringer wird, weil Sie in dieser Hockstellung die Spannung aus der unteren Rückenmuskulatur und aus den Wadenmuskeln abbauen. Bei diesem betont statischen Stretching über ca. sieben Sekunden erreichen Sie die Faszien noch nicht, Sie bewegen sich betont im muskulären Bereich. An die Lumbalfaszie kommen Sie heran, indem Sie in der Hocke den Oberkörper vor und zurück pendeln lassen.

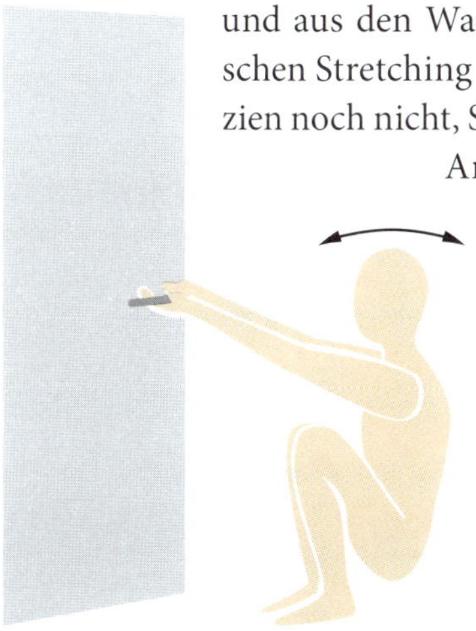

Abb. 85 | Als Vorbereitung für die freie Hocke dient die Dehnung des Rückens vor einer geöffneten Tür, indem Sie sich mit den Händen an den Griffen halten, um nicht nach hinten zu fallen. Aus dieser Stellung heraus pendelt der Oberkörper vor und zurück.

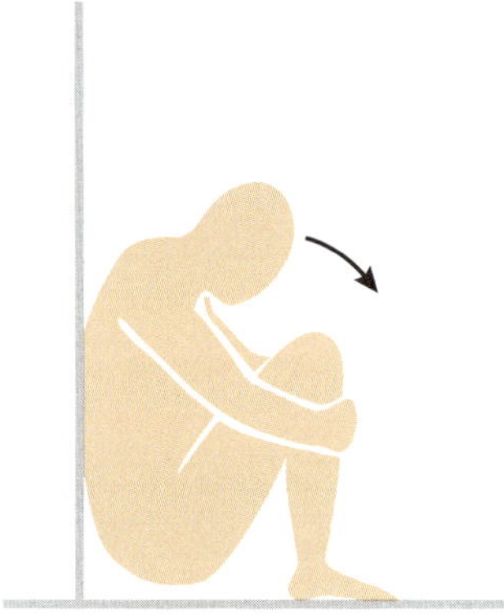

Abb. 86 | Die Hocke mit dem Rücken zur Wand: Sie umarmen mit beiden Armen die Kniegelenke, die Sie maximal an die Bauchwand heranziehen, der Kopf wird extrem nach vorn zwischen die Kniegelenke verlagert, sodass auch die Nackenmuskulatur mit in die Dehnung einbezogen wird.

Alternativ zur Tür steht Ihnen die Wand zum Erlernen der Hocke zur Verfügung. Mit dem Rücken zur Wand gehen Sie in die tiefe Hocke, die Füße stehen parallel am Boden, und die Fersen sind total abgesenkt, dabei sind beide Kniegelenke scharnierartig nach vorn ausgerichtet und werden gleichmäßig belastet. Intensivierung der Dehnung durch das Heranziehen beider Kniegelenke mit den Armen zum Körper, maximale Vorverlagerung des Kopfes zwischen beide Kniegelenke, sieben Sekunden halten.

Jetzt wechseln wir in beiden Übungen vom statischen Stretching der Muskeln zum dynamischen Stretching der Faszien und zwar durch zwei Verhaltensänderungen:

- In leicht federnden, schwingenden Bewegungen des Oberkörpers vor und zurück reizen Sie die Sehnenspindeln, die dann ein zweites Entspannungssignal aussenden, die Spannung der Waden und des unteren Rückens nimmt weiter ab (siehe Abb. 85).
- Die zweite Möglichkeit für ein Faszienstretching ergibt sich aus der wiederholten Anspannung der unteren Rückenmuskulatur zusammen mit den Wadenmuskeln, einmal durch den verstärkten Druck der Vorfüße auf den Boden, zum anderen durch den Druck der Wirbelsäule gegen die Wand.

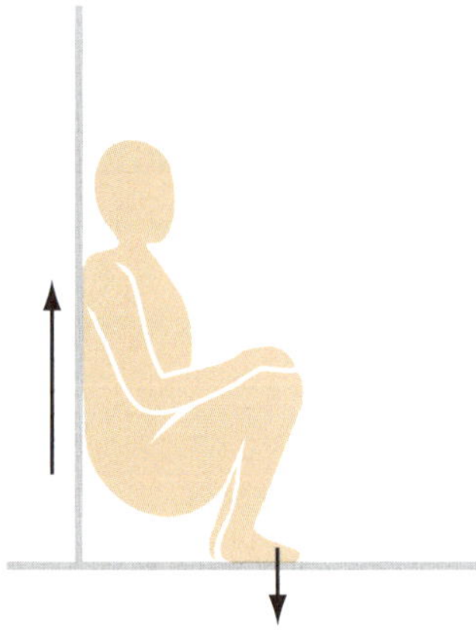

Abb. 87 | Aus der Hocke vor der Wand spannen Sie zur Fasziendehnung wiederholt Rücken und Wadenmuskeln an.

Damit haben wir einen großen Schritt in Richtung Faszientraining getan und wir bleiben auf diesem Weg!

In allen westlichen Ländern werden die Bodenarbeiten im Haushalt, im Garten und vor allen in den Betrieben grundsätzlich verkehrt durchgeführt. Und die Medizin schaut tatenlos zu.

Die überaus bedenkliche Situation der falschen Arbeitsbelastung wird von der Chirurgie flächendeckend in allen Ländern durch die operative Invasion der primär betroffenen Kniegelenke angegangen, im Vordergrund stehen die arthroskopischen Kniegelenksrevisionen, die inflationär zur Anwendung kommen.

> Mit der natur-richtigen Arbeitshocke könnte ein wesentlicher Beitrag zur Kostendämpfung in der Medizin geleistet werden, an der aber die beteiligten Protagonisten überhaupt nicht interessiert sind, denn mit diesen schnellen Eingriffen wird ebenso schnelles Geld verdient.

Jetzt intensivieren wir die Bewegungseinheiten beim dynamischen Stretching und beziehen neben der Wirbelsäule auch die gesamte Fußsohlenfaszie mit in das Geschehen ein. Voraussetzung ist allerdings, dass Sie die beiden Übungsteile vor der Wand oder an der Tür regelmäßig praktiziert haben, sodass die untere Rückenmuskulatur und die Wadenmuskeln die in der freien Hocke notwendige Längenerweiterung erfahren haben. Wenn allerdings Rücken und Waden immer noch verspannt sind, endet jeder Versuch der freien, natürlichen Hocke mit einem Sturz auf den Rücken, weil beide Muskelgruppen in Hockstellung den Körperschwerpunkt nach hinten verlagern, sodass der Sturz auf den Rücken die Folge ist. Ursache für diese Dysbalance ist der Absatzschuh, der allein die Verantwortung dafür trägt, dass in Deutschland die Bodenarbeiten falsch durchgeführt werden. In der entsprechenden Hockhaltung sind durch die Wadenspannung die Fersen vom Boden abgehoben, und man balanciert unsicher auf den Vorfüßen. Dabei werden zum Ausgleich die Kniegelenke in Außenrotation unter voller Körperbelastung nach außen gedreht, wodurch die Innenmenisken deutlich in eine Zugspannung geraten, sodass jederzeit bei einem Gelegenheitsvorgang ein Meniskusriss eintreten kann. In dieser Zwangshaltung ist der Rücken bretthart aufgerichtet, er kann nicht gleichmäßig gerundet werden.

Die natur-unrichtige Krampfhocke mit angehobenen Fersen, nach außen verdrehten Kniegelenken provoziert Innenmeniskusverletzungen, zudem ist der Rücken nicht entlastet, sondern bretthart aufgerichtet, weil die lumbalen Rückenmuskeln mit den Faszien nicht gedehnt werden. Jeder Versuch, die Fersen abzusenken, endet mit einem Sturz auf den Rücken.

In der natur-richtigen Hocke stehen beide Füße parallel ausgerichtet, die Fersen fest am Boden sorgen für stabiles Gleichgewicht. Die Kniegelenke sind parallel als Scharniere eingestellt mit gleichmäßiger Innen- und Außenmenis-

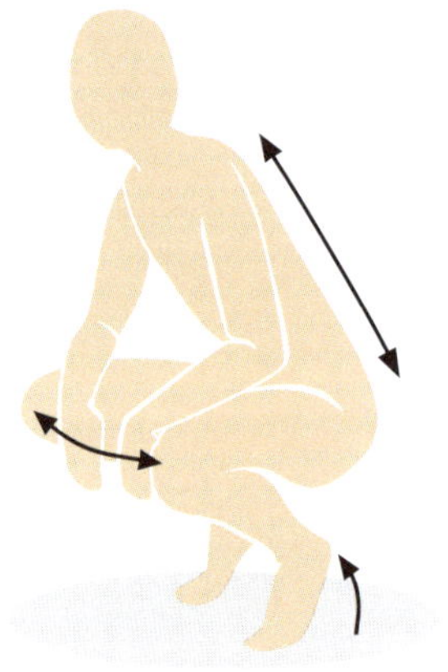

Abb. 88 | In der Europäischen Krampfhocke sind die Kniegelenke nach außen verdreht, was sie als Scharniere nicht leisten können, sodass die Innenmenisken seitlichen Zugkräften ausgesetzt sind. Dabei sind die Fersen angehoben, und der gesamte Rücken ist bretthart verspannt.

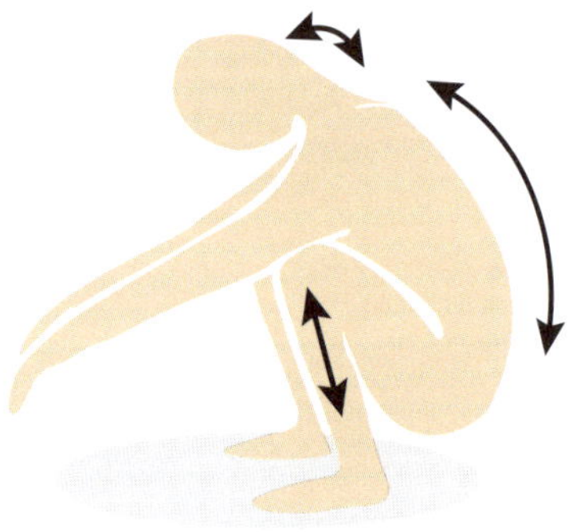

Abb. 89 | In der natürlichen Hocke ist der Rücken entspannt, wie ein runder Bogen. Durch die elastischen Achillessehnen erreichen beide Sitzbeinhöcker die Fersen, und beide Füße stehen fest mit den Fersen am Boden.

kusbelastung und optimaler Druckverteilung auf die innere und äußere Kniescheibenfaszette. Der Rücken ist rund entspannt, wie ein Bogen, damit kann sich die gesamte Rückenmuskulatur optimal entfalten.

Was bei unserem Körper der Hocke im Wege steht

Diese natur-richtige Hocke ist auch für Europäer wieder erlernbar, wenn Rücken, Hüft- und Kniegelenke nicht in einer zu starken Arthrose eingeschränkt sind und wenn das Bauchfett, das durch seine Herznähe gefährlich ist, nicht zu umfangreich ausfällt. Mit der Hocke möchte ich Sie für dieses Gesundheitsproblem sensibilisieren, nicht mit der Waage, denn in der Hocke ist jedes Zuviel an diesem Punkt ein Störfaktor. Eines Tages beherrschen auch Sie wieder die Entspannungshocke, in der Sie in Ihrer Kindheit so gerne gespielt haben. Seien wir also wieder wie die Kinder, abgetaucht in der Hocke im Stressalltag, damit wir dem rauen Alltag die geringste Angriffsfläche bieten können.

Komplexes Faszienstretching aus der vorderen und hinteren Pendelhocke

Jetzt folgt aus der Hocke heraus das dynamische Stretching unter Einbeziehung der Achillessehne, einschließlich der Fußsohlenfaszie sowie aller Zehenbeuger. Diese dynamische Wechselhocke wirkt nicht nur gegen Rückenbeschwerden und gegen Wadenkrämpfe, die häufig bei Frauen in der Nacht auftreten. Sie wirkt auch gegen schmerzhafte Achillessehnenbeschwerden, verhindert die Ruptur dieser starken Sehne. Der schwer zu behandelnde Fersensporn wird vermieden und auskuriert, wirksam gegen das Tarsaltunnelsyndrom, gegen die Dupuytren-Kontraktur, die aber am Fuß sehr selten auftritt, und gegen die Krallenzehen, wenn die High Heels nicht nur hinten zu hoch, sondern auch vorn viel zu eng ausfallen.

Aus der freien Hocke heraus heben Sie die Fersen an und verlagern die Kniegelenke nach vorn auf den Boden. Dabei setzen Sie sich nach hinten auf die Fersen und erhöhen den Dehnungsdruck auf die ganze Fußsohle. Beim dynamischen Faszienstretching pendeln Sie jetzt mit dem Körper vor und zurück, von der hinteren freien Hocke mit spezieller Dehnung der Lumbalfaszie hin zur vorderen Knielage mit besonderer Dehnung der Achillessehne einschließlich der gesamten Fußsohlenfaszie, die Zehenbeuger eingeschlossen (siehe Abb. 74).

Rücken – obere Extremitäten

Jetzt erweitern wir das dynamische Faszienstretching unter Einbeziehung der oberen Extremitäten über den Rücken bis in die Arme und Hände hinein. Wir erinnern uns, dass durch die totale Einstellung des Menschen auf die Technik, die Arme und die Hände besonders betroffen sind, weil sie in ihrer monotonen Fronteinstellung betont als verlängerte Hebel an Motor, Maschine und Instrument missbraucht werden. In dieser stereotypen Bedienungshaltung ist der energiefördernde Gegenschwung vernichtet, sodass speziell die Sehnen der Arme und der Hände in ihrer Funktion blockiert sind, wodurch die Armarbeit nur noch auf eine rein muskuläre Belastung reduziert wird.

Die Folgen dieser muskulären Dauerbelastung der Arme und Hände enden in regionalen Spannungsfeldern einzelner Muskelgruppen, die sogenannte Kompressions- oder Engpasssyndrome auslösen, von denen gegenwärtig die Handchirurgie regelrecht überschwemmt wird.

Regionale Kompressionssyndrome entstehen also durch bestimmte Muskelverspannungen mit Verkürzungswirkung, die dann Druck auf die eingelagerten peripheren Nerven verursachen. Schmerz und sensible Störungen sind die Folge. Besonders oft betroffen ist der führende Arm- und Handnerv, der Mittelhandnerv (Nervus medianus), der speziell die wichtigen Finger, Daumen, Zeige- und Mittelfinger, sowie die daumenseitige Kante des Ringfingers steuert. Nervengewebe ist sehr druckempfindlich, daher die Bezeichnung Kompressionssyndrom:

- Das erste Kompressionssyndrom des Mittelhandnervs ist das Eindrehsyndrom am Unterarm (Pronator-teres-Syndrom), provoziert durch das verstärkte Einwärtsdrehen der Hand, wie das bei handwerklichen Arbeiten vorkommen kann, aber auch beim Tennis bei falschem Handeinsatz am Schläger.
- Das Superficialis-Syndrom (Oberflächen-Syndrom) tritt im mittleren Drittel an der Beugeseite des Unterarms auf, ausgelöst durch starke Beugebelastung des Unterarms und der Hand. Bekannt wurde diese Erkrankung auch als »Honeymoon-Paralyse«: Wenn in diesem Wonnemonat der Kopf der Freundin zu lang auf dem männlichen Unterarm ruht, wird der Mittelhandnerv durch Kopfdruck in Mitleidenschaft gezogen.
- Der gegenwärtige Renner der Handchirurgie ist an der Beugeseite des Handgelenkes das Karpaltunnelsyndrom im Zusammenhang mit der vorherrschenden Tastenposition. Kommt noch ein intensiver Fausteinsatz der Hand hinzu, entsteht eine Sehnen-Faszien-Hypertrophie aller Fingersehnen, die schnell den engen Bandkanal derart ausfüllen, dass der begleitende Mittelhandnerv unter Druck gerät.

Um all diese möglichen Funktionsstörungen der Hand zu vermeiden, gibt es gegenwärtig nur eine Chance: das Muskel-Faszien-Stretching der Hand möglichst bei hoher Handbelastung im Zwei-Stunden-Rhythmus, weil nach erfolgter Dehnung bei fortgesetzter Arbeit die Muskel-Sehnen-Einheit nach dieser Zeit wieder ihre maximale Verkürzung erreicht hat.

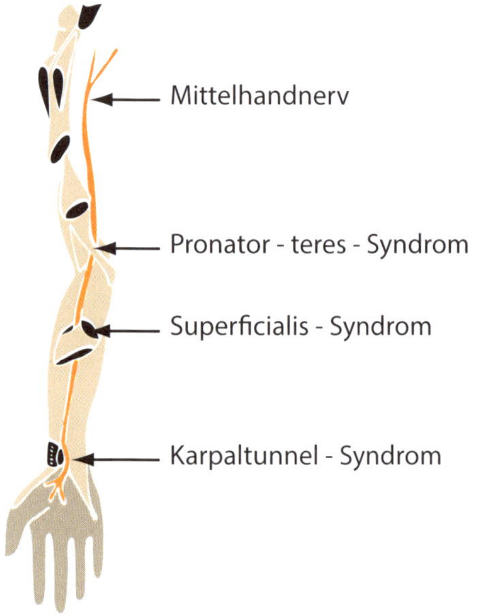

Abb. 90 | Der wichtige Mittelhandnerv muss auf seinem Weg zur Hand am Arm mehrere Engstellen passieren.

Faszienstretching aus der Pendelhocke heraus

Sie praktizieren die freie Hocke, beide Füße stehen in ganzer Länge fest auf dem Boden, die Kniegelenke sind scharnierartig nach vorne ausgerichtet. Dynamische Intensivierung der Dehnung durch die wechselnde Vor- und Zurückverlagerung des Oberkörpers, dabei wechselt die Dehnungsintensität des Rückens ständig aus der hinteren zur vorderen Einstellung. Die hintere Einstellung ist die freie Hocke, Parallelstand der Füße mit festem Fersenstand, die

Kniegelenke in Frontalstellung ausgerichtet, die gestreckten Arme liegen auf den Kniegelenken. Jetzt beginnt die vordere Einstellung, dabei heben Sie die Fersen leicht vom Boden ab, die gestreckten Fingerspitzen erreichen vorne den Boden, die Finger weisen nach hinten, die beiden Daumen nach außen. Intensivierung der vorderen Einstellung: Sie heben die Fersen verstärkt an, bis die Kniegelenke vorn den Boden erreichen. Gleichzeitig verlagern Sie die ganze Hand auf den Boden, sodass alle Finger gestreckt sind und die Handflächen ebenfalls total am Boden liegen. Jetzt pendelt der Körper vor und zurück, dabei wechselt die vordere totale Handeinstellung wiederholt zur hinteren Ferseneinstellung.

Stretching total in der vorderen und hinteren Pendelhocke

Die vordere und hintere Pendelhocke ist Stretching total, weil es keine zweite Einstellung gibt, in der derart viele Muskel-Sehnen-Gruppen gedehnt werden: lumbale Rückenmuskulatur, Patellasehne, Wadenmuskeln, Achillessehnen, Fußsohlenfaszie mit Zehenbeuger, Unterarm- und Fingerbeuger, insgesamt acht Schwerpunkte!

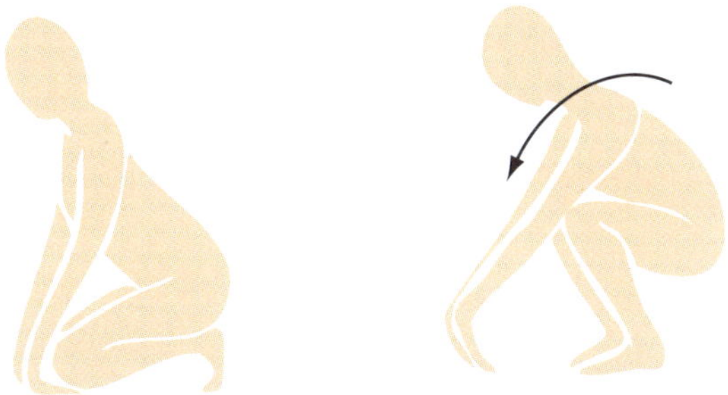

Abb. 91 | Dynamisches Faszienstretching aus der Pendelhocke heraus, ein Stretching total der Extraklasse.

Faszienstretching durch exzentrische Muskelanspannung in der Dehnungshaltung

Diese Pendelhocke im Wechsel zwischen Richt- und Gegenschwung ist ein optimales Faszienstretching, das aber auch ohne die Pendelbewegung des Körpers erreicht werden kann. In der tiefen Hocke liegen beide Handflächen so am Boden, dass die Finger wieder nach hinten weisen, die Daumen nach außen. Achten Sie darauf, dass alle Finger absolut gestreckt sind und auch mit den Mittelgelenken am Boden liegen. Dieser totale Bodenkontakt aller Finger ist aber nur möglich, wenn Sie hinten die Fersen leicht vom Untergrund abheben, sodass die Dehnung am Fuß besonders im vorderen Bereich der Zehen zur Wirkung kommt.

Aus dieser Stellung heraus spannen Sie jetzt die Waden und gleichzeitig die Fingerbeuger dynamisch an, sodass die Muskeln permanent zwischen Anspannung und Spannungslockerung wechseln. Hierdurch aktivieren Sie die Sehnenspindeln, die Dehnungsintensität wird gesteigert.

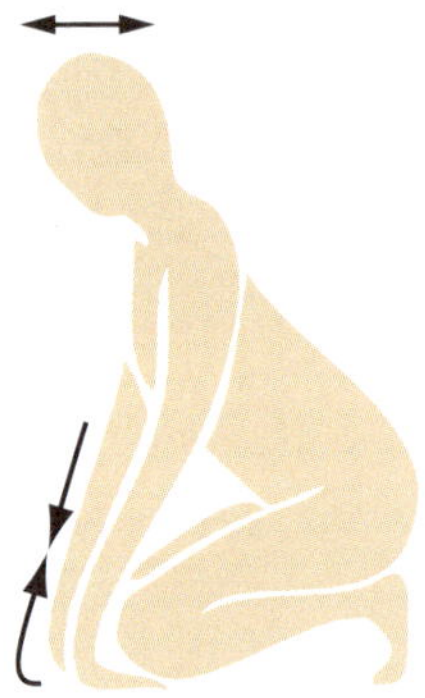

Abb. 92 | Ein weiteres Stretching total aus der Hocke heraus, diesmal durch die wiederholte Anspannung der Fingerbeuger und der Wadenmuskeln.

Stretching total aus der Hocke heraus

Die Dehnung aus der Entspannungshocke heraus mit wechselnder Anspannung der gedehnten Muskeln der Waden einschließlich der Unterarm-Fingerbeuger (exzentrisches Stretching) ist gleichfalls ein Stretching total, weil wiederum eine Vielzahl von Muskeln und Faszien zugleich diesem Entspannungsritual unterzogen werden. Hier noch einmal die Zusammenfassung:

- Rückenmuskeln einschließlich der Lumbalfaszie
- Gesäßmuskeln
- Beckenboden einschließlich des puborektalen Schließmuskels
- Patellarfaszie der Kniescheibe
- Wadenmuskeln
- Achillessehne
- Fußsohlenfaszie
- Die Zehenbeuger
- Unterarmbeuger
- Beugesehnen der Finger und Hohlhandfaszie

Während der Tastenposition am PC kann die Entlastung der Hände durch ein spezielles Faszienstretching auf einer Tischfläche praktiziert werden, sodass leicht im Zwei-Stunden-Rhythmus vorgegangen werden kann.

Das schnelle Faszienstretching auf dem Tisch bei täglicher PC-Arbeit

Sie stehen vor eine Tischfläche und legen beide Hände auf die Tischplatte, die Finger nach hinten, die Daumen nach außen. Achten Sie auf die vollständige Streckung aller Finger, sodass auch die Mittelgelenke direkt auf der Platte liegen. Beim rein statischen Stretching nehmen Sie die Schultern maximal nach hinten und bleiben in dieser Stellung sieben Sekunden. Beachten Sie aber, dass Sie so nur die Muskulatur erreichen.

Beim Faszienstretching kommen aus dieser Haltung heraus dynamische Schwingeinheiten hinzu, leicht federnde Bewegungen, wobei sich zwei Verfahren anbieten:

- Sie schwingen in der Dehnungsstellung mit den Schultern vor und zurück, dabei bleiben die Hände fest auf der Unterlage.
- Oder aus der Dehnungsstellung heraus spannen Sie wiederholt die Unterarmbeugemuskeln an, im Wechsel zwischen Anspannung und Spannungslösung (siehe Abb. 46).

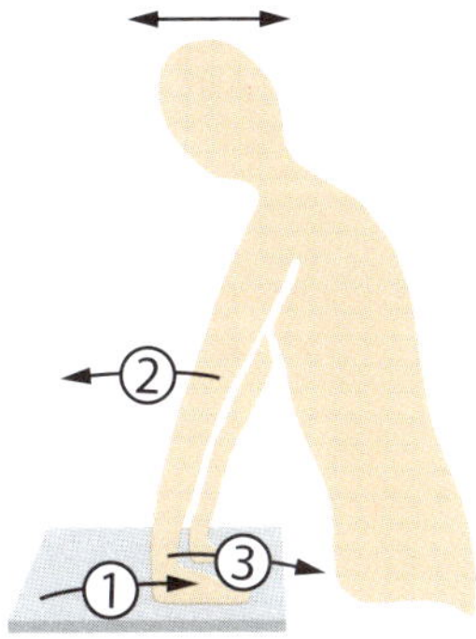

① Dehnung
② Anspannung
③ Dehnung

Abb. 93 | Zur speziellen Dehnung der Fingersehnen und der Hohlhandfaszie verlagern Sie aus der »Robbenflossen-Position« die Schultergelenke wiederholt vor und zurück.

Faszienstretching für Schulter und Hüftgelenke, die bei täglicher Sitzarbeit in Beugestress verschlossen sind

Für Rücken, Hände und Füße haben wir soeben unsere Elastizitätshausaufgaben erledigt. Jetzt widmen wir uns ganz den Schulter- und den Hüftgelenken, die bei täglicher Sitzarbeit ein Schattendasein führen. Neben der Wirbelsäule nehmen beide Gelenke in unserem statischen sowie kinetischen Anforderungsprofil eine Schlüsselstellung ein, sie werden allerdings in unseren täglichen Routinen computergesteuerter Sitzarbeit sträflich vernachlässigt:

- Gekrümmt und unter permanenter Brustbeinbelastungshaltung verkümmert der Mensch als verurteiltes Bedienungswesen vor all seinen technischen Geräten, dabei befinden sich die Arme und Hände in ständiger Frontalhaltung. Beide Schultergelenke sind in sich verschlossen, sodass die beugeseitigen Schulter-Brust-Muskeln permanent unter Verkürzungsstress stehen, wobei gleichzeitig die Antagonisten an der Streckseite, die Schulterblattmuskeln, atrophieren. Zwangsläufig weichen die Schultergelenke nach vorn ab (Ventralisation), weil sie nur locker muskulär im Gelenk verankert sind. Aus gutem Grund spricht man von einem Schultergürtel, den man analog zu einem Hosengürtel auch leicht verstellen kann.
- Die muskuläre Dysbalance an den Hüftgelenken läuft unter veränderten biomechanischen Gesetzen ab. Aber wie die Schultergelenke werden auch

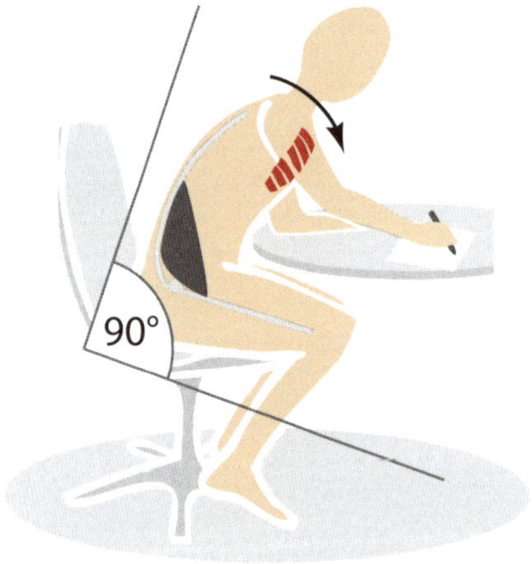

Abb. 94 | Die leicht verstellbaren Schultergelenke verlagern sich durch die verstärkte Zugspannung der beugeseitigen Schultergelenke nach vorn im Sinne einer Brustbeinbelastungshaltung.

die Hüftgelenke konstant bei der Sitzarbeit in Beugestellung verriegelt, weil die typische Sitzhaltung die 90-Grad-Winkelstellung vorsieht. Wie schon erwähnt, geht diese unausgewogene Gelenkstellung beim Sitzen in der Beckenregion zu Lasten des Hüftlendenmuskels (Musculus iliopsoas), der von der Vorderkante der Lendenwirbelkörper und von der Innenseite der Beckenschaufeln entspringt und unter dem Leistenband am kleinen Höcker des Oberschenkelkopfes ansetzt. Dieser wichtige Muskel steuert somit nicht nur die Beuge-Streck-Funktion des Hüftgelenkes beim Gehen und Laufen, er nimmt auch Einfluss auf die Intensität der Abschwingung der Lendenwirbelsäule nach vorn im Sinne der Hohlkreuzstellung (Lordose). Außerdem ist dieser unterarmdicke Muskel (das Filetstück unter den Muskeln) der eigentliche Antagonist zum Zwerchfell, sodass sein Spannungszustand sogar die Einatmung steuert, in der das Zwerchfell nach unten in den Bauchraum eintreten muss. Im Gegensatz zum Schultergürtel spricht man in diesem Fall vom Beckenring, dem Ring an Ihrem Finger vergleichbar, der auch nicht ohne weiteres verstellt werden kann, wie das im Becken der Fall ist. Beim langen Sitzen wird der Hüftlendenmuskeln also in eine chronische Stressspannung mit Verkürzung geführt, weil er nur noch sporadisch durch seltenes Aufstehen erweitert wird. In dieser prekären Situation wird aber nicht direkt das regionale Hüftgelenk betroffen, wie das an der Schulter der Fall ist, vielmehr ist die Wirbelsäule das *punctum mobile*, der eigentliche Bewegungspunkt, die Lendenwirbelsäule schwingt im Sinne der Lordose (Hohlkreuz) nach vorn, und damit steigt das Prolapsrisiko in den lumbalen Bandscheiben deutlich an.

1. Der Hüftlendenmuskel ist durch langes Sitzen deutlich verkürzt und schlecht erweiterungsfähig, er verursacht im Stehen ein verstärktes Hohlkreuz, womit die Gefahr für einen Bandscheibenvorfall deutlich gesteigert ist.
2. Beim Gehen und Laufen ist die Schrittlänge verkürzt und nur noch einseitig nach vorn ausgerichtet. Es fehlt der energiefördernde Gegenschwung aus den Hüftgelenken, wie er beim Skilanglauf für den Gleitschritt z. B. unverzichtbar ist! (Siehe Abb. 30.)

Das Kreuzhang-Ritual gegen die gebeugte Bedienungshaltung

Neben der Entspannungshocke sind daher zwei weitere dynamische Dehnungseinheiten, mehrmals täglich umgesetzt, unverzichtbar bei langer Sitzarbeit. Vorrangig geht es um die wiederholte Öffnung beider Schultergelenke, um die drohende Brustbeinbelastungshaltung bei langer Sitzarbeit zu vermeiden. Einen Schritt vor dem Türrahmen legen Sie beide Hände in Schulterhöhe nach hinten in den Türrahmen, dass die Finger nach hinten weisen, beide Daumen nach oben gerichtet. So sind beide Schultergelenke maximal geöffnet:

- In der ersten Stufe gehen Sie leicht in die Kniebeuge und intensivieren damit die Dehnung, dabei spreizen Sie wiederholt alle Finger und heben sie deutlich vom Untergrund ab.
- Ab jetzt arbeiten Sie sich langsam in die Hocke hinein, dabei rutschen die Hände am Türrahmen kontinuierlich nach unten, bis Sie eines Tages die tiefe Hockstellung erreicht haben, Füße mit festem Fersenstand parallel am Boden.
- Eine weitere Intensivierung der Dehnung erfolgt mit der Vorverlagerung beider Kniegelenke auf den Boden. Sie haben jetzt das Maximum der Dehnung erreicht: Gedehnt werden Rückenmuskeln einschließlich Lumbalfaszie, die beugeseitigen Schultermuskeln, die Fingerbeuger der Hand im Türrahmen, die Waden, die Achillessehnen, die gesamte Fußsohlenfaszie einschließlich aller Zehenbeuger. Eine weitere Variation zum Stretching total.
- Die Lumbalfaszie des Rückens, die Hohlhandfaszie, die Achillessehne, die Fußsohlenfas-

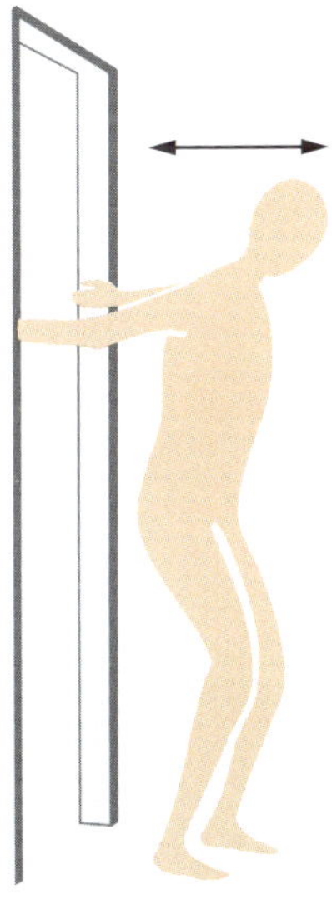

Abb. 95 | Beim Kreuzhang-Ritual im Türrahmen erfolgt eine optimale Dehnung der beugeseitigen Schultermuskeln, beim Faszienstretching pendelt der Oberkörper dabei vor und zurück.

zien mit den Zehenbeugern erreichen Sie, wenn Sie jetzt aus der Dehnungsposition heraus den Oberkörper vor und zurück schwingen oder alternativ in der Dehnungsstellung die erweiterten Muskeln besonders der Arme und der Waden wiederholt dynamisch anspannen.

Ihr Kreuzhang-Ritual wird dann zur täglichen Gewohnheit, wenn Sie in Zukunft die Toilettentür nicht anders verlassen, das besagt die Hebb'sche Lernregel!

Gesundheitsfördernde Rituale, die unserem Leben Struktur und Sinn geben

Leisten Sie sich gesundheitsfördernde Rituale, die Ihrem Leben eine Struktur geben, die größer sind als Sie selbst und zu denen Sie aufschauen können, denn sonst dreht sich alles nur noch um Arbeit, Freizeit und Vergnügen. Nur so erreichen wir die notwendige Nachhaltigkeit für unsere Entwicklung zum Besseren, denn wenn Sie den Beruf Ihres Lebens gefunden haben, was ich Ihnen von ganzem Herzen wünsche, dann werden Sie bei der Bewältigung Ihrer Aufgaben Ihren Rücken ganz einfach vergessen, wie ich es in vielen Seminaren bei deutschen Orchestermusikern feststellen konnte. In diesem Falle hilft die Hebb'sche Lernregel, die Verbindung eines Routinevorganges mit einer Entspannungsübung. So entstehen im Gehirn neue Netzwerke, die miteinander kommunizieren. Nach ca. sechs Wochen Eingewöhnung ist die neue Botschaft im Gehirn derart festgeschrieben, dass Sie das eine ohne das andere nicht mehr lassen können.

Das Kreuzhang-Ritual in der Toilettentür wird schnell zu einer täglichen Gewohnheit, wenn das eine, was Sie müssen, mit dem anderen, was Sie sollten, eng verknüpft wird!

Und genau so machen wir es auch auf jedem Stuhl vor oder nach dem Aufstehen bei langem Sitzen. Hier wirkt das Storchenbein-Ritual bei der Öffnung der Hüftgelenke, das ich aus meinem »7 Hanseaten-Programm« entnommen habe, die Dehnung der Laufmuskulatur der Hüftbeuger-Oberschenkelstrecker, wie es allgemein bekannt ist, man steht dabei einbeinig wie ein Storch in der Wiese.

Beim leicht variierten Storchenbein-Ritual nach langem Sitzen beziehen wir den Stuhl als unser Trainingsgerät mit in den Vorgang ein. Wir rutschen nach vorne bis an die Sitzkante, verlagern das rechte Bein unter der Sitzfläche weit nach hinten, sodass der gestreckte Fuß mit seiner Oberseite fest gegen den Boden drückt. Jetzt verlagern wir den Oberkörper maximal nach hinten, ohne jedoch ins Hohlkreuz zu verfallen, bis wir ein leichtes Ziehen unter dem Leis-

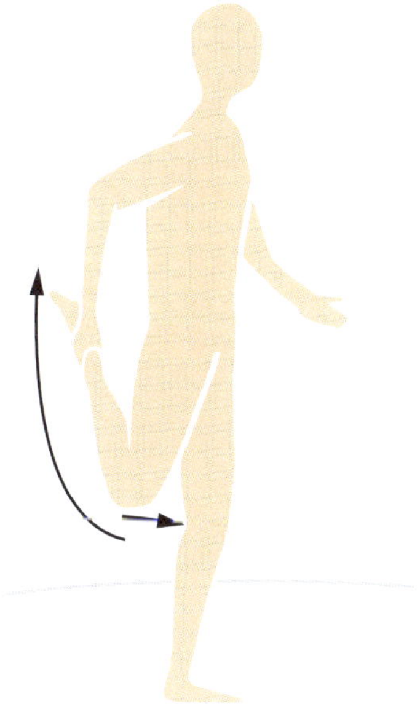

Abb. 96 | Beim Storchenbein-Ritual im Stehen dehnen Sie speziell den mittleren Oberschenkelstrecker, der bevorzugt auf Belastungen beim Jogging mit Verkürzung reagiert.

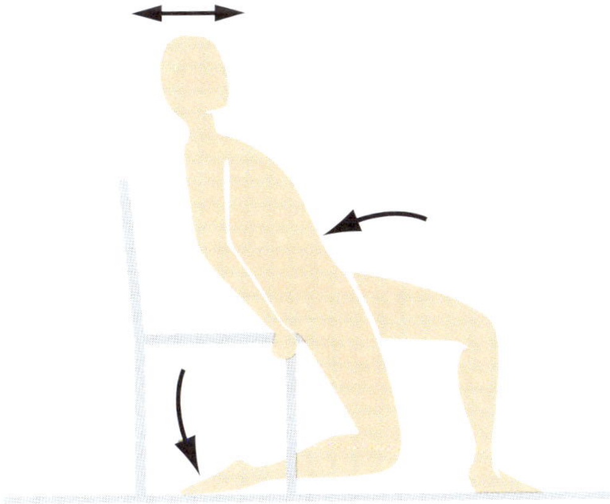

Abb. 97 | Mit dem Storchenbein-Ritual unter einem Stuhl aus der vorderen Sitzhaltung heraus erreichen Sie speziell die Hüftlendenmuskeln, die bei langem Sitzen zu einer nachhaltigen Verkürzung neigen.

tenband verspüren. Beim statischen Stretching sieben Sekunden halten und Wiederholung der Gegenseite.

Beim dynamischen Faszienstretching haben wir wieder zwei Möglichkeiten: einmal die federnde Oberkörperbewegung vor und zurück und zum anderen die wiederholte exzentrische Anspannung der Hüftbeuger und der Oberschenkelstrecker.

Die Wand, dein Fitnessstudio

Die tiefe Entspannungshocke können Sie vor einer Wand weiter vervollständigen, weil Sie sich hier mit dem Rücken nach hinten gut abstützen können. Die Füße stehen parallel am Boden, die Fersen sind total abgesenkt, in dieser Stellung sind auch die Kniegelenke scharnierartig nach vorne ausgerichtet, was für eine gleichmäßige Innen- und Außenmeniskusbelastung sehr wichtig ist, weil jede verstärkte Außenrotation besonders unter Körperdruck den Innenmeniskus auf Dauer schädigt. Jetzt umarmen Sie die Kniegelenke und ziehen die Oberschenkel maximal an die Bauchwand heran, dabei verlagern Sie zur gleichzeitigen Nackendehnung den Kopf zwischen die Kniegelenke, mindestens sieben Sekunden beim statischen Stretching (siehe Abb. 86).

Beim dynamischen Faszienstretching gibt es wieder zwei Möglichkeiten:

- Wiederholt schwingen Sie aus dieser Hocke heraus vor und zurück, so erreichen Sie die Lumbalfaszien und die Achillessehnen gleichermaßen.
- Während der Entspannungshocke vor der Wand spannen Sie wiederholt die Rückenmuskeln durch Druck des Rückens gegen die Wand an, gleichzeitiger Spannungsaufbau in den Waden (siehe Abb. 87).

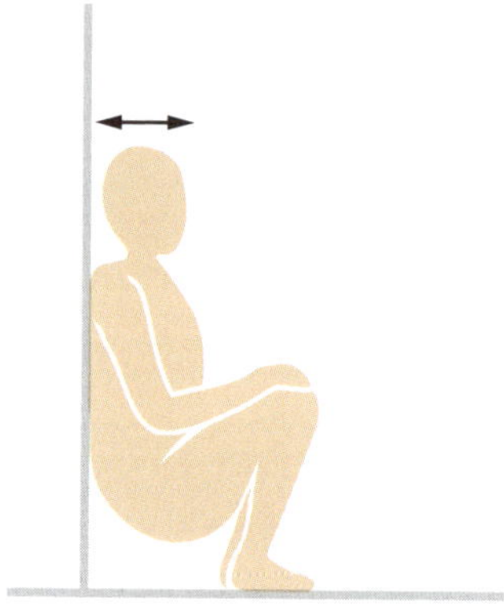

Abb. 98 | Beim Faszienstretching vor einer Wand pendeln Sie aus der Hocke heraus mit dem Oberkörper vor und zurück.

Dreidimensionales spiralkinetisches Stretching

Der Muskelverlauf im Körper, wie von Kurt Tittel in seinen Zeichnungen so vorbildhaft dargestellt, ist nicht gerade-linear, obwohl die meisten Übungsprogramme in dieser direkten Richtung betrieben werden. Unser Körper ist und bleibt ein räumliches Gebilde, und entsprechend dreidimensional ist auch der Verlauf der Muskelschlingen, die einer Spiralfeder entsprechend als Zuggurtungssysteme ausgewiesen sind.

Einer Spirale entsprechend winden sich die Muskeln um die Gelenke herum, dabei überspringen sie nach jedem größeren Gelenkabschnitt die Seite vom Beuge- auf den Streckbereich. Jetzt verstehen Sie auch, weshalb die Absatzschuhe aus Sicht der Biomechanik eine glatte Fehlkonstruktion sind. Durch diese einseitige Fersenerhöhung wird nämlich der Spannungsbogen über die Waden-Oberschenkelstrecker-Gesäßmuskel-Schlinge bis in die lumbale Rückenmuskulatur mit einbezogen, ein wesentlicher Grund für das verstärkte Hohlkreuz, die chronische Anspannung der Lumbalfaszie einbezogen.

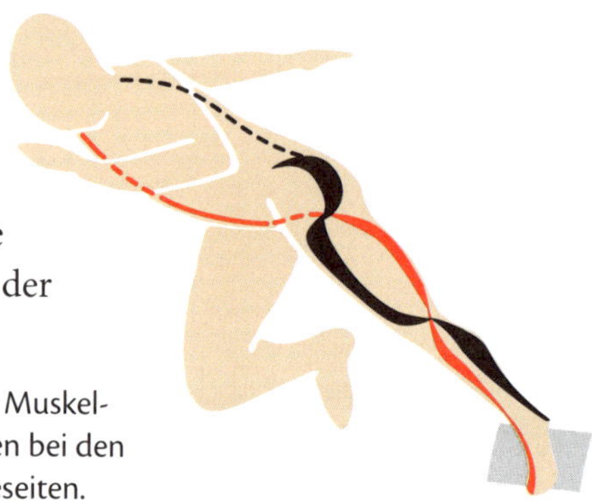

Abb. 99 | Dreidimensionaler, zuggurtungsartiger Muskelverlauf; dabei wechseln die langen Muskelschlingen bei den großen Gelenken zwischen den Streck- und Beugeseiten.

Die logische Konsequenz ist der dreidimensionale Aufbau auch des Faszienstretchings besonders für den Rücken, denn nur so erreichen wir auch die Rotatoren, besonders die großen Rotatoren des Gesäßes. Und da ist es wieder ein Muskel, der besonders betroffen ist. Die Rede ist von dem birnenförmigen Rotationsmuskel, Musculus piriformis, der in täglicher Praxis durch seine chronische Spannung in Erscheinung tritt. Manualtherapeuten haben mir berichtet, dass die Spannung im Piriformis so gewaltig sein kann, dass bei seiner Punktion mit einer Nadel eine regelrechte Explosion auftritt. Was ist der Grund dieser auffälligen Dauerspannung?

Es kann nur eine Antwort geben. Der Mensch gleicht bei seinem monotonen Gehen einem kanalisierten Fluss, einer laminaren Strömung vergleichbar, in der das Wasser eine hohe Laufgeschwindigkeit aufweist und zu Hochwasser führen kann. Immer geradeaus sind wir auch auf hartem Beton unterwegs, obwohl wir es dem natürlichen Fluss mit seinen schwingenden Mäandern gleichtun sollten: gehen in slalomförmigen Serpentinen, in gedrehten Pirouetten, denn nur so kommen auch die Rotatoren, der Piriformis im Besonderen, zu ihrem Recht. Hund und Herrchen unterscheiden sie nachhaltig in ihrem Gehverhalten. Ersterer ist vorwiegend in seiner Slalomtechnik unterwegs, Letzterer linear und immer geradeaus, Ersterer bevorzugt die Wiese, das Herrchen dagegen die harten Betonplatten.

Der Mensch läuft immer geradeaus, der Hund dagegen wedelt durch die Landschaft links- und rechtsherum.

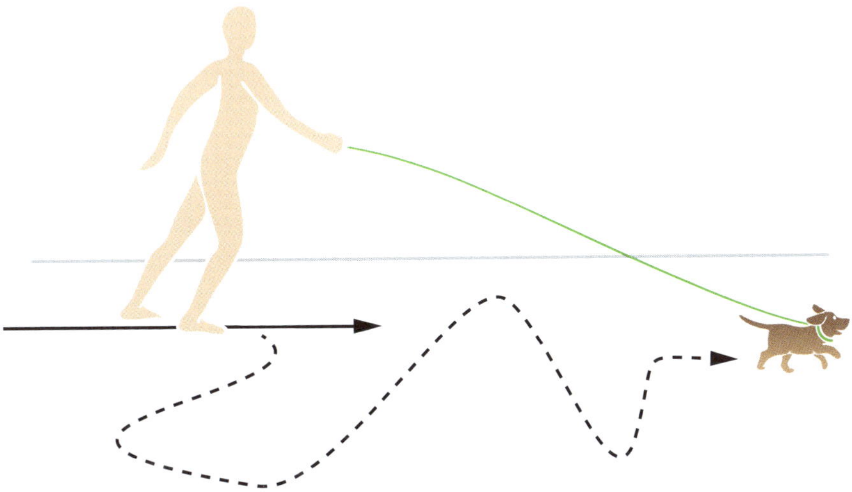

Abb. 100 | Der Mensch ist bevorzugt linear-gerade, sein Hund dagegen in Schlingenmustern unterwegs.

Der verspannte Piriformis ist vielfach der Grund für eine schmerzhafte Ischialgie, weil dieser große Nerv direkt unter dem Birnenmuskel verläuft (siehe Abb. 69).

Die Rotatoren unter den Muskeln erreicht man nur über das dreidimensionale statische und dynamische Stretching.

In der Hocke vor der Wand, der Rücken ist nach hinten abgestützt, die Füße parallel am Boden, die Kniegelenke scharnierartig nach vorne ausgerichtet. Jetzt umarmen Sie den rechten Unterschenkel und ziehen das Knie maximal an die Bauchwand heran. Der Kopf weit nach vorn verlagert liegt mit der rechte Wange auf der rechten Kniescheibe! Sieben Sekunden halten beim statischen, muskulären Stretching. Wiederholung der Gegenseite.

Beim dynamischen, dreidimensionalen Faszienstretching pendeln Sie wiederholt mit dem Körper vor und zurück oder Sie spannen in regelmäßiger Folge das rechte Bein und den Rücken an.

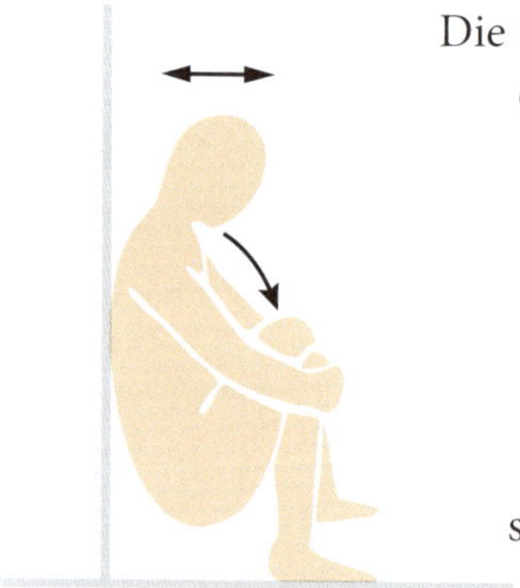

Abb. 101 | Optimale Dehnung des Rückens: dreidimensional unter Einbeziehung der Rotatoren des Rückens und des Beckens.

Die intensivste Form der Rückendehnung überhaupt erreichen wir mit der Hocke vor der Wand. Dabei ist das rechte Bein über den linken Oberschenkel gelegt und Sie ziehen mit den Armen beide Kniegelenke maximal an die Bauchwand heran. Die rechte Wange liegt auf der rechten Kniescheibe. Beim statischen Stretching sieben Sekunden halten und Wiederholung der Gegenseite, beim dynamischen Stretching schwingen wir mit dem Oberkörper vor und zurück – und das mehrmals.

Diese Dehnungsposition ist für den Anfänger nicht ganz leicht, sie kann aber auch im Liegen durchgeführt werden

Das dreidimensionale, dynamische Faszienstretching des Rückens mit seiner Lumbalfaszie ist die stärkste und wirksamste Rückenentlastung mit optimaler Erweiterung des Spinalkanals!

Rücken, Bauch & Co.

Das Rücken-Trio für einen starken Rücken

Jede Wand ist auch ein optimaler und schneller »Ansprechpartner« für die Verstärkung der Nacken- und Rückenmuskulatur unter Einbeziehung der entsprechenden Faszien, vorgestellt durch das Rücken-Trio, auf das ich seit Jahren in vielen meiner Seminare zurückgreife. Es beginnt wieder mit der tiefen Hocke vor der Wand:

- Bei der Kopfwippe drücken Sie intensiv mit dem Hinterkopf gegen die Wand, dabei heben Sie Schultern, Wirbelsäule und Becken von der Wand ab, sodass die Nackenmuskeln maximale Anspannung leisten müssen. Beim isometrischen Training halten Sie die Stellung ca. sieben Sekunden in der Spannung ohne jede Bewegung. Beim dynamischen Training wiederholen Sie in kurzer Folge Anspannung – Entspannung, und das mindestens in siebenmaliger Wiederholung
- Bei der Ellbogenwippe stützen Sie den Oberkörper seitlich in Schulterhöhe mit den Ellbogen ab, dabei werden die Finger maximal gestreckt. Sie drücken dann den Körper aus den Armen von der Wand weg, sodass Kopf, Wirbelsäule und Becken von der Wand abgehoben werden. Sieben Sekunden halten oder sieben Mal Anspannung / Entspannung in mehrmaliger Wiederholung.
- Bei der Beckenwippe spannen Sie wiederholt Rücken und Waden an, das Becken gelangt leicht nach vorn, dabei kommt der Druck aus der Vorfußbelastung, sodass die Fersen leicht vom Boden abheben. Beim isometrischen Training sieben Sekunden halten, beim dynamischen Training sieben Wiederholungen zwischen Anspannung – Entspannung

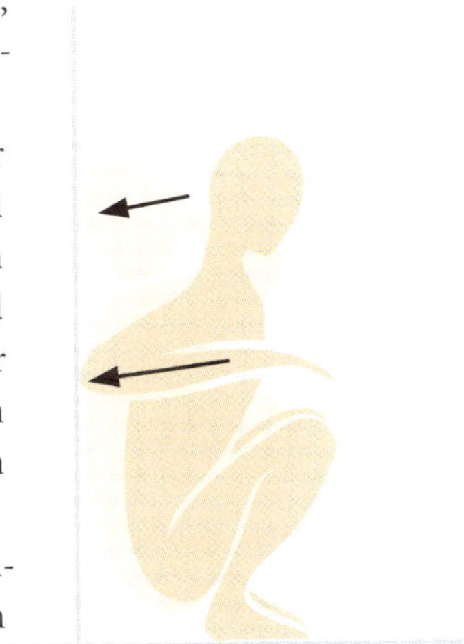

Abb. 102 | Gezielte Verstärkung des Nackens, der Muskulatur zwischen den Schulterblättern und der unteren Rückenmuskulatur.

Seilspringen wie in frühen Kindertagen – perfektes Faszientraining!

Der Bewegungssinn des Körpers, das »fascial refinement«, wirkt von den Oberflächen der Muskeln bis in die kleinsten Fasern hinein, propriozeptive Rezeptoren dringen bis in die tiefen Schichten hinein und sind mit vielen Nerven (Mechanorezeptoren) bestückt, wesentlich stärker vertreten als in den Gelenkkapseln, die lediglich bei endgradigen Einstellungen aktiviert werden

(Lu et al. 1985). Diese komplexe Struktur wird durch eine Vielzahl unterschiedlicher Bewegungen besser erfasst als durch die Regelmäßigkeit konstanter Reize. Ich stelle Ihnen bewusst variable Trainingsformen wechselnder Druck-, Zug- und Spiralformen vor, um die unterschiedlichsten faszialen Mechanorezeptoren anzusprechen. Bei diesem Training erweist sich insbesondere die *formatio reticularis* im Hirnstamm als ein Filter, der die Weiterleitung eingefahrener Nervensignale dämpft, ganz nach dem Motto: »Der Wechsel ist der Gesundheitsturbo in der Prävention, auf den Mix unterschiedlicher Bewegungsformen kommt es an!« Im Vordergrund stehen schnelle, dynamische Dehnungen, wenn sie mit einer Gegenbewegung kombiniert werden (Fuhashiro et al. 2006). Und so kommt auch ein Erlebnis aus früher Kindheit wieder zu allen Ehren, das Seilspringen, ein typischer Vorgang des Fußes mit Gegenschwung, bei dem das ganze Potenzial der Sehnen und Bänder der Füße aktiviert wird. Bewegen Sie dabei nur wenig die Kniegelenke, sodass das Abrollen der Füße betont aus dem oberen und unteren Sprunggelenk im Sinne einer Spiralbewegung (Supination in Richtung Pronation, also von außen nach innen sowie von hinten nach vorn) erfolgen kann.

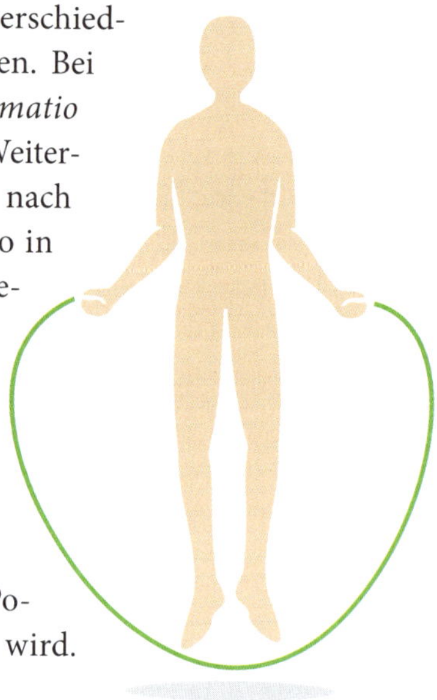

Abb. 103 | Das Seilspringen, betont aus den Sprunggelenken heraus mit geringem Knieeinsatz, ist ein optimales Faszientraining.

Stepptanz und der irische Riverdance als perfektes Fasziendancing

Zwei Tanzformen drängen sich in diesem Zusammenhang in den Vordergrund, die dem Seilspringen aus den Füßen heraus am nächsten kommen: der amerikanische Stepptanz und die irischen Volkstänze in moderner Fassung durch den Riverdance. Und wenn Sie die Tanzformation um Mikel Flatly einmal auf der Bühne erlebt haben, werden Sie staunen, welche Feuerkraft allein im Potenzial der Faszien in den Füßen liegt.

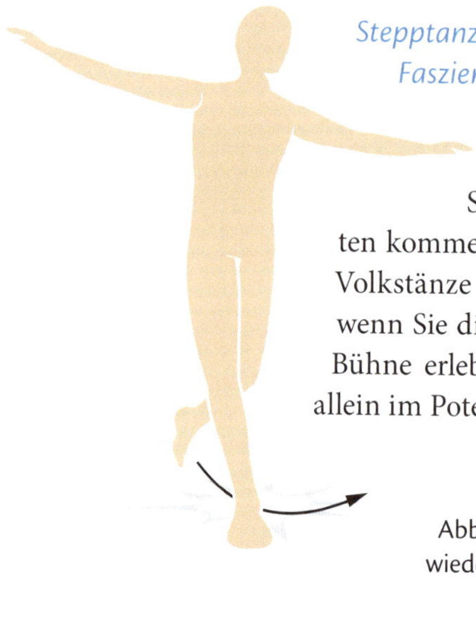

Abb. 104 | Beim Stepptanz wie bei den irischen Volkstänzen wiederholte Hacke-Spitze-Position.

Rückenrodeo: das perfekte Rücken-Beckenboden-Training

Die verfeinerten Strukturen der Faszien bis in die Tiefe der Muskulatur hinein stimulieren wir auch durch Mikrobewegungen (nach Emilie Conrad 1997). Auf diese Weise gelangen wir an Körperregionen, die schwer von Therapeuten erreicht werden können. In diesem Fall geht es um die »blinden Flecken« im Körper, wie sie bevorzugt in der Tiefe des Beckens anzutreffen sind. An dieser Stelle empfehle ich Ihnen dringend den Rückenrodeo, die muskuläre Aktivierung der lumbalen Rückenmuskulatur einschließlich der Gesäßmuskeln und speziell des Beckenbodens sowie des puborektalen Schließmuskels. Die Übung ist leicht und schnell bei langem Sitzen auf einem relativ festen Stuhl umsetzbar, anfangs nur über wenige Minuten im Wechsel zwischen Anspannung und Entspannung mit dem leichten Abheben der Lendenwirbelsäule von der Rückenlehne machbar, in regelmäßiger Wiederholung bald auch über längere Zeitabschnitte praktizierbar.

Durch die schnelle Anpassung der Muskulatur können Sie bald die Übung kontinuierlich über mehrere Minuten bis zu einer Viertelstunde praktizieren. Das optimale muskuläre Intermezzo bei langer Bahnfahrt, auf Langstreckenflügen oder vor jeder roten Ampel im Auto gegen lästiges, zielorientiertes Warten!

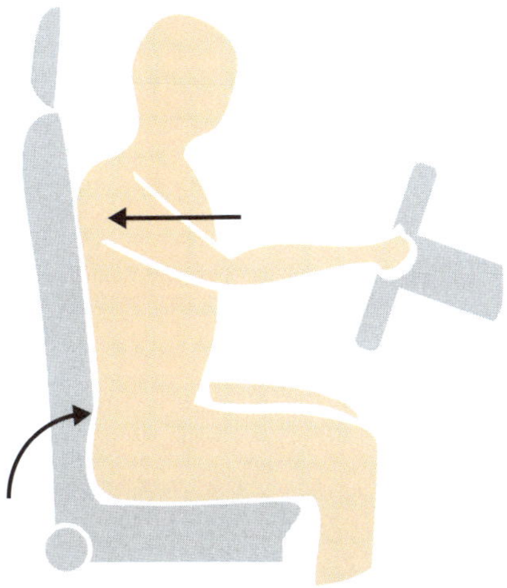

Abb. 105 | Der Rückenrodeo zum kurzweiligen Intermezzo an jeder roten Ampel, damit verliert jeder Stopp die Ungeduld des Nicht-warten-Könnens.

Fasziale Bettgymnastik

Im Gegensatz zur harten Wand bietet die Matratze im Bett eine ideal gefederte Unterlage für die Fasziengymnastik am Morgen, um mit neuem Elan den Tag beginnen zu können.

Noch mit Restschlaf in den Augen beginnen Sie im Liegen ein Training aus Ihrer Vorstellungskraft heraus, indem Sie sich gedanklich zu einem Morgenausritt auf einem Pferderücken bei aufgehender Sonne am Meeresstrand aufmachen. Sie spannen wiederholt Rücken und Beckenboden an – bei leichtem Anheben der Lendenwirbelsäule auf der Matratze, wie ich es Ihnen beim Rückenrodeo erklärt habe. Das haben Sie vor der roten Ampel im Auto schon fleißig geübt, und so fällt es Ihnen auch jetzt leicht, weil die entsprechende Muskulatur bereits darauf eingestellt ist. Eine Minute, zwei Minuten oder auch länger, ganz nach Lust, Zeit und Laune, aber je intensiver, umso besser. Am Ende steht zur Entspannung die Hocke im Liegen an, damit Sie bereits hier den Startimpuls für diese wichtige Energiespeicherposition für die Wiederholung am Tag geben.

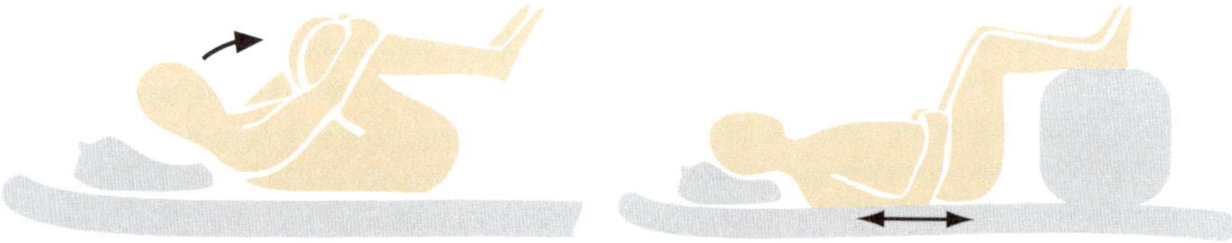

Abb. 106 | Wenige Minuten oder auch eine Viertelstunde der Rückenrodeo im Liegen als Muntermacher für den Tag mit Abschluss durch die Entspannungshocke im Liegen.

Jetzt drehen Sie sich in die Knielage und praktizieren die typische Entspannungshocke auf der Matratze, wobei Sie sich mit den Händen seitlich festhalten können, damit Sie nicht auf den Rücken fallen.
Hierbei kommt Ihnen die weiche Unterlage entgegen, weil durch deren Nachgiebigkeit die Fußsohlenfaszien optimal gedehnt werden können mit großer Wirkung gegen Krallenzehen, gegen den schmerzhaften Fersensporn und gegen alle Achillessehnenbeschwerden.

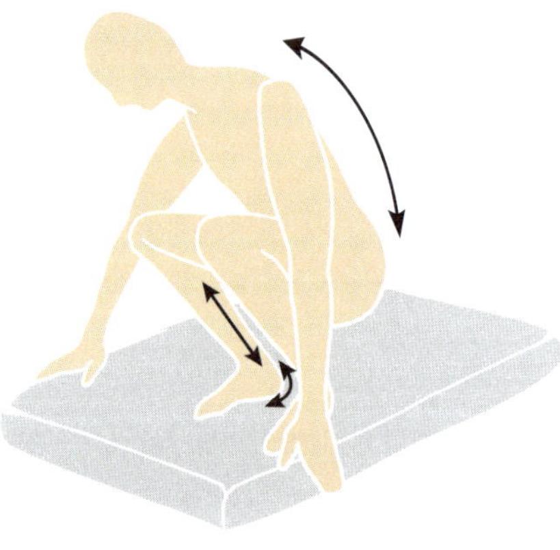

Abb. 107 | Die Hocke im Bett mit seitlichem Halt der Hände an der Matratze. Sie wirkt bis in die Zehen hinein, weil die weiche Unterlage nachgibt.

Bald können Sie auch die freie Hocke, und nun beginnt das Faszienstretching total, weil Sie neben dem Rücken auch die Hand- und Fußsohlenfaszie mit einbeziehen. Aus der Hocke heraus legen Sie die beiden Hände so nach vorn, dass die Finger nach hinten und die Daumen nach außen weisen, dafür müssen Sie die Fersen hinten leicht von der Unterlage abheben. Und jetzt beginnt das Faszienstretching in pendelnder Bewegung vor und zurück. In der Vorlage liegt der Körperdruck auf den Händen, dabei sind alle Finger absolut gestreckt. In leicht federnder Bewegung verlagern Sie jetzt das Körpergewicht nach hinten, sodass die Füße auch mit den Fersen absolut am Boden stehen. Jetzt federt der ganz Körper vor und zurück, von den Händen auf die Füße, von den Füßen auf die Hände, mehrmals hin und her, so lange Sie wollen.

Dies ist die beste Vorsorge für alle High Heels, wenn sie ohne Wadenkrämpfe, Achillessehnenbeschwerden und ohne Fersenspornbeschwerden den Herausforderungen ihrer Stöckelschuhe begegnen wollen.

In dieser Pendelhocke ist nicht nur die Dehnung der Lumbalfaszie einschließlich Beckenboden total, sondern mit einbezogen wird auch die Hand- und Fußsohlenfaszie, weil die weiche Matratze nach unten nachgibt, sodass allein hierdurch die Beugesehnen exzellent gedehnt werden, Sie spüren das sofort (siehe Abb. 91).

Beschwingtes fasziales Bauchmuskeltraining der besonderen Art

Sie sitzen mit angehobenen und gespreizten Armen und Beinen auf der federnden Matratze und hüpfen aus dem Becken heraus auf und ab. Dabei kommt Freude auf, allerdings sind die Bauchmuskeln enorm gefordert, vor allem je weiter Sie mit dem Oberkörper nach hinten gehen, weil dieses exzentrische Krafttraining überaus wirksam und rückenschonend ist – im Gegensatz zu all den Crunchübungen, die mit Bandscheibenbelastungen einhergehen. Anfangs schaffen Sie drei, fünf oder sieben Wiederholungen, aber bald werden es zwanzig oder dreißig sein. Gratulation von meiner Seite!

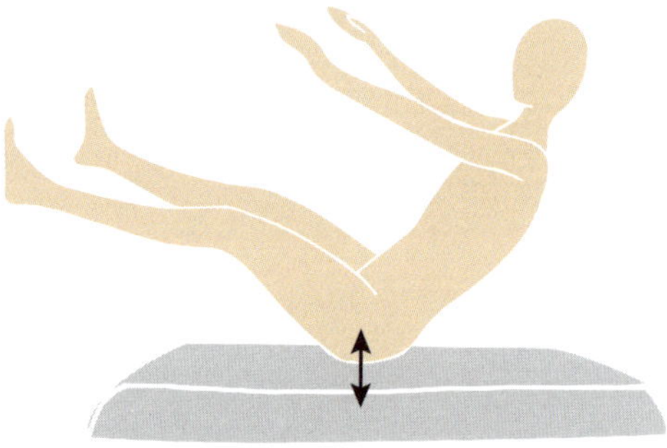

Abb. 108 | Optimales Bauchmuskeltraining im Sitzen auf der schwingenden Matratze mit hoher Faszienwirkung. Die Hängehocke in ständiger Wiederholung tagsüber.

Die Hängehocke am Bettrand, vor dem Stuhl, vor jeder Bank am Bahnhof, im Park, wo immer Sie wollen und können

Bei der Hängehocke vor der Matratze stützen Sie sich hinten mit den Händen oder mit den Ellbogen ab, die Füße parallel am Boden, die Kniegelenke nach vorn ausgerichtet, die Wirbelsäule in senkrechter Hängelage. Jetzt liegt der Bandscheibendruck in der Lendenwirbelsäule bei null, der im Sitzen und im Stehen liegt bei ca. 120 kg. Diese Druckminimierung schützt die Bandscheiben vor der Prolapsentartung, der schonenden Kurventechnik mit vermindertem Reifenabrieb Ihres Autos vergleichbar. Also nutzen Sie bei jeder Gelegenheit die Hängehocke.

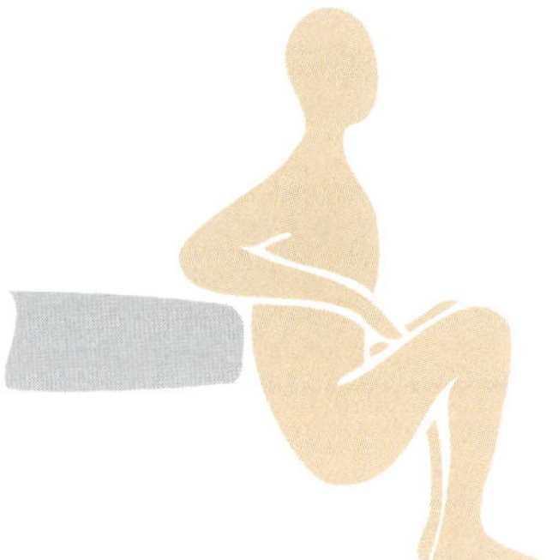

Abb. 109 | Die Hängehocke ist überall und schnell durchführbar – bei längeren Rückenbelastungen im Gehen und Stehen, denn der Druck wird auf null reduziert.

Diagnosebezogenes Faszienstretching

Beim Spannungskopf-Rückenschmerz verweise ich auf die unterschiedlichen Hockpositionen, über die bereits detailliert berichtet wurde (siehe Seite 86f.). Die Basics sind eine optimale Lattenrost-Matratzen-Konstruktion in flexibler Einstellung, erworben in einem Fachgeschäft, in dem die Konfiguration Schultergürtel-Becken-Region durch die entsprechende Flexibilität der Unterlage in der Rücken- und Seitenlage berücksichtigt wurde. Der Kopf- und Fußteil des Lattenrostes sollte nie hochgestellt werden, weil es hierbei in der Seiten- und Bauchlage zu Fehlbelastungen kommen muss.

Drei Schlafpositionen – Rücken, Seite, Bauch – sind zu berücksichtigen, die insbesondere auch durch das entsprechende Kopfkissen auszugleichen sind.

Das Kopfkissen ist eine Reminiszenz aus der Kindheit, es sollte flexibel und kuschelig sein (analog zu Teddy oder Puppe), aber gleichzeitig die regionalen Untiefen ausfüllen. Einfache Konstruktionen aus Dinkel- oder Hirsespreu sind ratsam, dabei richtet sich die Füllung nach dem individuellen Schulterabstand (Frauen weniger, Männer mehr). In der Rückenlage formt sich durch das plastische Verhalten des Inhaltes eine leichte Delle, das kann die Daune nicht leisten, ihr fehlt die plastische Verformbarkeit. In der Bauchlage schiebt man das Kissen zur Seite, denn jede Überstreckung des Kopfes im Nacken macht Bandscheibenstress. Auch jede Armunterstützung bei der Kopflagerung ist fehl am Platz, weil periphere Nerven komprimiert werden können!

Rotatorenmanschetten-Degeneration

Der Supraspinatusmuskel (Obergrätenmuskel des Schulterblattes) hat es schwer, denn er muss sich gegen das eingeengte Schulterdach durchsetzen, das durch die betonte Brustbeinbelastungshaltung als Folge anhaltender Sitzarbeit im Regelfall eingeengt ist. Dieser Obergrätenmuskel hat einen ungünstigen Verlauf, er kommt von der oberen Fläche des Schulterblattes am Rücken und verläuft zum großen Höcker des Oberarmkopfes an dessen Außenseite. Auf diesem Weg muss er das vielfach eingeengte Schulterdach passieren (Folge frontorientierter Bedienungsarbeit). Bei seiner Anspannung gerät in diesem engen Dach die Sehne des Supraspinatus in eine regelrechte Knochenzange, die ihn langfristig zermürben kann. Schmerzen sind es am Anfang, dann kommen Bewegungsstörungen hinzu, man kommt nur noch mit Mühe in seine Jacke, bis eines Tages die totale Sehnenruptur droht. Häufig wird diese Degeneration von einer Schleimbeutelentzündung begleitet, die das Ganze weiter kompliziert.

Zwei Ursachen stehen im Vordergrund:

- Die Einengung des Schulterdaches durch die vorherrschende Brustbeinbelastungshaltung in Verbindung mit der Ventralisation (Vorverlagerung) beider Schultergelenke.
- Wiederholte seitliche Überkopfbewegungen, wie sie Maler bei allen Deckenarbeiten erfahren, aber auch Überkopfsportarten wirken schädigend, wie Brustschwimmen mit Überstreckung des Kopfes, Fahrradfahren mit tiefem Lenker, Volleyball am Netz, Hallenhandball, Querflöte rechter Arm etc.

Faszienstretching beim Supraspinatus-Syndrom

Der entsprechende Arm wird vor dem Körper maximal zur Gegenseite genommen, die entsprechende Hand ist mit dem Daumen nach unten gedreht. Die Gegenhand zieht den angelegten Arm mit Zug von der Rückseite des Oberarmes maximal nach innen.

Beim statischen muskulären Stretching sieben Sekunden die Zugspannung halten.

Beim dynamischen faszialen Stretching wiederholte Anspannung und Entspannung der Schultermuskulatur, wobei der Arm nach außen drückt. Wenn Sie jetzt noch einmal nachdehnen, spüren Sie die verbesserte Elastizität.

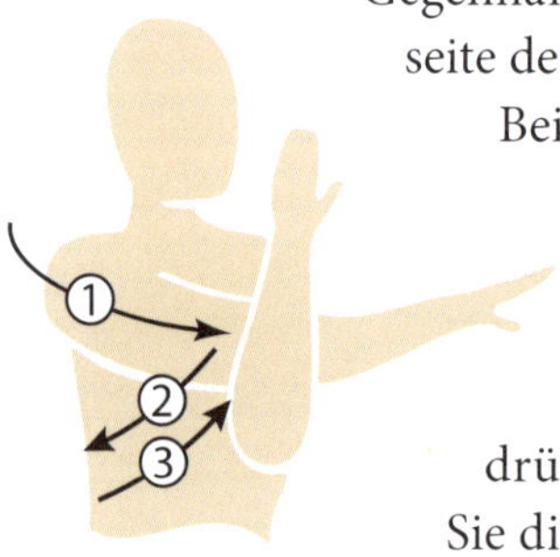

① Dehnung
② Anspannung
③ Dehnung

Abb. 110 | Dehnung der Rotatorenmannschette der Schulter, die bei allen seitlichen Überkopfbewegungen unter Stress gesetzt wird.

Bizepsrinnen-Syndrom einschließlich Tennisellbogen

Den Bizeps, unseren Powermuskel am Oberarm, kennt jedes Kind. Er besteht, wie es der Name sagt, aus zwei Köpfen, das macht die chirurgische Behandlung einfach, weil bei der proximalen (körpernahen) Bizepssehnenruptur, ein operativer Eingriff nicht nötig ist, denn der kurze Kopf kann nach einem entsprechenden Umstellungstraining die Arbeit übernehmen. Das kennen alle Artisten, die nicht selten von diesem Zwischenfall betroffen sind. Sie wissen, dass sie nach einer Umstellungsphase wieder in der Lage sind, auch den einarmigen Handstand mit dem betroffenen Arm zu drücken, weil der kurze Bizepskopf als Ersatzspieler genutzt werden kann. Diese Bizepssehnenruptur kommt nicht immer aus heiterem Himmel, sie kündigt sich häufig durch schmerzhafte Funktionsstörungen an, ausgelöst von der proximalen Sehne, die im Knochenkanal am Oberarmkopf fast um 90 Grad abgewinkelt wird und damit starken Reibungskräften ausgesetzt ist. Wird der Bizeps extrem beansprucht, bewirkt seine Hypertrophie starke Reibungskräfte (schmerzhaftes Bizepsrinnen-Syndrom), die schließlich zu einer Zerrüttungsruptur führen können (Schnürsenkelphänomen).

Faszienstretching gegen Bizepsrinnen-Syndrom und Tennisellbogen

Durch das gezielte Faszienstretching können das Biszepsrinnen-Syndrom und die drohende Ruptur der Sehne verhindert werden.

Sie beginnen die Übung mit dem ersten Teil des Kreuzhang-Rituals in einem Türrahmen (siehe Seite 135). Sie stehen einen Schritt vor dem Türrahmen und legen beide Handflächen in Schulterhöhe gegen Rahmen, die Finger nach hinten, die Daumen nach oben. Zur Dehnungsverstärkung leichte Kniebeuge in Verbindung mit einer maximalen Spreizung aller Finger im Türrahmen (siehe Abb. 95).

In dieser extremen Supinationsstellung der Hände ist der Oberarmbizeps aber nicht restlos entspannt, denn der Bizeps ist nicht nur ein Beugemuskel, sondern gleichzeitig unser stärkster Supinator (Auswärtsdreher der Hand).

Zur speziellen Dehnung des Bizeps drehen Sie daher beide Hände auf die Handrücken, sodass der Hauptdruck von außen gegen die zweiten Mittelhandknochen geführt wird. Das ist die Voraussetzung, damit die proximale Bizepssehne optimal mit in die Dehnung einbezogen werden kann, am besten praktizieren Sie die Bizepsdehnung aus dem Ellbogensitz vor dem Bett heraus, dabei drehen Sie beide Hände auf den Handrücken und verlagern den Oberkörper wiederholt vor und zurück.

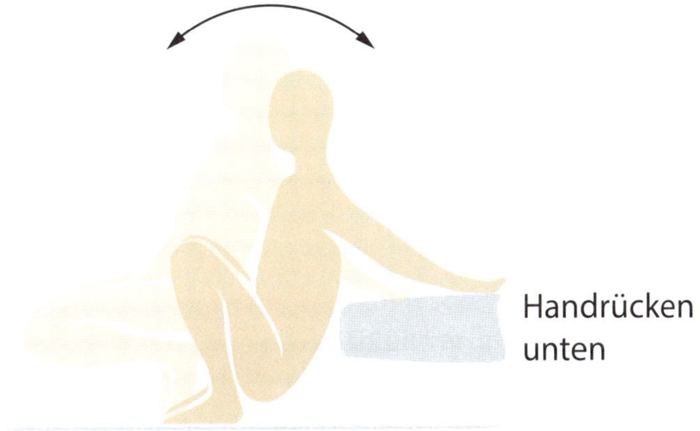

Abb. 111 | Optimale Dehnung der Schultern im Bizepsverlauf aus der Hocke heraus. Dabei liegen die gestreckten Arme so nach hinten, dass die Handrücken mit den Daumen nach innen auf der Unterlage liegen.

Das ist die spezielle Dehnung der proximalen Bizepssehne, wobei der Ausdrehmuskel am rechten Ellbogengelenk (Musculus supinator) mit in die Dehnung einbezogen wird, sodass diese Dehnung auch hervorragend gegen den Tennisellbogen (Epicondylitis lateralis) eingesetzt werden kann.

Auch in diesem Falle gibt es wieder drei Möglichkeiten der Dehnung:

- Beim statisch-muskulären Stretching halten Sie die Dehnungsposition sieben Sekunden, danach Wiederholung der Gegenseite.
- Beim dynamisch-faszialen Stretching verlagern Sie leicht federnd den Oberkörper vor und zurück.
- Oder Sie spannen dynamisch in mehreren Wiederholungen den Bizeps in der Dehnungshaltung an, um so die Sehnenspindeln zu aktivieren. Wenn Sie dann die Dehnungshaltung intensivieren, werden Sie merken, dass Sie die Schulter weiter öffnen können.

Beim Tennisellbogen gibt es ergänzend ein spezielles Faszientraining

Beim Tennisellbogen liegt der Schmerzpunkt an der Außenseite des Ellbogengelenkes, weil hier die relativ schwache Unterarmstreckmuskulatur punktförmig ansetzt, sodass sich die Zugkräfte nur schwer verteilen können. Verursacht ist dies häufig durch die falsch gespielte Rückhand im Tennis, wenn die Schlagführung betont im Handgelenk ausgelöst wird, was die relativ schwachen Unterarmstrecker nicht leisten können. Dazu braucht es die starken Muskeln der Schultern, mit der entsprechenden Schlagführung aus diesem Gelenk heraus und das bei fixiertem Handgelenk oder die doppelhändig geführte Rückhand, bei der die Armstrecker auf der Schlagseite vom Gegenarm mit unterstützt werden.

Der Tennisellbogen ist aber auch häufig Folge intensiver Hausarbeit, wie Bügeln oder Fensterputzen etc.

Dynamisches Faszientraining gegen den schmerzhaften Tennisellbogen

Ergänzend zu der vorherigen Übung im Türrahmen wirkt ein spezielles Programm mit einer gefüllten Flasche. Im Sitzen legen Sie das rechte Bein über das linke, darauf liegt der gestreckte rechte Arm, abgelegt in Höhe Ellbogengelenk. Die rechte Hand hängt im Handgelenk maximal nach unten und hält dabei die gefüllte Wasserflache. Und jetzt versuchen Sie, in leicht federnden Bewegungen die Flasche auf und ab zu bewegen, dem folgt speziell die Handinnenkante in vertikaler Ausrichtung, dabei wird das Anheben der Flasche mit der rechten Hand stets von unten mit der linken Hand unterstützt.

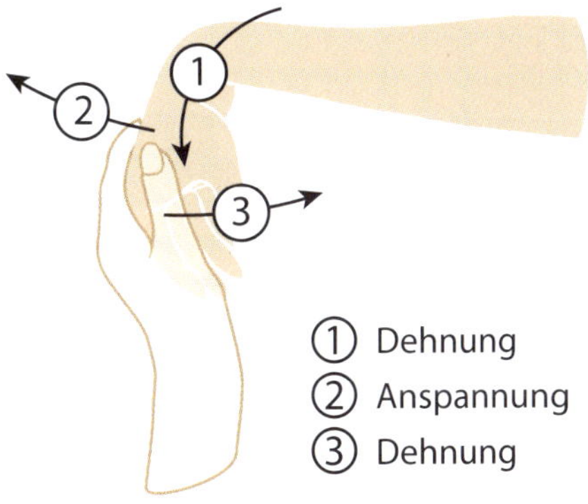

Abb. 112 | Optimales exzentrisches Krafttraining der Unterarmstreckmuskeln, das auch gegen den Tennisellbogen eingesetzt werden kann, weil der Faszienansatz am Ellbogen erreicht wird.

Supinator-Syndrom

In bestimmten Fällen kann der Tennisellbogen von einem Supinator-Syndrom überlagert werden, bei dem durch die verstärkte Auswärtsdrehbelastung (Supination) der Hand der Musculus supinator in eine Stressspannung gerät. Das Engpass-Syndrom, die distale (körperferne) Kompression des tiefen Astes des Speichennervs (Nervus radialis), entsteht in der Frohse-Arkade des Supinatormuskels. In diesem Fall kommt es zu Funktionsstörungen in der Streckleistung des Daumens und der Finger, keine Fallhand und keine Sensibilitätsstörungen, wie sie bei der proximalen (körpernahen) und mittleren Speichennervenläsion auftreten.

Das Supinator-Syndrom wird ebenso vom Faszientraining im Türrahmen und von der Übung mit der Wasserfläche erreicht.

Engpasssyndrome an der Beugeseite der Unterarme und der Handflächen

Hier geht es primär um die Kompressionssyndrome im Verlauf des Mittelhandnerven (Nervus medianus), der die Hand entscheidend motorisch und sensibel beeinflusst. Im Vordergrund stehen hier das Pronator-teres-Syndrom, das Superficialis-Syndrom und vor allem das Karpaltunnelsyndrom, weil der Faustschluss der Hand die wohl intensivste Form unserer Muskelbelastung darstellt. Das entsprechende fasziale Stretching habe ich Ihnen bereits vorgestellt, Sie finden es auf Seite 131.

Das Ulnarisrinnen-Syndrom alias Golferellbogen

Zu diesen Funktionsstörungen gehört aber auch das Ulnarisrinnen-Syndrom, der sogenannte Golferellbogen, weil besonders beim Abschlag die Unterarmbeugemuskulatur an der ellenseitigen Kante unter Druck geraten kann. Aber auch lokale Druckerscheinungen sind in der Lage, diesen empfindlichen Nervenpunkt an der Innenseite des Ellbogengelenkes zu treffen. Sie alle kennen den überempfindlichen Musikantenknochen, den blitzartigen Schmerz, der schon bei einer simplen Prellung am Arm auftreten kann. Das Ulnarisrinnen-Syndrom steht aber auch mit dem Fehlverhalten in der Nacht in Zusammenhang, wenn der entsprechende Arm in Seitenlage als Kopfkissenersatz herhalten muss oder wenn er unkontrolliert auf einer harten Bettkante abgelegt wird. Zwei Möglichkeiten stehen zur Auswahl: erstens die optimale Kopfkissenlagerung auf einem geeigneten Kissen (siehe Seite 147), zweitens ein polsternder Verband um das Ellbogengelenk, der den Außendruck abfängt.

Das Faszienstretching der beugeseitigen Unterarmmuskulatur habe ich Ihnen bereits im Zusammenhang mit der Entspannungshocke am Boden, im Bett und auf einer Tischplatte vorgestellt (siehe Seite 132f.; 145).

Schnappfinger und Schnappdaumen – häufig schmerzhafte Sehnenblockaden

Die menschliche Hand des Greifens, des Haltens, des extremen Festhaltens tendiert zur Faust, dem Zeichen der Macht, der Stärke, der Drohung, die häufigste Ausdruckform in einer Welt ständiger Spannungen.

Die menschliche Hand ist die geballte Faust, die sich leider nur selten zur Streckung der Finger öffnet, sei es durch das Loslassen oder Abgeben oder durch das Streicheln, wenn man es gut mit einem anderen meint.

Die Faszien der Fingerstrecker lassen sich optimal und leicht federnd mit einem Bürogummi trainieren, damit wird dieses Gerät zu unserem kleinsten Trainingspartner. Um jeden Finger, angefangen vom Daumen bis zum Kleinfinger, wird eine vollständige Gummischlaufe gedreht, dadurch wird der Gummi insgesamt in seinem Umfang verengt, sodass bei der wiederholt federnden Fingerstreckung die Gummispannung in mehrmaliger Wiederholung überwunden werden muss. Hierdurch kann die Kraft der Fingerstrecker verbessert werden, was sich positiv beim Karpaltunnelsyndrom und in einem zweiten Schritt auch beim Tennisellbogen auswirkt.

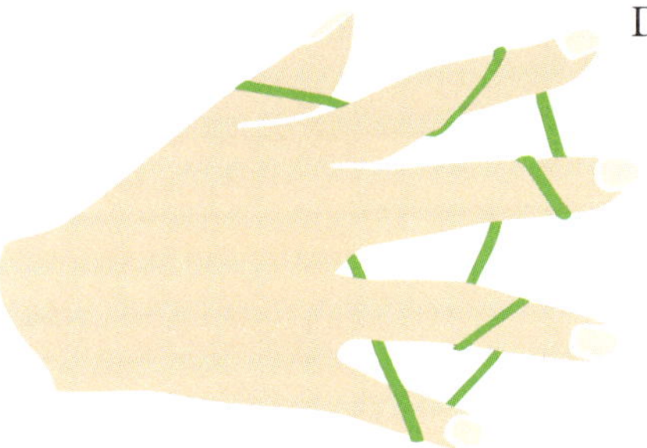

Abb. 113 | Faszienbetontes Streckertraining der Finger; dabei liegt um jeden Finger eine kreisförmig angelegte Gummischlinge.

Wir hatten bereits erfahren, dass auch die Sehnen trainierbar sind (Tittel / Otto), wenn auch deutlich weniger ausgeprägt als die Muskeln, die einfach besser durchblutet sind. Das bradytrophe (sauerstoffverarmte) Gewebe erfährt aber auch durch sein vermindertes Anpassungsvermögen eine Qualitätsvermehrung durch die Zunahme seiner Mizellstrukuren, wenn auch nur geringgradig. Hierdurch ist es allerdings prädisponiert zum Engpasssyndrom im Verlauf der Sehnen, denn diese müssen in bestimmten Regionen enge Kanäle (sogenannte Ringbänder) passieren, sodass jede lokale Sehnenhypertrophie in einer Blockade im Sehnenfach enden kann.

Im Notfall kann in einem Finger bzw. im Daumen der Beugeversuch in einer schmerzhaften Blockade enden, die anfangs noch überwunden werden, aber schließlich in einer bestimmten Beugestellung stecken bleiben kann.

Die Medizin gibt in diesem Falle der Operation den Vorzug, das Ringband wird ganz einfach gespalten und damit der Weg für die Beugesehne wieder freigemacht. Das ist simpel und schnell zugleich, stellt aber keine ursächliche Behandlungsform dar.

> Trotz meiner handchirurgischen Ausbildung empfehle ich Ihnen den natürlichen, ursächlichen Behandlungsweg. Wir beide zusammen, Sie und ich, praktizieren das fasziale Stretching mit dem Ziel, die Beugesehne wieder gefügig und gleitfähig zu machen. Damit nimmt sie an Volumen ab und kann bald unbeschadet die Engstelle wieder überwinden. Sie haben die Wahl: Operation oder wiederholtes Faszienstretching der Beugesehne.

Der Schnappdaumen, die neue Berufskrankheit am Smartphone

Beim Schnappdaumen stützen wir den entsprechenden Arm auf dem oberen Kniegelenk ab, die Hand ist in Überstreckstellung, der Daumen maximal gespreizt. Mit dem Ballen der Gegenhand dehnen Sie jetzt den gestreckten Daumen in seiner Extremstellung, Sie halten die Position sieben Sekunden und erreichen so die verkürzte Muskulatur.

Wir lockern danach nur gering die Daumenstreckung, bleiben aber weiter in der Dehnungsstellung. Jetzt folgt das Faszienstretching durch die wiederholte federnde Anspannung und Entspannung der Beugesehne durch Druck gegen die andere Hand in extremer Dehnungsstellung. Sieben oder auch mehr Wiederholungen, und wenn Sie jetzt noch einmal intensiv nachdehnen, werden Sie sogleich über die erreichte Sehnenerweiterung erstaunt sein. Natür-

Abb. 114 | Druck mit der Gegenhand gegen den maximal gestreckten Daumen, bei Faszienstretching wiederholter Druck des Daumens gegen die Hohlhand.

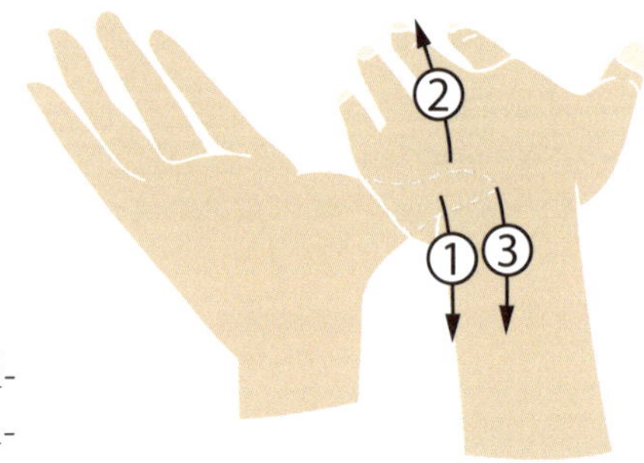

lich wird die Blockade nicht gleich völlig überwunden sein, das wäre zu einfach. Sie wiederholen die Übungen im Zwei-Stunden-Rhythmus, und bald ist der endgültige Erfolg durch die bessere Gleitfähigkeit der Sehne sichtbar.

In gleicher Weise verfahren Sie mit dem Schnappfinger. Dabei kann man aus meiner Erfahrung davon ausgehen, dass entweder der Mittel- oder der Ringfinger betroffen ist.

Wiederum wird die entsprechende Hand überstreckt und alle Finger gespreizt. Druck mit der Gegenhand gegen die maximal gestreckten Mittel- oder Ringfinger, sieben Sekunden halten. Danach geringe Lockerung der Dehnung und wiederholte Anspannung der Beugesehnen beider Finger durch den Maximaldruck gegen die Hohlhand der anderen Seiten, sieben oder mehr Wiederholungen. Danach erneute Nachdehnung, und sofort spüren Sie den Längengewinn in beiden Beugesehnen. (Siehe Abb. Nr. 114, nur wird der Daumen durch Ring- und Mittelfinger ersetzt.)

Dupuytren'sche Kontraktur der Hohlhandfaszie, eine typische Männersache

Die knotenförmige Schrumpfung der Hohlhandfaszie ist die wohl häufigste Faszienerkrankung überhaupt, das ist meine Erfahrung aus handchirurgischer Praxis. Die Öffnung der Hohlhand erfolgt per Y-Schnittführung, oft in Verbindung mit Z-Plastiken, wenn vor allem die Finger bereits in Beugestellung versteift sind. Dann folgt die totale Fasziektomie, die Totalentfernung der Sehnenplatte nach Buck-Gramcko, dem Nestor der Handchirurgie in Deutschland, ein Stundeneingriff, oft auch länger in voller Konzentration, um Nerven und Blutgefäße der Hand zu schonen.

Prävention statt Operation hat gute Chancen, wenn man rechtzeitig beginnt und die Finger noch nicht in Beugestellung versteift sind. Wiederum komme ich auf das Faszientraining in der Hocke am Boden, im Bett oder auf einer Tischplatte zurück (siehe Seite 132f.; 145), damit können Sie die Faszienschrumpfung kontrollieren, ja sogar, wenn auch nicht ganz, in wichtigen Teilbereichen rückgängig machen.

Die Trommlerlähmung der langen Daumenstrecksehne und die Tendinose der Abspreizsehne beim Morbus de Quervain

Die älteste Berufskrankheit überhaupt ist die Trommlerlähmung. Wie wir schon wissen, waren bereits die Tambouren Friedrichs des Großen davon betroffen. Dabei reißt die lange Strecksehne an der Streckseite des Handgelenks in ihrer typischen 45-Grad-Abknickung, und der Daumen kann nicht mehr aktiv gestreckt werden, wodurch die Leistungsfähigkeit der Hand erheblich eingeschränkt wird (siehe Abb. Seite 115).

Zur Tendinose in einem anderen Sehnenfach kommt es durch die Schwellung der kurzen Daumenstrecksehne und der langen Daumenabspreizsehne beim Morbus de Quervain, stets verbunden mit Schmerzen und Funktionsstörungen. Hervorgerufen wird diese Erkrankung durch die Überbelastung des Daumens beim Abspreizen, z. B. bei langen Gartenarbeiten mit einer Schere, bei der Tennisrückhand, wenn die Hand im Handgelenk zu stark zur Daumenseite abgewinkelt wird etc.

Faszienstretching der Daumenstrecksehnen und der Abspreizsehne

Das Faszienstretching der Daumenstrecksehnen und der Abspreizsehnen läuft in einem gemeinsamen Programm ab. Der entsprechende Daumen wird bei abgestütztem Ellbogen maximal gebeugt und in die Hohlhand eingeschlagen. Zusätzlicher Druck von der Streckseite des gebeugten Daumens durch Zeige-, Mittel- und Ringfinger der Gegenhand über sieben Sekunden beim statischen, muskulären Stretching. Beim eigentlichen Faszienstretching leichte Lockerung des gebeugten Daumens und wiederholte Anspannung der Strecksehnen durch den Druck des gebeugten Daumens gegen die Finger der Gegenhand. Danach erneute Nachdehnung, die intensiver die Beugestellung des Daumens auslösen kann.

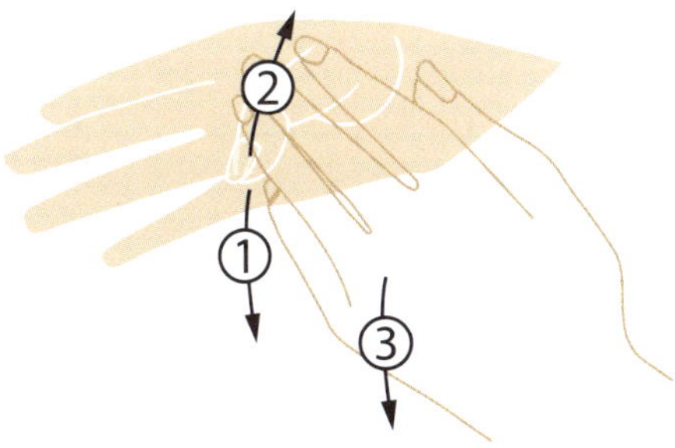

Abb. 115 | Der entsprechende Daumen wird maximal in die Hohlhand eingeschlagen, Beugeverstärkung durch den Druck mit den Fingern der Gegenhand. Beim Faszientraining wiederholter Druck des gebeugten Daumens gegen die Hohlhand der anderen Hand.

① Dehnung
② Anspannung
③ Dehnung

9. Bewegung aus der Elastizität heraus

Elastizität und nicht die Kraft ist das vorherrschende Energiekonzept der Natur, ich sagte es bereits. Das sieht der Mensch grundsätzlich anders: Für ihn ist es die Kraft, die die Welt verändert, nur kraftvoll können die Widerstände in unserem Vorwärtsdrang überwunden werden. Grundsätzlich muss man allerdings die natur-richtige von der natur-unrichtigen Bewegung unterscheiden. Unnatürlich ist unser Verhalten im Stressalltag, die motorbetriebenen Vehikel kennen nur noch eine Richtung: geradeaus und auf schnellstem Weg dem Ziel entgegen. In grauer Vorzeit war man stets auf verschlungenen Wegen unterwegs, in ständiger Richtungsänderung slalomartiger Serpentinen näherte man sich behutsam dem Ziel, das man in jeder Kurve für eine bestimmte Zeit aus den Augen verlieren musste, wobei diese Ablenkung auch für das Wechselspiel zwischen Richt- und Gegenschwung galt. Dieses Verhalten entspricht der Kunst des Bogenschießens, in der die Treffsicherheit davon abhängt, nicht permanent auf das Ziel orientiert zu sein, sondern kurze Momente der Entspannung zu suchen und wiederholt daneben zu zielen, eine ganz spezielle Art des Loslassens. Mit dem Auslöschen einer brennenden Kerze auf der Bühne in zwanzig Meter Entfernung in dieser Technik beendet einer meiner Freunde seine ganz speziellen Seminare. »Und ich habe noch nie danebengeschossen«, wie er glaubhaft versicherte. Das entspricht der alten Weisheit: »Wenn du ein Ziel im Leben erreichen willst, verlier es wiederholt aus deinen Augen.« Das ist das Grundkonzept der logarithmischen Spirale, dem führenden Energietransfer in der Natur, bestehend aus Richt- und Gegenschwung. Und nur so ist immer wieder ein neuer Wachstumsschub auch nach dem kältesten Winter in Sibirien möglich.

Diese verschlungenen Wege der Spirale wurden im Technikzeitalter auf den geraden Pfeil in seiner geraden, direkten Ausrichtung verdichtet, alles musste ab sofort schnell, direkt und nur noch einseitig zielorientiert über die Bühne gehen. Stress war damit vorprogrammiert, Stress mit seinen stressbedingten Erkrankungen, weil der Mensch voreilig und endgültig den Irrweg der linearen Mechanik eingeschlagen hatte, wie ich es in diesem Buch bereits mehrfach ausgeführt habe.

»Der kürzeste Weg zwischen zwei Punkten ist die Gerade!« Die lineare Mechanik hatte sich zu Wasser, zu Lande und in der Luft endgültig durchgesetzt. Die naturgegebene Spirale mit ihren gegensätzlichen Schwingungsarmen war überholt und wurde als reine Zeitverschwendung abgetan.

Das Zeitalter der absoluten Technisierung hatte begonnen, in dem menschliches Verhalten an seiner Einstellung zur Zeit gemessen und die Zeit in einem Atemzug mit Geld genannt wurde. Der Mensch in seinem Vorwärtsdrang ging sogar so weit, auch der Natur die schnelle Gangart der linearen Dynamik aufzudrücken. Flüsse wurden kanalisiert und damit auch das Wasser beschleunigt, und erst heute, bei ständig steigendem Hochwasser erkennt man diesen grundsätzlichen Irrtum. Die Bionik, die Wissenschaft aus Biologie und Technik, die den Wissensvorsprung der Natur zu nutzen gelernt hat, sieht deutlichen Korrekturbedarf in unserer »naturwissenschaftlichen« Entwicklung aus menschlicher Sicht:

> Die Menschheit hätte sich den Irrweg der linearen Mechanik ersparen können! Das wirksamste Energiekonzept der Natur ist die logarithmische Spirale zwischen Richt- und Gegenschwung bei großer Bewegungsamplitude auf der Grundlage optimaler Elastizität.

Ein Credo dieses Buchs lautet: Der Anpassungsprozess der Menschheit an die Technik vollzog sich unter Vernichtung des energiefördernden Gegenschwungs. Damit war ein allgemeiner Elastizitätsverlust die logische Konsequenz:

Die Menschheit mutierte vom Lauf- zum Sitzwesen. Damit verbunden war die betonte Frontalposition aller Extremitäten, speziell in den Armen und Beinen wurde der energiefördernde Gegenschwung vernichtet. Gegenwärtig findet an Motor, Maschine und Computer der Gegenschwung nicht mehr statt, ein allgemeiner Elastizitätsverlust ist die Folge.

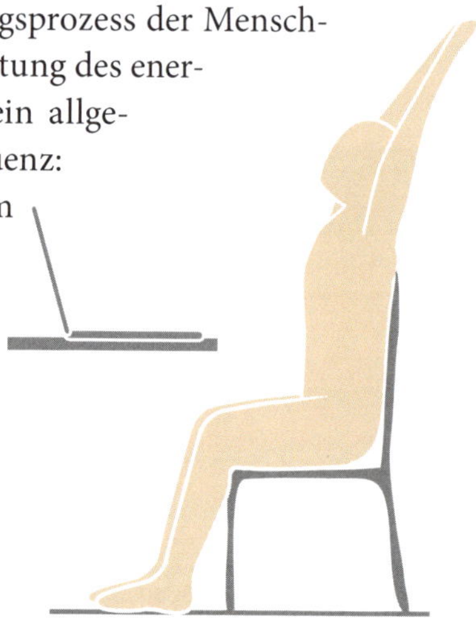

Abb. 116 | Monotone Sitzarbeit ohne Gegenschwung macht krank.

Dieser völlige Verlust des Gegenschwungs geht zu Lasten der kraftübertragenden Sehnen und Faszien, die nicht mehr in den Bewegungsvorgang einbezogen werden können. Der initiale Gegenschwung ist für die Mobilisation der Faszien aber essentiell, weil erst hierdurch die notwendige Längenerweiterung der Faszien ermöglicht wird.

> Im schnellen Stressalltag braucht der spiralfederartige Gegenschwung zusätzlich Raum und Zeit.
> Ohne Gegenschwung ist die Sehnen-Faszien-Verbindung zum Nichtstun verurteilt, sie wirkt lediglich als passiver Kraftüberträger in der Muskel-Gelenk-Verbindung und kann sich somit nicht aktiv in den Bewegungsvorgang einbringen – das ist ein Naturgesetz.

Allein der menschliche Fuß ist ein Wunderwerk der Natur, ein elastisches Kraftwerk, in dem schon die Anordnung der Fußwurzelknochen einem schwingenden Gewölbe ähnlich ist, den Gewölbestrukturen der Gotik alter Baumeister in ihren Kathedralen vergleichbar, menschliche Bauwerke für die Ewigkeit.

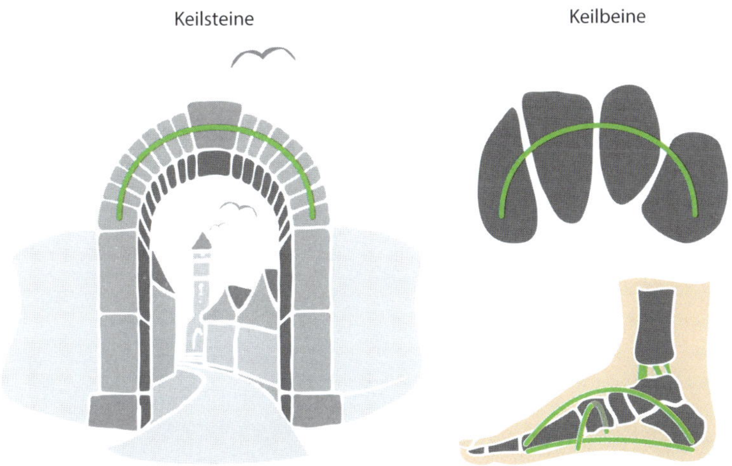

Abb. 117 | Das knöcherne Fußgewölbe gleicht dem Rundbogen alter Gemäuer.

Das Elastizitätsvermögen der Sehnen und Faszien trägt auch dazu bei, den laufenden Energietransfer während der Bewegung unter Kontrolle zu halten, das ist die Grundbedingung aller natürlichen Prozesse, denn Energieeinsparung ist das Phänomen, das dem höchsten Evolutionsdruck ausgesetzt ist (Das Große Buch der Bionik, W. Nachtigall und K. Büchel, Seite 180).

Besonders in den letzten 100 Jahren vollzieht sich unser allgemeines Bewegungsverhalten auf natur-unrichtigen Bahnen, d.h. die gegensätzlichen Schwingungsarme der Spirale haben sich auf den geraden Pfeil verdichtet, der nur eines duldet: schnell, direkt, in kurzer Zeit dem Ziel entgegen. In dieser Ausrichtung kommen die Sehnen und Faszien nicht zum Zug, ihr geniales Bewegungskonzept ist in der pfeilgeraden Ausrichtung überhaupt nicht vorgesehen, dieses natürliche Katapult liegt ungenutzt im Abseits. Hat allerdings der Bogenschütze den Gegenschwung mit dem Bogen vollzogen, so ist der Bewegungsimpuls auf den Pfeil nur noch eine Frage des Loslassens, die Freigabe der potenziellen Lageenergie ohne Kraft und Anstrengung, das ist die *vis a tergo*, die das Faszien-Laufen zu einem Vorgang der Schwerelosigkeit macht, leicht wie ein Pfeil geht es dem Ziel entgegen!

Viele der Verletzungen bzw. Erkrankungen des Stütz- und Bewegungsapparates hätten uns erspart bleiben können, wenn die Medizin die Aufmerksamkeit eher auf die Faszien gelenkt hätte und wenn uns die Bedeutung des energiefördernden Gegenschwunges stärker bewusst geworden wäre. Vor allem geht es um die Ausnahmestellung der Sehnenspindeln, weil sie es sind, die letztendlich durch ihre Superentspannung die Elastizität und damit die Freiheitsgrade der Gelenke bis ins Extreme steigern können.

Aber auch der zuggurtenartige Aufbau der Muskelschlingen in ihrer dreidimensionalen Ausrichtung entspricht der Spirale, sodass Spannungsbögen die Folge sind, über die auch weit entfernt gelegene Gelenkabschnitte miteinander in Verbindung stehen. So kann es nicht verwundern, dass in der vorherrschenden Spitzfußstellung durch Absatzschuhe Wadenkrämpfe entstehen, deren Anspannung sich bis in die Lendenwirbelsäule fortsetzten, eine häufige Ursache für Rückenbeschwerden.

Faszien-Jogging mit katapultartigem Spiralfedereffekt

Wie geht Faszientraining? Am besten kann ich es Ihnen erklären anhand der Affen im Urwald, die von Ast zu Ast springen und sich dabei mit Händen und Füßen federnd abfangen: Das ist für die oberen und unteren Extremitäten reines Faszientraining. Wir Menschen bringen Vergleichbares nur als exzellente Turner am Reck zustande, wenn die Riesenfelge in der Luft in einen Salto übergeht. Dabei kommt es auf das exakte Timing der Hände bei der erneuten Landung an der Reckstange an, das ist nur mit geübten Fasziengriffen möglich.

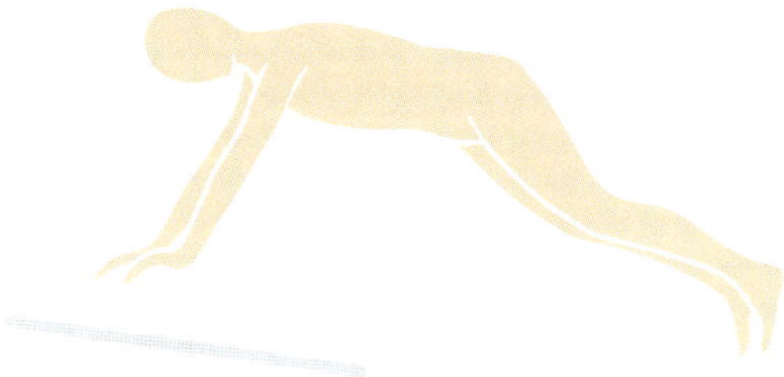

Abb. 118 | Extremes Faszientraining beim Umgreifen am Gerät.

Wir beginnen mit dem Faszien-Jogging am besten mit Barfußlaufschuhen

Nun muss der Mensch nicht sogleich sein Bewegungsmedium wechseln und in den Urwald zurückkehren. Mit Geduld und Übung können wir aus unseren Absatzschuhen herausschlüpfen, um in den neuen Barfußlaufschuhen mit Negativabsatz und breiter vorderer Ausrichtung unsere Füße auf das neue Faszien-Jogging einzustellen, aber auch einfache Plateauschuhe sind geeignet.

Mit dem Einbeinstand in Spiralfederstatur fängt Faszien-Jogging an

Der moderne Mensch steht bevorzugt in gerader und linearer Ausrichtung. Damit ist der Einsatz besonders der Rotationsmuskeln im Becken mehr oder weniger blockiert, die in ihrer Tiefenwirkung nicht berücksichtigt werden können. In unserem geraden Stand kommen betont die zweidimensionalen, längsverlaufenden Muskelgruppen zum Einsatz. Stehen in Spiralfederstatur wirkt komplex auf die Muskulatur des Rückens, des Beckens und der Beine, außerdem wird unsere Koordination geschult. Zudem ist dieses äußere Erscheinungsbild des Menschen vielseitiger, komplexer, hat es doch etwas mit der optimalen Aufteilung der Proportionen im Raum zu tun und kommt damit dem Goldenen Schnitt sehr nah, der für die Schönheit in der Natur steht.

Stehen in Spiralfederstatur ist nicht nur ökonomisch, sondern auch vielseitiger und hilft einseitige Belastungen zu vermeiden.

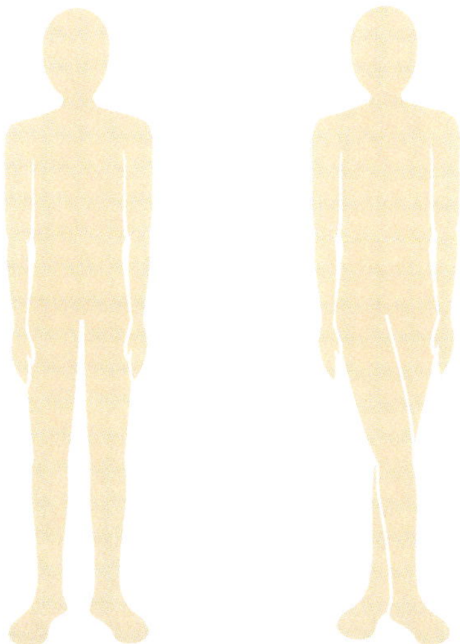

Abb. 119 | Stehen in linearer und spiralförmiger Anordnung der Beine.

Sie stehen fest auf dem rechten Bein, das rechte Kniegelenk ist leicht gebeugt. Jetzt verlagern Sie das linke Bein an die Außenseite des rechten, dabei ist auch das linke Knie gering gebeugt, der linke Fuß stützt an der Außenseite des rechten Fußes gegen den Boden, beide Füße stehen in ganzer Länge fest am Boden. Der gebeugte rechte Arm hängt locker vor dem Körper oder besser noch, Sie halten die gefalteten Hände am Rücken. Jetzt wippen Sie auf und ab aus den gebeugten Kniegelenken heraus. Wechseln Sie regelmäßig zwischen rechts und links und setzen Sie dabei Ihre Wiegebewegungen fort.

Das neue Faszien-Standig auf einem Bein ist ausdauernd und schult gleichzeitig die Koordination.

Jetzt beginnen Sie mit den ersten Schritten beim Faszien-Jogging aus dem Einbeinstand heraus, Sie stehen z. B. auf dem rechten Bein und lassen das linke mehrmals vor- und zurückschwingen, wechseln zur Gegenseite, und das mehrmals hintereinander. Dann folgt der erste Schritt auf dem rechten Standbein: Sie hüpfen leicht federnd mit dem schwingenden linken Spielbein nach vorn und rollen den linken Fuß über Ferse und Vorfuß am Boden ab. Entscheidend ist das Aufsetzen des linken Fußes am Boden, nicht, wie gewöhnlich, punktgenau, sondern mit leichtem Gegenschwung von oben nach unten, d. h. kurz vor der Landung ist der linke Fuß gering über dem Untergrund angehoben, dabei wird der Vorfuß betont angehoben, und man setzt mit der Außenkante der Ferse am Boden auf.

Durch den Gegenschwung spielt sich das Ganze zunächst deutlich verlangsamt ab, dabei können Sie zunächst nach der Fußlandung auch kurz im Einbeinstand verweilen, um dann zur nächsten Folge anzusetzen. Am Anfang geschieht der Ablauf mit höchster Konzentration bei exakter Schulung der Koordination, aber der Vorgang wird bald flüssiger und schneller.

Natürlich ist die Abrollspur auf dem Boden beim Faszien-Jogging eine Spirale!

Dabei müssen wir wissen, wie die Abrolllinie des Fußes exakt am Boden verläuft. Sie ist keine Gerade, denn wie wir aus der Bionik wissen, wäre die lineare Ausrichtung ein Irrweg. Spiralförmig rollt der Fuß auf dem Boden ab mit erstem Aufsatzpunkt bei der vorderen Stützphase auf der Außenkante der Ferse im hinteren Drittel. Bei gerader Abrollspur müssten wir uns dann mit der schwachen Kleinzehe abstoßen, was von vornherein ein Unding wäre. In logischer Folge kippt also der Fuß von der Außenkante bei der Supination im Abrollen nach vorn durch den nun folgenden Pronationsschub nach innen unten, und auf diese Weise kommt die starke Großzehe zu ihrem Einsatz, ein kräftiger Abstoßimpuls ist die Folge.

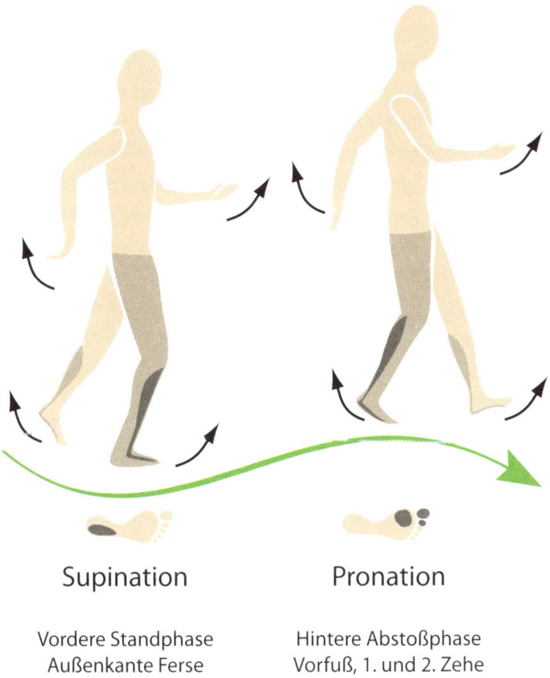

Abb. 120 | Die spiralförmige Abrolllinie des Fußes am Boden, eingeleitet mit dem äußeren Supinationsund dem inneren Pronationsschub.

Vom O beim genu varus der Männer zum X beim genu valgus der Frauen

> Hier unterscheiden sich Männlein und Weiblein, die Männer mit ihrem stärkeren Supinationsschub, wie er vielfach durch die Tendenz zum *genu varus* (O-Bein) ausgelöst wird, überprüfbar am Abrieb der Schuhe, die hinten-außen stärker abgelaufen werden. Frauen mit ihren betonten Hüften neigen zum *genu valgus* (X-Bein) mit stärkerem Pronationsschub, weil der Oberschenkel stärker von außen gewinkelt auf das Kniegelenk trifft, wodurch Unterschenkel und Fuß in den stärkeren Pronationsschub geraten. Das ist auch der Grund, warum Frauen eher einen Außenmeniskusschaden erleiden können, im Gegensatz zu den Männern, bei denen der Innenmeniskus häufiger zerreißt. Demzufolge erleiden junge Mädchen häufiger im Schulsport eine Patellaluxation (Verrenkung) mit der Verschiebung der Kniescheibe nach außen.

Das Problem des menschlichen Fußes liegt in der sinnvollen Vereinigung von zwei Gelenkflächen in völlig unterschiedlichen Verlaufsrichtungen, wobei die Verbindung zwischen beiden von einer einfachen Kreisführung nicht zu erreichen ist. Es gibt keine andere Lösung, die Vereinigung schafft nur die Spirale, wie auf der Autobahn an den Brennpunkten des Frankfurter Kreuzes. In einer einfachen Kreisverbindung würden die schnellen Fahrzeuge leicht aus der Bahn fliegen, nicht so in der Spiralverbindung, wo der langsam kleiner werdende Krümmungsradius im Gegensatz zum Kreis genügend Zeit lässt, um vom eingewöhnten hohen Autobahntempo wieder herunterzukommen.

Die Spirale ist also auch das ideale Verbindungsglied zwischen zwei Geraden, wie das auch im oberen Sprunggelenk der Fall ist:

- Da ist zum einen die horizontal verlaufende Bewegungsachse des oberen Sprunggelenks, auf der das frontalbetonte Heben und Senken des Fußes beim Abrollen am Boden stattfindet. Man landet zuerst mit der Ferse am Boden und stößt sich dann nach dem Abrollvorgang mit dem Vorfuß in Höhe Großzehe wieder ab.
- Zum anderen gibt es das vertikale untere Sprunggelenk, das in gering schräger Ausrichtung zwischen der Ferse und der Großzehe verläuft, in der das Heben und Senken der äußeren Fußkanten vor sich geht. In diesem unteren Sprunggelenk verläuft parallel zum Heben und Senken im oberen Sprunggelenk primär die Supination der Fersenaußenkante nach unten und sekundär der vordere Pronationsschub nach innen-unten.
- Das obere Sprunggelenk ist im Fuß nach hinten versetzt, dadurch entstehen drei Drittel, die vorderen zwei Drittel für den Vorfuß und das hintere eine Drittel für den Rückfuß (siehe Abb. Seite 49).

> Allein aus der Anatomie heraus kann das spiralförmige Abrollen des Fußes auf dem Boden belegt werden. Es gibt keinen Diskussionsbedarf mehr und dazu hat in jedem Fall die Projektion auf das Faszien-Thema beigetragen, außerdem können zwei unterschiedliche Gelenkachsen, wie am oberen und unteren Sprunggelenk, nur durch eine Spiralverbindung sinnvoll miteinander verbunden werden.

Faszien-Jogging ist fersenbetontes Laufen

Faszien-Jogging ist betontes Fersenlaufen, der erste Aufsatzpunkt bei der vorderen Fußlandung ist das hintere Drittel der Außenkante der Ferse. Das entsprechende Knie ist leicht gebeugt, nur so werden die robusten, dickwandigen, zentralen Knorpelregionen im Knie zur Gelenkdämpfung einbezogen. Bei gestrecktem Knie belasten Sie dagegen die dünnflächigen Knorpelschichten am Rande der Gelenkfläche, frühzeitige Knorpelaufbrüche ebnen frühzeitig den Weg in die Kniearthrose.

Die Beingelenke allgemein, die Kniegelenke im Besonderen, sollten nie randständig, sondern immer zentral und damit leicht gebeugt belastet werden,

denn randständig ist der schützende Knorpel nur dünnflächig, zentral dagegen dick gepolstert ausgelegt

Grundsätzlich kann man am Fuß drei Aufsatzpunkte unterscheiden:

- Beim Faszien-Jogging und im Ausdauersport Außenkante Ferse hinteres Drittel.
- In den Mittelstrecken verlagert sich der Aufsatzpunkt weiter nach vorn in Höhe mittleres Fußdrittel.
- In allen Sprintsportarten ist extremes Vorfußlaufen angesagt, der Aufsatzpunkt liegt im vorderen Fußdrittel im Vorfuß, eine extrem hohe Waden-Achillessehnen-Belastung ist die Folge.

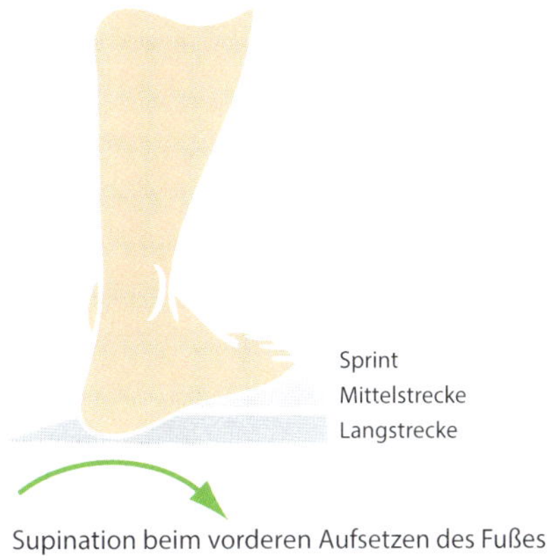

Abb. 121 | Die drei Aufsatzpunkte des Fußes am Boden, hinten Ausdauer, in der Mitte Mittelstrecke und vorn Sprint.

Katapulteffekt durch Gegenschwung beim Laufen – wie geht das?

Die primäre Fersenbelastung beim Aufsetzen des Fußes beim Faszien-Jogging ist grundsätzlich die Vorbedingung, damit der Gegenschwung beim Abrollen des Fußes am Boden überhaupt stattfinden kann. Über diesen biomechanischen Schub wird speziell die vordere Schienbeinmuskulatur (Vorfußheber) in Verbindung mit der Steigbügelfunktion zwischen dem kurzen und langen Wadenbeinmuskel sowie dem hinteren Schienbeinmuskel (Antagonisten zur vorderen Schienbeinmuskulatur) angesprochen.

Dies ist der entscheidende Moment, in dem die Wadenmuskeln und Achillessehnen über ihre Grundlänge hinaus gedehnt werden. Wenn jetzt das Aufsetzen des Fußes leicht federnd-vibrierend erfolgt, wird allein hierdurch die hohe Reizschwelle der Sehnenspindeln erreicht. Die extrem durch das Entspannungssignal gedehnte Achillessehne löst unmittelbar den antriebsfördernden Katapulteffekt aus, der der Antriebskraft der Muskeln gleichwertig an die Seite gestellt wird. Das ist die bereits vorgestellte *vis a tergo*, die Schubkraft beim Gehen und Laufen von hinten, die neue Leichtigkeit unseres Seins beim Faszien-Jogging.

Faszien-Jogging ist fersenbetontes Laufen mit federnder, schwingender Vibration, wobei der Gegenschwung durch Anspannung der vorderen Schienbeinmuskulatur in Zusammenhang mit dem muskulären, fibulären (Wadenbeinmuskeln) Steigbügel ausgelöst wird. Die Antagonisten dieser Muskelgruppe sind die Wadenmuskeln und die Achillessehne, die auf diesen Gegenschwungimpuls völlig unterschiedliche reagieren:

- Die Wadenmuskeln werden erweitert und damit aus ihrer Stressspannung befreit und erhalten für einen kurzen Moment eine regelrechte Sauerstoffspritze, wodurch Muskelfaserverletzungen und Wadenkrämpfe verhindert werden.
- Die gleichlaufende Verlängerung der Achillessehne hat eine grundsätzlich andere Wirkung. Durch die Längenerweiterung der Sehne werden die Spannungsrezeptoren der Sehnenspindel aktiviert, eine zusätzliche Längenerweiterung der Sehne ist dic Folge, sodass der anschließende Katapulteffekt der Sehne in größter Intensität aktiviert werden kann und sich total mit in den Bewegungsantrieb einbringen kann. (Siehe Laufanalyse Nurmi Seite 28f.)

Faszien-Jogging – die ersten Schritte

Beim Einstieg in ihr persönliches Faszien-Jogging machen Sie alles genau so, wie eben beschrieben, und achten Sie bewusst auf das leicht schwingende Aufsetzen mit der Ferse am Boden, indem Sie die Ferse gering von oben nach unten federnd aufsetzen und dabei den Vorfuß bewusst anheben. Sie lernen frühzeitig kurze Retropassagen einzubauen, anfangs über vier Schritt oder auch mehr,

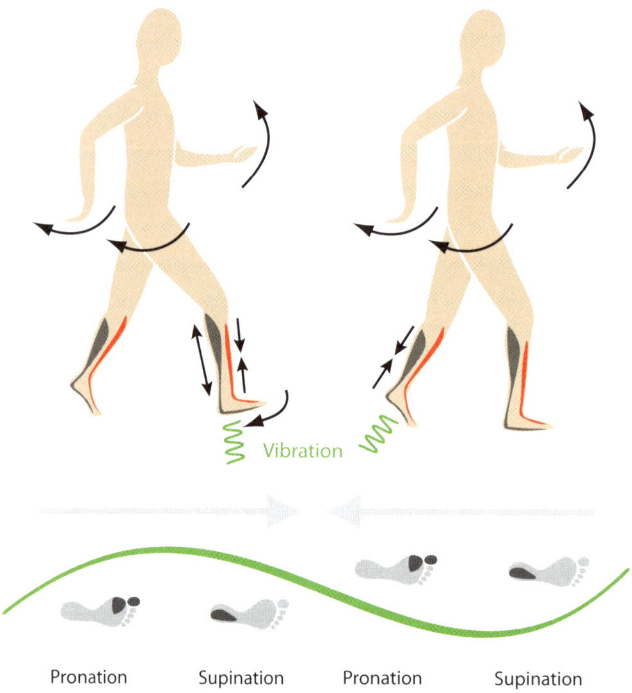

Ab. 122 | Aufsetzen des Fußes mit Vibration und Gegenschwung, vorwärts mit der Außenkante der Ferse und rückwärts im Vorfußbereich.

dabei setzen Sie federnd betont mit dem Vorfuß auf und rollen in Richtung Ferse am Boden ab, also genau umgekehrt zur Vorwärtsrichtung. Bleiben Sie anfangs länger in der Standphase, die mit zunehmender Übung immer flüssiger wird. Setzen Sie dabei bewusst schwungvoll mit dem Vorfuß auf und fühlen dabei die wohltuende Wirkung durch die Längenerweiterung der Achillessehne, ein Stretching im Vorübergehen der besonderen Art. Sie können in gerader Richtung im Vor- und Rückwärtsgang laufen, aber auch über die Pirouette ins Retro hineindrehen, um in Frontrichtung ihr Faszien-Jogging fortzusetzen

Wählen Sie bewusst leichte Anstiege, weil hierdurch automatisch die Längenerweiterung der Achillessehne gefördert wird. Hilfreich bei der vorderen Landung ist eine leicht verstärkte Beugestellung des Oberkörpers nach vorn, auch hierdurch kann der Katapulteffekt der Achillessehne bei der vorderen Fußlandung erhöht werden

Eine weitere gute Hilfe ist am Anfang das fersenbetonte Treppentraining, wie ich es am Anfang des Buches vorgestellt habe (Siehe Seite 16).

Faszien-Jogging rückwärts treppauf

Ergänzend hierzu können Sie rückwärts treppauf trainieren, was besonders wirksam ist. Stufe für Stufe rückwärts treppauf leicht federnd, man landet betont mit dem Vorfuß auf der höheren Treppenstufe, rollt danach nach hinten Richtung Ferse ab und stößt sich mit dem Vorfuß nach oben ab. Bewusster Einbeinstand und Wechsel zur Gegenseite, eine Treppe mehrmals auf und ab oder auch längere Passagen sind möglich. Treppab landen Sie leicht federn mit der ganzen Fußaußenkante und rollen dann den Fuß nach vorne ab.

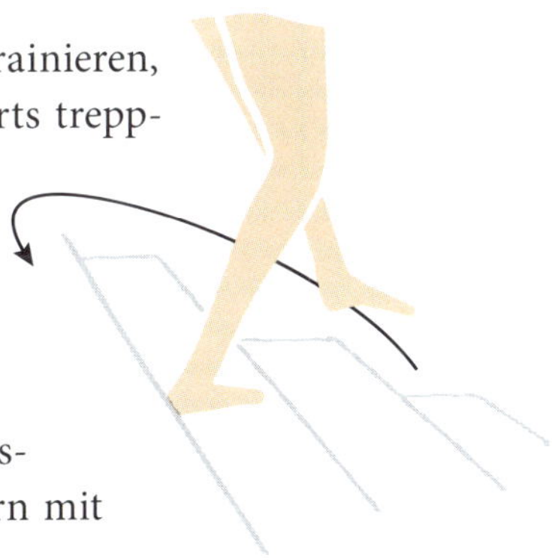

Abb. 123 | Rückwärts treppauf mit deutlichem Gegenschwung, eingeleitet mit Vorfußbelastung, wobei der Fuß dann spiralförmig Richtung Ferse abrollt.

> Allein dieses rückwärts treppauf ist ein hervorragendes Training, weil speziell auch die Koordination trainiert wird, ein optimales Antisturzprogramm. Es ist eine hervorragende kurze Bewegungspause bei computergestützten Arbeitsplätzen, weil Treppen in der Regel schnell erreichbar sind.

Das Vierstufen-Treppen-Training – ein optimaler Pausenfüller

Seit Jahren ist das mein optimales kurzweiliges Pausentraining auf allen Bahnsteigen in unserem Land, dabei vergeht die Zeit wie im Fluge, weil nicht mehr zielorientiert gewartet werden muss. Vier Stufen rückwärts im Faszien-Jogging treppauf und vorwärts treppab. Der Koffer bleibt so immer unter Ihrer Kontrolle und die Zeit vergeht wie im Fluge. Danach freuen Sie sich auf den hohen Sitzkomfort im ICE, weil Sie sich soeben mit den Widerständen einer Treppe auseinandergesetzt haben. Das ist unser natürlicher Rhythmus, der unser Leben erst lebenswert macht.

Faszien-Jogging vorwärts berg- oder treppab ist auch ein hervorragendes exzentrisches Training.

Neu für jedermann ist dieses vorwärts treppab, weil es gewöhnlich anders vorgenommen wird. In diesem Falle gehen Sie die nächstuntere Stufe leicht federnd, schwingend mit der fersenbetonten Außenkante des vorrangehende Fußes an, leicht gesprungen wäre schon übertrieben. Danach rollen Sie auf der Stufe den Fuß nach vorne ab, lassen Sie sich dabei viel Zeit. Das Knie muss in jedem Falle leicht gebeugt werden. Diese Technik wirkt auch bergab, wie ich das seit langem beim Berglaufen praktiziere. Normales Bergab ist stets mit einer kleinen Standunterbrechung verbunden, das leicht zu Rücken- und Gelenkbeschwerden führen kann. In Zukunft gehen Sie also nicht bergab, sondern Sie rollen faszienbetont ins Tal, allerdings brauchen Sie für dieses exzentrische Training Zeit und Geduld, weil sich insbesondere die vordere Schienbeinmuskulatur hierauf einstellen muss, denn sie muss unter Längenerweiterung sich gleichzeitig anspannen und dabei hohe Bremsarbeit leisten.

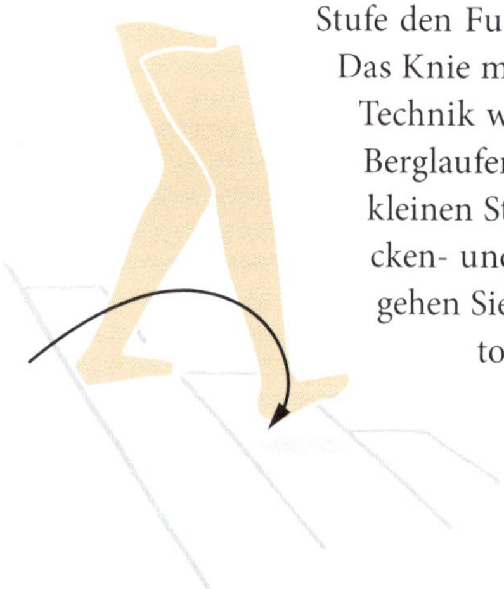

Abb. 124 | Außenkanten/fersenbetont vorwärts treppab.

Natürlich können Sie das faszienbetonte rückwärts und vorwärts Treppauf und Treppab munter miteinander verbinden, dann haben Sie einen bunten Mix der Bewegung unter gleichzeitiger Beanspruchung der Beuger sowie der Strecker.

Lange Schrittführung beim Faszien-Jogging

Zum Faszien-Jogging gehört auch der lange Schritt. Zunächst folgt die weite Streckung des Hüftgelenks als Gegenschwung für die Hüftbeuger, dann folgt

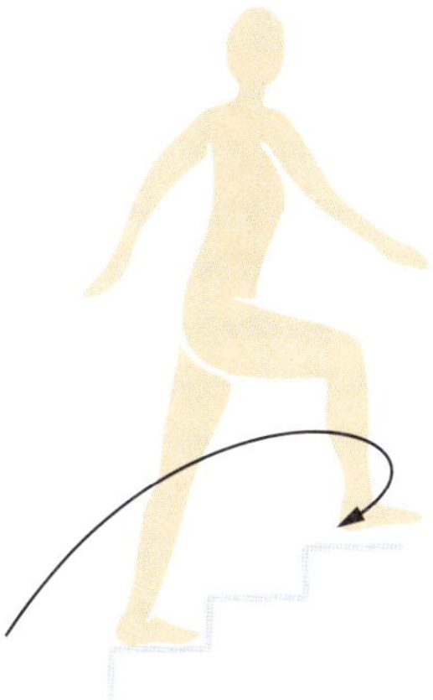

die weite Schrittführung nach vorn, weil auch hierdurch bei der Fersenlandung die Achillessehne stärker gedehnt wird. Besonders wirksam ist auch der lange Schritt beim faszienbetonten Treppensteigen, Sie wählen stets zwei Stufen auf einmal, setzen aber auch hierbei fersenbetont und leicht federnd mit Gegenschwung auf.

Abb. 125 | Große Schrittfolge über zwei Stufen treppauf mit Außenkanteneinsatz der Füße bei verstärktem Faszieneinsatz.

Zum langen Schritt beim Faszien-Jogging gehört auch der lange Atem.

Ob im flachen Gelände oder auch beim Treppentraining: Praktizieren Sie beim Faszien-Jogging stets das exzellente »Totraumtraining« durch die konsequente Nasenatmung, also Mund stets geschlossen, per Nase ein- und auch per Nase ausatmen. Dieser Totraum hat nichts mit unseren letzten Tagen zu tun, es besagt nur, dass wir den »toten Raum«, den eigentlichen Transportweg des Sauerstoffs zur Lunge besonders lang über den Nasenweg gestalten. Der kürzere Weg ist die Mundatmung, sie führt aber schnell in die Überforderung. So lange Sie jedoch beim Ausdauertraining die Nasenatmung halten können, bleiben Sie auf der sicheren Seite. Sie trainieren aerob, d.h. alle Körperzellen erhalten bei der Belastung genug Sauerstoff. Sobald die Nasenatmung beim Faszien-Jogging nicht mehr gehalten werden kann, runter vom Tempo und wieder in den langen Atem hinein!

Das Seilspringen aus unserer Kindheit – ein perfektes Faszien-Jogging

Eine herrliche und einfache Reminiszenz aus früher Kindheit wird durch das Faszien-Jogging wieder hoch aktuell und ist einfach und schnell überall möglich, es braucht lediglich ein Paar gut gefederter Laufschuhe, gelingt aber auch barfuß auf einer hochelastischen Matte.

Sie springen kontrolliert aus allen Fußfaszien heraus – eine geballte Kraft an Elastizität. Sie halten den Muskeleinsatz gering, indem Sie die Kniegelenke bei diesem besonderen Tanzjogging nur gering bis maximal beugen. Sie springen praktisch aus den Füßen heraus, ähnlich dem Stepptanz. Sie springen aus einem Beine heraus und wechseln zur Gegenseite, wobei bei jedem Sprung das Seil unter dem schwebenden Fuß durchschlägt. Also beide Beine im Wechsel und am Anfang fünf, sieben bis zehn Sprünge. Steigern Sie langsam die Zahl der Sprünge, bis Sie auf eine Minute kommen!

Für unsere älteren Teilnehmer: Bitte unterschätzen Sie diese Übung nicht, oft ist der Einstieg nicht ganz einfach, vor allem wenn der Blutdruck die 130/90-Grenze schon leicht überschritten hat. Achten Sie daher auf eine konsequente Nasenatmung. Beim Seilspringen laufen Sie mit den Faszien besonders aus den Füßen heraus, dadurch wird bereits ein hoher Sauerstoffverbrauch vermieden (siehe Abb. 103).

> Noch ein Wort zum Aerobic durch konsequente Nasenatmung:
> Mit der Nasenatmung sind Sie bei der allgemeinen Herz-Kreislaufbelastung immer auf der sicheren Seite, Sie können sich nicht überfordern. Sobald Sie Ihrem Leistungsvermögen und Alter gemäß sich zu intensiv belasten, liefert das Nadelöhr der Nase nicht genug Sauerstoff, Sie müssen das Tempo reduzieren und bleiben weiter in der Nasenatmung. Ein einfacher Kontrollmechanismus besonders im Seniorenalter. Die modernen Messgeräte überlassen wir den Profis, die manuelle Pulsmessung ist zu ungenau und zu kompliziert.

Faszien-Jogging Retro und in Pirouetten

Faszien-Jogging wird nicht nur durch den Gegenschwung und durch eine große Bewegungsamplitude der Beingelenke ermöglicht, auch spiralförmige Bewegungen analog zur Sprungfeder sind in der Lage, das hohe Erregungspotenzial der Sehnenspindel zu erreichen, um hierdurch den antriebsfördernden Katapulteffekt einzuleiten. Spiralförmige Bewegungen verlaufen dreidimensional, sodass der Dehnungsreiz in mehreren Winkelstellungen auf die Sehne trifft, ein weiterer Auslösemechanismus neben dem Gegenschwung für die Aktivierung der Sehnenspindeln.

Dies wird Ihnen sofort klar, wenn Sie sich überlegen, wodurch der Weltrekord im Hochsprung und im Kugelstoßen verbessert werden konnte:

- Die bisherigen Techniken im Hochsprung bis hin zum Straddle waren ausgereizt, der Rekord blieb unangetastet. Bis der Amerikaner Dick Fosbury bei den Olympischen Spielen in Mexiko City die gängigen Sprungarten mit seinem Flop auf den Kopf stellte und in der revolutionären Spiraltechnik die Goldmedaille gewann. Durch den spiralförmigen Absprung konnte das

Faszienpotenzial der Beine optimal genutzt werden, hinzu kam eine extreme Schwerpunktlage des Körpers über der Latte.

- Ähnliches passierte beim Kugelstoßen, man führte den Drehwurf ein, und die Bestmarken wurden verbessert.

Die bisher ungenutzte Lageenergie der Faszien ließ Rekorde in der Leichtathletik purzeln.

Muskulär waren die Springer und die Werfer in den alten Techniken austrainiert, von dieser Seite her konnte keine wesentliche Verbesserung mehr erfolgen. Aber mit der spiralförmigen Drehtechnik griffen die Faszien mit ihrer bisher ungenutzten potenziellen Lageenergie mit in das Geschehen ein und die Rekorde purzelten.

Beim Eiskunstlauf nutzte man dagegen bei den extremen Sprüngen schon seit langem die rückwärtige Spiraltechnik, sodass dank unterstützender Faszienpräsenz sogar vierfache Drehsprünge möglich wurden. Dass die Rückwärtskraft stärker als die Frontalausrichtung ist, kennt jeder von uns aus eigener Praxis. Direkt von vorn angegangen rührte sich der Schrank kaum von der Stelle, nicht so in Retrotechnik: Aus der rückwärtigen Kauerstellung kommt sogar der schwere Eichenschrank in Bewegung.

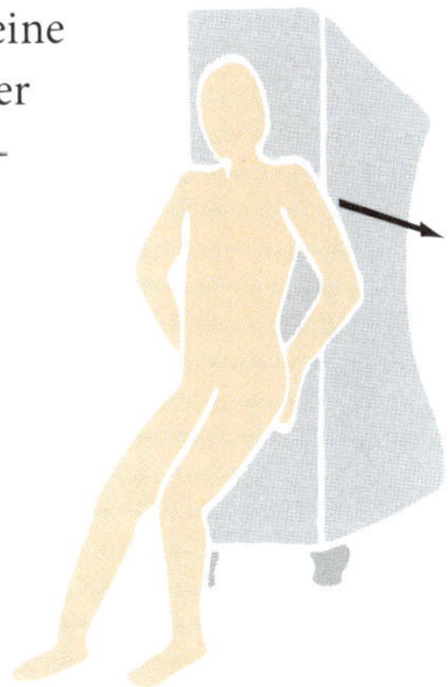

Abb. 126 | Rückwärts- stärker als Vorwärtskraft; also beim nächsten Eichenschrank mit dem Rücken zum Schrank.

Faszien-Jogging retro und in gedrehten Pirouetten

Wir sind also gut beraten, diese Erfahrungen auch beim Faszien-Jogging bzw. Walking zu nutzen. Aus der Bewegung heraus drehen wir uns um 180 Grad, laufen vier bis fünf Meter rückwärts, um danach in der gewohnten Frontalrichtung weiterzulaufen und das in wahlweiser Wiederholung. Dabei bieten sich zwei Techniken an:

- Die Retrotechnik in weiten Schritten nach hinten bewirkt eine verstärkte Dehnung der Waden-Achilles-Sehnen, sodass auch hierdurch die Sehnenspindeln erreicht werden können. So ersparen Sie sich das Stretching nach dem Laufen!
- Beim Faszien-Jogging können Sie aber auch die 360-Grad-Pirouette einsetzen, Sie drehen also nicht nur halb, wie eben geschildert, über 180 Grad, sondern total über 360 Grad, danach geht es in gewohnter Frontalrichtung

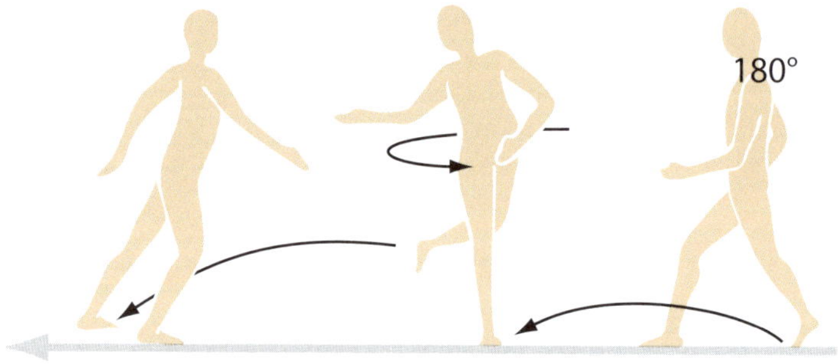

Abb. 127 | Drehen Sie wiederholt 180-Grad-Piouetten beim Wandern, besonders beim Bergwandern, wo es auf Kraftausdauer ankommt.

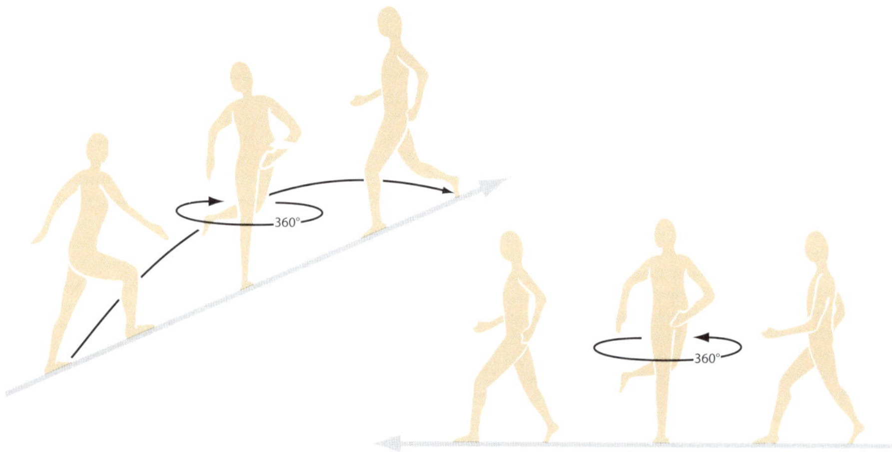

Abb. 128 | 360-Grad-Pirouetten beim Wandern und Bergwandern zur wiederholten Entlastung.

weiter etc. Bei der Drehung gehen Sie Schritt für Schritt vor, die halbe oder ganze Drehung wird also nicht gesprungen, sondern Schritt für Schritt vorgenommen.

Vorfußlaufen – aber bitten nur beim Retro!

Beim Retro ist natürlich der Vorfuß der erste Teil des Aufsatzpunktes bei der Bodenlandung, um danach nach hinten in Richtung Ferse abzurollen. Allein diese Tatsache ist der Beweis für alle Vorfußläufer, dass im Ausdauersport die Ferse bei der vorderen Landung zuerst auf den Boden gehört und nicht der Vorfuß! Der betonte Vorfußeinsatz gilt nur für den Sprint, um hohe Geschwindigkeiten zu erreichen, aber der Preis ist hoch, denn das belegen allein die vielen Achillessehnenverletzungen gerade in den Sprint- und Sprungsportarten.

Durch Pirouetten wird aus Faszien-Jogging Faszien-Dancing!

Mit der Pirouettentechnik kommt Abwechslung in Ihr Ausdauertraining, so wird aus Faszien-Jogging Faszien-Dancing, und das mit Freude und Begeisterung, dem so wichtige Motivationsschub für den Einstieg in die tägliche Bewegung. Dabei gilt die Vielseitigkeit als Maxime: Der Wechsel ist der Gesundheitsturbo des Menschen, denn immer dasselbe macht dumm und krank! Auf den richtigen Mix im Leben kommt es an!

Faszien-Jogging bergauf und bergab

Bergauf, aber auch treppauf, wirkt die Schwerkraft wie Blei in den Beinen, das macht sich auf langen Bergpassagen nicht förderlich bemerkbar, vor allem wenn der aktuelle Trainingszustand nicht optimal ist. Bergwandern, besonders aber Bergsteigen im steilen Gelände, setzt eine gute Kondition voraus. Intensives Faszien-Jogging, sei es im Freien oder zu Hause auf dem Trampolin, seien wärmstens empfohlen. Hilfreich sind die eben vorgestellten Retro- und Pirouetten-Techniken, nach meiner Erfahrung belebende Episoden, mit denen jeder Durchhänger am Berg gemeistert werden kann.

Nicht nur im Flachland also, sondern auch in den Mittelgebirgen und in den Alpen ist die Faszien-Technik eine hervorragende Stütze, um körperliche Krisen zu überwinden. Im Flachen wie im Steilen gehen Sie betont mit der Schubkraft der Faszien vor, wie bereits beim Treppentraining erklärt wurde (siehe Seite 16). Bei jedem Schritt greift die unterstützende Fersenbelastung, aber mit leichtem Gegenschwung, einmal in normaler Schrittlänge, wiederholt aber in langer Schrittlänge.

Starten Sie am Anfang langsam, betont langsam, konsequente Nasenatmung, evtl. pro Sekunde eine Stufe! Lassen Sie die Schnellen in der Gruppe vorausstürmen, gehen Sie konsequent Ihr Tempo, durchaus auch längere Passagen allein!

Profitieren Sie bergauf wiederholt von der Retrotechnik, dann werden auch die Renner wieder langsam, teilen Sie anderen die neue Technik mit. Durch diesen Wechsel funktionieren Beuger als Strecker und umgekehrt, einseitige Muskelüberlastungen werden vermieden, eine häufige Komplikation bei der Kraftausdauer am Berg.

In guter Kondition ist Bergsteigen Vergnügen und ideales Ausdauertraining zugleich. Nochmals: Auch am Berg gilt die konsequente Nasenatmung. Sie vermeiden damit Herz-Kreislauf-Krisen. Passen Sie also bewusst ihr Bergtempo der Nasenatmung an.

Retro nicht nur bergauf, bergab fast ein Muss, wenn man Rücken- und Gelenkbeschwerden vermeiden will

Stundenlang bergab ist Stress pur mit hohem Arthroserisiko für Rücken und Kniegelenke. Auch das Sturzrisiko ist wesentlich höher als in Gegenrichtung. Gehen Sie also rückwärts bergab – natürlich nicht die ganze Strecke, aber immer wieder, die Vorteile sprechen für sich:

- Wiederholte Dehnung der Waden, der Achillessehnen, der Fußsohlen, der Zehen. Wirkt hervorragend gegen Wadenkrämpfe, Achillessehnenbeschwerden, speziell gegen den Fersensporn, Krallenzehen, Schrumpfung der Fußsohlenfaszie.
- Rückenentlastend und ausgleichend gegen das Hohlkreuz (Lordose).
- Geringere Sturzgefahr, weil durch das betonte Aufsetzen des ganzen Fußes die Profilsohle besser greifen kann. Ausrutscher sind harmlos, denn der Berghang ist dicht vor Ihnen, die Hände können leicht abstützen, und man fällt, wenn überhaupt, unter Sichtkontrolle.
- Außerdem haben Sie den Höhepunkt Ihrer Wanderung, das unvergleichbare Gipfelerlebnis, länger in ständiger Wiederholung vor Augen, schon das allein spricht für den wiederholten Rückwärtsgang.

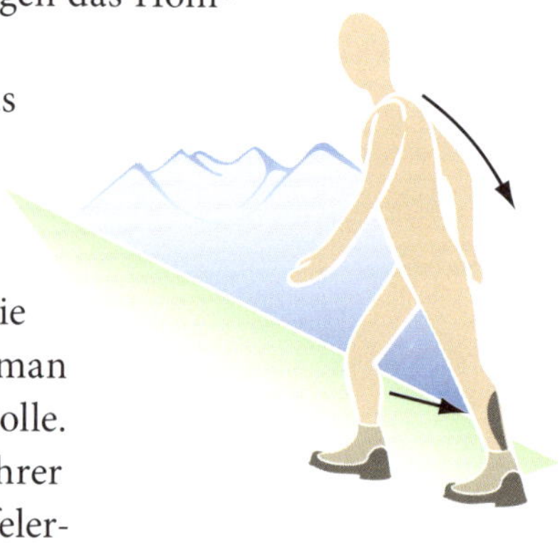

Abb. 129 | Rückwärts bergab ist nicht nur sicherer, es ist auch ein spezielles geistiges Jogging, und die Gipfelmotivation wirkt länger.

Faszien-Jogging bergab, ungewohnt, aber es lohnt sich, wenn die Kondition stimmt

Ein Erlebnis besonderer Art ist das Faszien-Jogging bergab. Aber Vorsicht! Hierfür braucht es eine spezielle Kondition, vor allem ist der vordere Schienbeinmuskel exzentrisch gefordert, weil er spezielle Bremsarbeit leisten muss. Aber auch hierbei setzen Sie fersenbetont und leicht federnd auf und das bei leicht gebeugtem Kniegelenk. Dann folgt das Abrollen in Richtung Vorfuß und abschließend die bergab so leichte Abstoßphase des Vorfußes. Laufen Sie dabei wiederholt auch rückwärts, denn denken Sie daran: Der Mix macht's. Keine Angst beim Retro, Sie stürzen nicht, denn alles, was der Mensch in Achtsamkeit macht – und Retro ist eine bestimmte Form der Konzentration –, bringt die notwendige Sicherheit, das Sturzrisiko ist gering.

Stürze im Leben sind eine besondere Form der Unachtsamkeit, meist Folge täglicher Routine!

Die meisten Arbeitsunfälle finden nicht direkt am Arbeitsplatz statt, sondern auf dem Weg von und zur Arbeit, das ist meine Erfahrung als Unfallchirurg. Stürze sind also vor allem Folge einer Unachtsamkeit, besonders bergab, weil man sein Ziel erreicht hat, Hindernisse sich kaum noch bieten und man oft bereits das nächste Wirtshaus im Visier hat. Bergauf dagegen sind Stürze selten, man ist in guter Verfassung, voller Erwartungen und hochkonzentriert auf das Ziel ausgerichtet, also auch von hoher Standsicherheit.

Der Tipp eines erfahrenen Bergläufers: Meine Lieblingsstrecken liegen in Graubünden. Hier existieren praktisch auf jeder Weide Kuhtränken mit eiskaltem Wasser, ein kurzes Kneipp-Intermezzo beim Faszien-Jogging bergauf ist schnell machbar – danach tief durchatmen und schwebend bergauf mit der Katapultwirkung der Faszien.

Faszien-Jogging auf dem Minitrampolin

Wenn es in der Gegenwart brisanter Faszien-Erkenntnisse das Trampolin noch nicht gegeben hätte, man hätte es erfinden müssen. »Faszien-Jogging pur« wird speziell durch die perfekt schwingende Matte vermittelt, dabei braucht es nur noch die fersenbetonte Landung der Füße einschließlich wippender Vibrationen und die muskelunterstützende *vis a tergo*. Die Schubkraft von unten treibt den Körper in die Senkrechte. Am oberen Umkehrpunkt angekommen beginnt unmittelbar der freie Fall, und dann heißt es für die Muskeln nur noch bremsen beim sanften Aufsetzen. Der anschließende Raketenstart nach oben geht dann von der elastischen Matte aus, gemeinsam mit dem Katapulteffekt der Faszien. Trotz all diesen Schubkräften weisen aktuelle Studien (Zürichstudie) aus, dass der Kalorienverbrauch auf dem Trampolin dem Jogging im freien

Gelände gleichkommt, wenn nicht sogar höher anzusiedeln ist. Wie ist das nur möglich? Hierfür sind einzig und allein die exzentrischen Kräfte der bremsenden Muskeln bei der Landung verantwortlich.

> Bremsende Muskeln bestimmen die relativ hohe Trainingswirkung auf dem Trampolin.
> Man trainiert auf dem Trampolin in der Landephase, d.h. der Körper wird von den Beinmuskeln exzentrisch abgebremst, die Muskelanspannung fällt mit Längenerweiterung zusammen, was bei relativ hohem Kalorienverbrauch sehr trainingswirksam ist.

Dieser Landeimpuls auf schwingender Matte stellt aber auch gleichzeitig eine hervorragende Faszienansprache dar, besonders wirksam wird das kompakte Faszienpotenzial der Füße allgemein und der Achillessehne speziell angesprochen. Somit ergibt sich eine komplexe Trainingswirkung, wie sie nur schwer von anderen Trainingsgeräten erreicht wird:

- Optimales Faszientraining durch die schwingende Matte.
- Ideales Ausdauertraining zur Herz-Kreislauf-Prävention.
- Relativ hoher Kalorienverbrauch durch das exzentrische Training in der Landephase.
- Ideale Gewichtsreduktion durch das hochwirksame Ausdauertraining mit Laufunterstützung durch die Faszien und die schwingende Matte.
- Hervorragendes Antisturztraining durch exzellente Schulung der Koordination.
- Motivation zur Bewegung einmal durch die leichte Verfügbarkeit, zum anderen durch antriebsfördernde Musik beim faszialen Tanzjogging.

Einstieg und erste Faszien-Schritte auf dem platzsparenden Minitrampolin

Vorsichtig wie ein junger Matrose beim Betreten neuer Schiffsplanken betreten Sie die elastische Matte. Sie stehen stabil auf beiden Beinen und testen Ihre neue Unterlage durch leichtes Wippen gleichzeitig mit beiden Füßen. Dann wippen Sie rechts zweimal, links zweimal, dabei bleibt der Fuß der Gegenseite unterstützend auf der Matte. Jetzt haben Sie schon mal herausgefunden, wie sich die Matte anfühlt, denn Sie trampolinen im Sommer barfuß und im Winter auf Socken.

In der ersten Trainingsstufe lernen Sie den Einbeinstand: Sie stehen zunächst fest auf beiden Beinen, beide Knie leicht gebeugt. Jetzt schwingen Sie aus dem

Hüftgelenk heraus das rechte Bein vor und zurück, dabei wird das rechte Knie nur leicht gebeugt, der Schwung kommt also betont aus dem Hüftgelenk. Beim Zurückschwingen landen Sie mit der rechten Ferse-Fußaußenkante auf der Matte, dabei bleiben Sie zunächst ruhig etwas länger auf dem Standbein, Wiederholung der Gegenseite.

Aus meiner Seminartätigkeit weiß ich, dass Sie das schnell erlernt haben.

Jetzt kommen die Arme hinzu, die seitlich in ca. 90 Grad gebeugten Ellbogengelenke vor- und zurückschwingen. Achten Sie unbedingt auf die richtige Handarbeit, beim Vorschwingen der Arme sind alle Finger maximal gestreckt, absoluter und fester Faustschluss im Rückschwung. Während die rechte Hand also vorschwingt: gestreckte Finger und gleichzeitiger Faustschluss links beim Rückschwung. Da der Mensch ein Diagonalgeher ist, wird das Vorschwingen des rechten Beines vom linken Arm begleitet und umgekehrt. Sie vermeiden den Passgang, den wir besser den Kamelen überlassen!

In der zweiten Trainingsstufe müssen wir aus dem Stand heraus praktisch in Zeitlupe Arme und Beine in Bewegung vereinen. Sie stehen also auf dem rechten Bein, Knie leicht gebeugt, und Sie schwingen das linke Bein nach vorn, dabei schwingt gleichzeitig der rechte Arm mit in Frontrichtung, die Finger maximal gestreckt. Bein und Arm schwingen zur Ausgangslage zurück. Wiederholung des Ganzen vom linken Standbein, rechtes Bein und linker Arm nach vorn.

In der dritten Trainingsstufe beginnt die eigentliche Bewegung mit der Matte. Einbeinstand rechts, linkes Bein und rechter Arm nach vorn geschwungen,

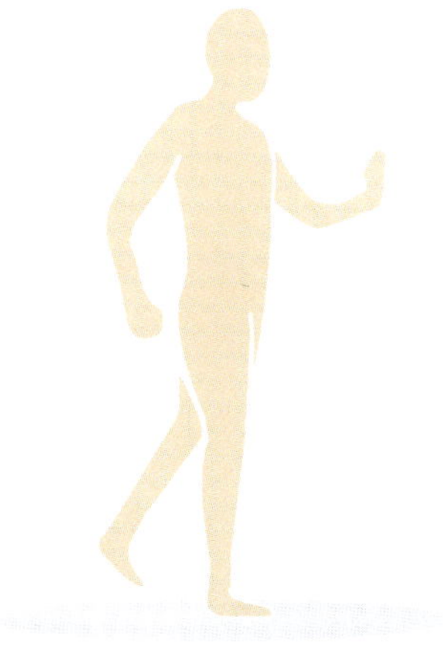

Abb. 130 | Trampolintraining beginnt mit dem Einbeinstand als Gleichgewichtsübung, dabei wird in Diagonaltechnik der Gegenarm nach vorn geführt.

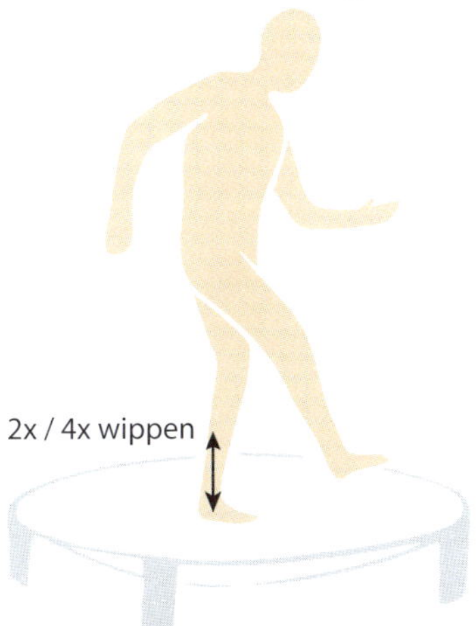

Abb. 131 | Sie wippen im Einbeinstand zwei- oder dreimal oder mehrmals, bevor Sie zur Gegenseite wechseln.

parallel wippen Sie zweimal mit dem rechten Standbein und wechseln dann fließend zum linken Standbein. Auch hier zweimal gewippt und wieder Wechsel zur Gegenseite etc.

Die Grundtechnik auf dem Trampolin beim faszialen Training lautet zweimal oder viermal wippen, so lange und sooft sie wollen. Sie können aber auch sieben- oder achtmal wippen, ganz nach Lust und Laune, im Rhythmus der Musik, wobei Sie sich mit der Wipptechnik auf jede Musik all Ihrer Lieblings-CDs einstellen können.

Natürlich können Sie auch auf jedes zwei- oder viermalige Wippen verzichten und sofort nach der Landung direkt auf die Gegenseite wechseln, in diesem Tempo wird aber schon eine bessere Kondition verlangt, beim Einstieg in das Programm ist daher die Wipptechnik in jedem Fall zu bevorzugen, die Sie auch auf Dauer beibehalten können. In jüngeren Jahren und bei einer guten Kondition können Sie jederzeit auf die Powerstufe umschalten. Aber beachten Sie während der ganzen Trainingsphase stets die Nasenatmung, also konsequent bei geschlossenem Mund per Nase ein und per Nase aus, so trainieren Sie aerob und nicht anaerob.

Kraftausdauer in der vierten Trainingsstufe. Nun kommen wir wirklich zur Sache: Angesagt ist ein Ganzkörpertraining auf dem Minitrampolin mit Handgewichten. Sie verwenden zwei 0,5- oder Ein-Kilo-Handgewichte mit Schlaufen. Dabei liegt das Metallgewicht in der Hohlhand, die Schlaufe am Handrücken. Jetzt schwingen Sie bei faszialem Lauftraining gleichzeitig die Handgewichte in üblicher Diagonaltechnik vor und zurück und achten präzise auf die gestreckten Finger in der gesamten Vorbewegung, im Rückschwung ist fester Faustschluss angesagt. Ein exzellentes Arm-Hand-Schulter-Training, bei dem vor allem aber die Handmuskulatur in Balance bleibt, weil unsere Tagesarbeit Faustschluss darstellt. In all diesen Fällen steht die latente Gefahr des Karpaltunnelsyndroms im Raum, der häufigsten Berufskrankheit der Gegenwart.

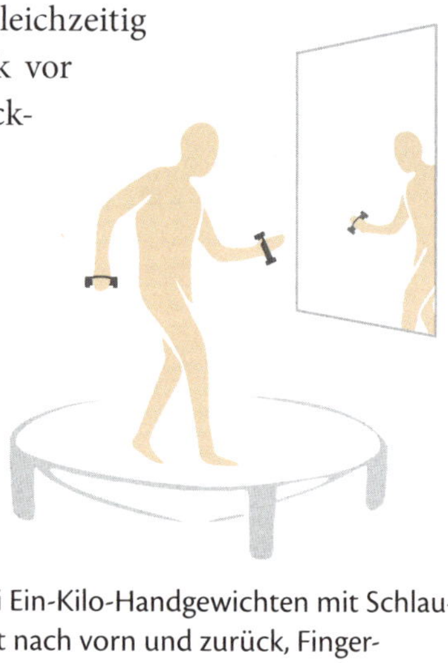

Abb. 132 | Kraftausdauer mit zwei Ein-Kilo-Handgewichten mit Schlaufen. Dabei schwingen die Arme weit nach vorn und zurück, Fingerstreckung vorwärts und Faustschluss rückwärts, was sehr wichtig ist.

Anfangs trainieren Sie nur wenige Minuten mit den Handgewichten, bis Sie es auf fünf bis zehn Minuten gesteigert haben, sodass Sie jede Trainingseinheit mit dieser speziellen Kraftausdauer beenden können.

Bewährt hat sich das Tanzjogging auf dem Minitrampolin auch vor einem Spiegel, damit Sie die Bewegungsabläufe besser koordinieren und gleichzeitig kontrollieren können.

Sie beenden Ihr fasziales Tanzjogging auf dem Minitrampolin mit dem neuen faszialen Bauchmuskeltraining und mit der Entspannungshocke zur speziellen Dehnung der Lumbalfaszie.

Sie kennen das mühselige Bauchmuskeltraining all der üblichen Crunchübungen, die nicht sehr freundlich mit den Bandscheiben umgehen. Jetzt folgt das neue fasziale Bauchmuskeltraining, das auch beim Krafttraining Freude aufkommen lässt. Es ist hochwirksam für die Muskulatur, weil wieder einmal exzentrisch vorgegangen wird, das wirksamste Krafttraining überhaupt. Achtung meine Herren! Hierdurch wird das Waschbrettprofil optimal gefördert, weil die vordere, wellenartige Struktur der Rektusscheide entscheidend von den Faszien geprägt wird.

Wir setzen uns nach jedem Tanz auf dem Trampolin gemütlich ins Zentrum der Matte, Arme und Beine angehoben und seitlich nach oben gestreckt, sodass auch die Oberschenkel total von der Matte abgehoben sind. Und jetzt beginnt ein spezieller Bauchtanz, aber nicht nur für Frauen, sondern auch für Männer, das hüpfende, schwingende Becken, unser neues fasziales Bauchmuskeltraining mit großer Wirkung und Freude zugleich. Einmal, zweimal, dreimal etc. So oft und so lange Sie können und bei Laune sind. Sie kennen diese Übung bereits von Ihrem Start am Morgen auf Ihrer Matratze.

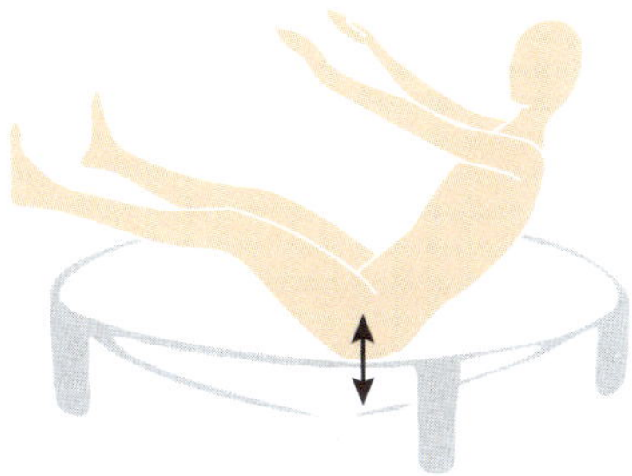

Abb. 133 | Fröhliches Beckenwippen mit gestreckten Armen und Beinen auf dem Trampolin. Je weiter Sie den Oberkörper zurücknehmen, umso intensiver das Bauchmuskeltraining.

Die tiefe Entspannungshocke auf dem Trampolin

Und wenn Sie dann diesen besonderen Bauchtanz gut überstanden haben, folgt die tiefe Entspannungshocke zur speziellen Längenerweiterung der großen

Lumbalfaszie, in der die meisten Schmerzrezeptoren sitzen, die so entscheidend für den Rückenschmerz sind.

Sie stehen zentral in der Mitte der Matte, gehen in die tiefe Hocke, die Füße stehen parallel in Hüftbreite, die Fersen fest auf der Matte, die Kniegelenke sind nach vorn scharnierartig und damit meniskusentlastend ausgerichtet. Mit beiden Händen halten Sie sich gleichzeitig am vorderen Rand des Trampolins, sodass Sie nicht auf den Rücken fallen können. Jetzt folgt die tiefe Entspannungshocke, und Sie nähern den unteren Beckenrand gegen die Fersen (möglichst bis zu drei Querfinger Abstand) und runden gleichmäßig Ihren Rücken. Um jetzt die Lumbalfaszie zu erreichen wippen Sie mehrmals auf und ab.

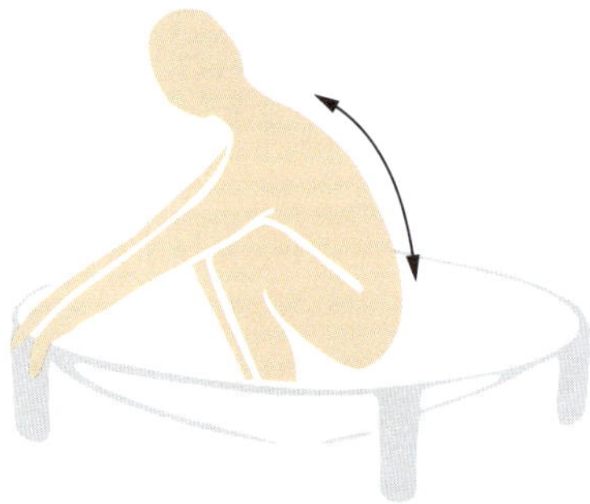

Abb. 134 | Die Hocke lernen Sie schnell auf dem Trampolin: Die Füße stehen in ganzer Länge parallel auf der Matte, die gestreckten Arme halten den Oberkörper, und der Rücken ist gleichmäßig gerundet. Senken Sie jetzt das Becken extrem nach unten.

Die Vorteile des faszialen Tanzjoggings auf dem Minitrampolin liegen auf der Hand:

- Hochwirksames Ausdauertraining zur Herz-Kreislauf-Prävention.
- Optimales Faszientraining in Verbindung mit einem exzentrischen Muskeltraining.
- Ideales Bauchmuskeltraining.
- Endlich ein ideales Barfußtraining, keine Schuhprobleme.
- Schnelle Verfügbarkeit auf einer Laufstrecke mit Waldbodeneffekt ohne Regen und Schnee.
- Optimales Antisturzprogramm, daher besonders wichtig im hohen Alter.
- Sie erlernen die Entspannungshocke, die Sie wiederholt während der Arbeit gegen Rückenstress nutzen können (siehe mein Buch »Das Wunder der Entspannungshocke«).
- Geringer Kosten- und Verschleißfaktor.
- Mit einem Durchmesser von einem Meter passt das Minitrampolin in jede noch so kleine Wohnung, die schnell umklappbaren Beine lassen das Gerät leicht hinter dem Schrank verschwinden.

Fasziales Tanzjogging – immer wieder!

Eine wichtige Aussage besonders für Berufstätige, die in Ballungsräumen leben und für die oft des Zeitfenster für ein wirksames Ausdauertraining unter der Woche (weit entfernte Laufstrecken) geschlossen ist.

Hier der Zeitplan fasziales Tanzjogging für Vielbeschäftigte:

- Montag bis Freitag täglich 15 oder besser 30 Minuten Tanzjogging. Am Wochenende haben Sie dann die freie Zeit für Wandern, Rodeln, Schwimmen, was immer Sie wollen.
- Sie kombinieren das Tanzjogging eng mit der täglichen Dusche, so entstehen neue neuronale Netzwerke und nach vier Wochen Eingewöhnung können Sie dann das eine ohne das andere nicht mehr lassen (Hebb'sche Lernregel). Bald sind Trampolin und Dusche für Sie zu einer schönen Gewohnheit geworden.
- 30 Minuten Tanzjogging nach der Tagesarbeit unter der Woche sind die Regel. Steht allerdings am Abend noch eine Veranstaltung an, fällt in diesem Falle nicht das Trampolin aus, sondern das Abendbrot. Tanzjogging aber nur 15 Minuten mit anschließender Toilette für den festlichen Theaterbesuch, bei dem sicher ein Snack gereicht wird, sodass Sie nicht hungrig ins Bett müssen.

Faszienprogramm Fahrradergometer

Absatzbetontes Vorfußgehen und Fahrradfahren haben eines gemeinsam: die muskelbetonte Spitzfußstellung des Vorfußes unter Belastung nach unten, bei gleichzeitiger Blockade des unteren Sprunggelenkes. Denn in beiden Abläufen findet das Heben und Senken der äußeren Fußränder nicht mehr statt, sodass die Bewegung im unteren Sprunggelenk praktisch blockiert ist:

- Beim Gehen und Laufen ist es die lineare Ausrichtung der Schuhe mit dem starren Absatz, die die Bewegung im unteren Sprunggelenk nicht zulässt.
- Beim Fahrradfahren ist es die einseitige Ausrichtung der Pedale, die nur die Frontalbewegungen der oberen Sprunggelenke ermöglichen, nicht jedoch die äußere Supination und die innere Pronation im unteren Sprunggelenk.

Gehen und Radfahren sind reiner Muskeleinsatz ohne Faszienbeteiligung.

Normales Gehen und Fahrradfahren auf der Straße sind somit vorfußbetonte Bewegungen, die nur die Muskulatur ansprechen, nicht aber die Faszien, insbesondere nicht die Achillessehne. In beiden Vorgängen ist der Vorfuß stets

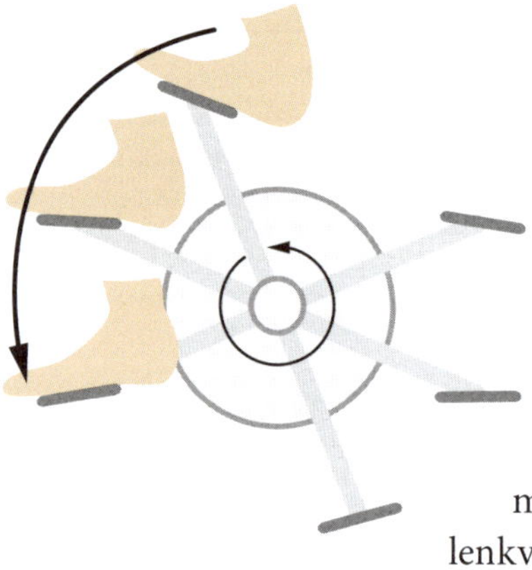

Abb. 135 | Spitzfußstellung ist nicht nur im Absatzschuh gefragt, sondern auch während der vorderen Umrundung beim Pedaleinsatz.

betont nach unten abgesenkt, wobei auf dem Fahrrad der eigentliche Antrieb nur während der vorderen Pedalumdrehung nach unten erfolgt.

Die biomechanisch optimalen Pedale müssten in jedem Fall auch eine vertikale Gelenkverbindung analog zum unteren Sprunggelenk aufweisen, Grundbedingung für die Kombinationsmöglichkeit zwischen dem oberen und unteren Sprunggelenk, nur so kommen beide Gelenke bei der Bewegung zusammen. Nicht nur beim Gehen und Laufen, sondern auch beim Fahrradfahren ist die spiralförmige Abrollspur beider Füße gefragt, um die fasziale Unterstützung abzurufen.

Gegenwärtig gibt es nur eine Möglichkeit zum faszialen Training auf dem Fahrradergometer: den einbeinigen Pedaleinsatz.

Ja, Sie haben richtig gelesen, Training auf dem Fahrradergometer mit einem Bein – und das im Wechsel nach drei, sieben, neun oder auch mehr einseitigen Umdrehungen, was durchaus möglich ist, da die meisten Geräte über Pedale mit Schlaufen verfügen. Sie sind die Voraussetzung, fersenbetont mit abgesenkter Ferse die hintere Rundung aktiv mit der Kraft der vorderen Schienbeinmuskulatur durchführen zu können. Nur so kann auch die fasziale Power mit genutzt werden.

Sie beginnen in üblicher Weise mit Ihrem Ergometer vorfußbetont in der vorderen Umdrehung, dann nehmen Sie den linken Fuß aus dem Pedal, für diesen Moment zum Nichtstun verurteilt, denn der ganze Antrieb erfolgt nur mit dem rechten Bein. Die Tendenz lautet abgesenkte Ferse, aber nicht nur bei der hinteren Rundung, sondern auch vorn, wenn auch hier weniger intensiv. Entscheidend ist aber die aktive Gestaltung der hinteren Umdrehung mit der ziehenden Kraft der Antagonisten (vordere Schienbeinmuskeln und muskulärer Steigbügel). Dabei ist die Ferse deutlich abgesenkt, der entscheidende Impuls für den Einsatz der Faszien, speziell der Achillessehne. Jetzt kommt der entscheidende Moment, der am Anfang nicht ganz leicht ist, in das drehende Pedal der Gegenseite zu gelangen, das ja leer ist und vom freien Fuß erreicht werden muss. Mit ein bisschen Übung schaffen Sie es, denn der Bewegungsvorgang sollte in keinem Falle unterbrochen werden.

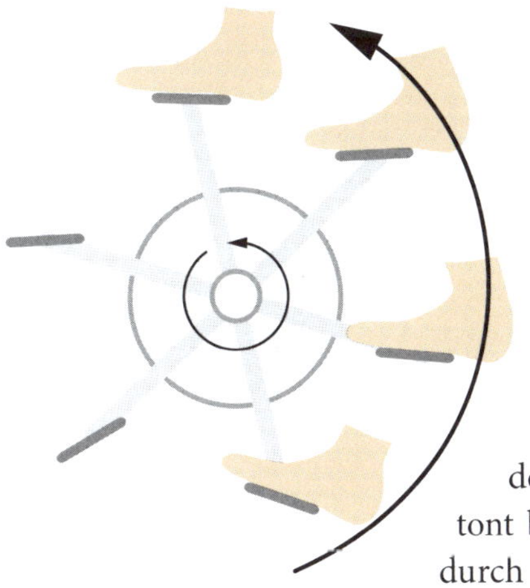

Abb. 136 | Faszienradeln beim einbeinigen Pedaleinsatz bei der hinteren Umrundung: So erreichen Sie ein optimales Antagonistentraining auf dem Fahrradergometer, wodurch das Programm wesentlich abwechslungsreicher wird.

Dieses Ergometertraining ist neu und faszinierend zugleich, weil allein hierdurch jede Form der Monotonie vermieden wird, der Pedaleinsatz wird fersenbetont betrieben und in ständiger Wiederholung durch Einbeinpassagen variabel gestaltet.

Aus dem vorfußbetonten Muskeltraining in monotoner, frontorientierter Vorfußbelastung ohne Gegenschwung entsteht das fersenbetonte Faszientraining in schwingender Vibration durch den energiefördernden Gegenschwung.

Faszien-Jogging – ein optimales Intermezzo gegen die Ungeduld des Nicht-warten-Könnens

Ein weiterer Vorteil des Faszien-Joggings ist sein kontrolliertes Tempolimit. Diese Art des Laufens kann je nach Wahl in kontrollierter Entschleunigung als auch durch beschleunigte Tempopassagen gestaltet werden. Durch diese Möglichkeiten eignet sich Faszien-Jogging hervorragend zur Gestaltung schöpferischer Pausen und wirkt speziell gegen die Ungeduld des Nicht-warten-Könnens am Bahnhof, am Flughafen, wo immer Sie wollen.

Ein Beispiel: Ich kam von einer Lesung meines letzten Buches von Kirchheim/Teck, und mein Anschlusszug nach Ulm in Plochingen hatte vierzig Minuten Verspätung. Es wehte ein kalter Wind, frierend warteten die verärgerten Mitreisenden unter ständiger Zeitkontrolle. Nur einer nicht. Ich praktizierte ca. 20 Minuten mein Faszien-Jogging, es wurde mir warm dabei, abgelenkt von der Uhr verging die Zeit wie im Fluge. Ich trug allerdings die richtigen flachen Schuhe und keiner meiner Mitreisenden hat mich beachtet, weil ich durch das kontrollierte Tempo nicht groß aus dem allgemeinen Rahmen fiel.

Mit dem Pflichtprogramm des Faszien-Joggings machen Sie Ihren Garten zu einem optimalen Ausdauerparcours!

Mit dem Pflichtprogramm des Faszien-Joggings kann auch jeder Garten in eine Laufstrecke verwandelt werden, auf Plattenwegen und auf dem Rasen. Durch den Wechsel zwischen Vor und Zurück wird sogar dieser kleine Bereich zu einem wirksamen Laufparcours, der sinnvoll als Ausdauertraining zur Herz-Kreislauf-Prävention besonders im vorgerückten Alter genutzt werden kann.

10.
Bewegung bis ins hohe Alter

Alle Studien weisen mit Nachdruck darauf hin, dass Bewegung bis ins hohe Alter eine wesentliche Stütze unseres Lebens ist, auf die man nicht verzichten kann. So ist der aktuelle Muskelschwund im letzten Lebensdrittel durch den drastischen Bewegungsmangel, der im Durchschnitt bei sieben Kilogramm liegt, nicht zu tolerieren. Dabei stellt das neue Faszien-Jogging eine echte Hilfe dar, weil Bewegung im Schwerkraftfeld der Erde leicht und schwerelos vonstattengehen kann – mit hoher Erlebnisfähigkeit, die nicht unter dem Zwang strenger Appelle steht.

Befehle und die warnenden Hinweise für mehr Bewegung aus ärztlicher Sicht sind eher kontraproduktiv, weil das Gehirn Befehle nicht versteht. Jeder Befehl ist aus neuro-physiologischer Sicht hirntechnischer Unsinn.

Entscheidend für die Ausbildung dieser Bewegungsmisere ist zum einen die Tatsache, dass viele Ältere unter uns beim Laufen ganz einfach überfordert sind, vor allem, wenn bereits das Herz-Kreislauf-System an der Grenze seiner Leistungsfähigkeit angelangt ist. Auch das Laufen in der Gruppe ist nicht gerade förderlich, im Gegenteil! Auf die Schwachen in der Gemeinschaft wirken die Austrainierten oft hemmend und lösen nicht nur Befangenheit, sondern auch Druck aus. Gefährlich wird das gemeinsame Laufen in der Gruppe immer dann, wenn die guten Läufer in ihrem hohen Tempo die schwächeren Teilnehmer, vor allem die älteren, unter Druck setzen, sodass schnell die anaeroben Grenzwerte überschritten sind. Und wenn dann gar noch ein Gespräch mit dem Nachbarn beim Jogging hinzukommt, ist die Kurzatmigkeit schnell erreicht.

Laufen ist ein Individualsport und sollte besonders im letzten Lebensdrittel separat und unabhängig von anderen ohne Leistungsdruck betrieben werden. Laufen Sie daher mit allen Sinnen und nicht wie von Sinnen. Und tauchen Sie emotional in das Sie umgebende Landschaftsbild ein, sodass der Weg mit seinem Umfeld zum Ziel wird.

Wir leben in einer lauten und schnellen Welt. Müssen wir uns jetzt auch noch beim Laufen unterhalten? Ich meine, nein, wir sollten schweigen und in dieser kurzen Zeit des Tages in uns gehen, auf unseren Körper achten und die Kälte, den Wind und den Regen wieder direkt auf unserer Haut spüren. Und gerade an diesem Punkt zeigen sich die Vorteile der konsequenten Nasenatmung. So bleibt endlich einmal im schnellen, lauten Stressalltag der Mund geschlossen, wir atmen durch Nase ein und durch die Nase auch wieder aus. Das hat viele Vorteile:

- Durch die Nasenatmung wird Laufen in Wald, Feld und Wiese zu einer Episode des Schweigens, des Staunens über die große Variationsbreite im Wechsel zwischen Frühling, Sommer, Herbst und Winter. Kein TV-Sender kann diese Erlebnisfähigkeit bei Ihnen steigern.
- Sie bleiben in diesem atemkontrollierten Training immer auf der sicheren Seite, weil alle Körperzellen genug Sauerstoff erhalten. Damit wird die Milchsäure im Blut stets unter Kontrolle gehalten.
- Wenn Sie auch durch die Nase ausatmen, wird die nächste Einatmungsluft stärker vorgewärmt, und so sind Sie in feuchtkalter Witterung besser gegen Entzündungen im Halsbereich geschützt.
- Außerdem reinigt die Nasenatmung die Luft, schützt uns vor Feinstaub und feuchtet die trockene Luft an, sodass die Schleimhäute nicht austrocknen können.
- Bei Halsentzündungen oder Fieberattacken ist Ruhe angesagt. Meiden Sie jede Bewegungsbelastung, das gilt besonders für alle Laufprofis, die ohne ihren Sport täglich nicht leben können. Wenn Sie für einen Städtemarathon gemeldet sind, bleiben Sie zu Hause, es besteht echte Lebensgefahr!

Laufen mit allen Sinnen und die Kraft, die aus der Stille kommt!

Konsequente Nasenatmung ist die Devise im Alterssport, alle Aufmerksamkeit ist auf diesen natürlichen Rhythmus gerichtet. So gelangen Sie aus der Welt der Zerrissenheit zurück zur inneren Einheit der Stille und des Schweigens, denn diese Welt ist laut genug, sodass wir in dieser Bewegungsauszeit nicht auch noch reden müssen.

Faszienlaufen kann so meditativ sein!

Wenn Sie beim Laufen die Schweigeregel einhalten und sich dabei gleichzeitig auf die Atmung konzentrieren, kann das auch der erste Schritt in Richtung Meditation sein, denn jede meditative Ausrichtung steht unter der Devise: Geh in die Stille, schließe die Augen und konzentriere dich auf die Atmung. Die notwendige Stille können Sie in Wald, Feld und Wiese erleben, allerdings mit weit geöffneten Augen. Und wenn Sie sich jetzt noch beim Faszien-Jogging auf Ihren Bewegungssinn einstellen, ist diese Art der Konzentration perfekt. So entsteht meditatives Laufen, ein spezieller Gang zurück zur Mitte, weil allein die Konzentration auf die Atmung über Nasenatmung ideal ist, tiefe Atemzüge sind die Folge, die uns über die zwangsläufige Entschleunigung auch in die Achtsamkeit führt.

In dieser Einstellung verliert die Zeit jegliche Bedeutung, auch das Ziel rückt an den Rand. Ihr achtsamer Bewegungssinn, der betont vom Bindegewebe aus gesteuert wird, führt Sie über Achtsamkeit in Verbindung mit Entschleunigung zurück in Ihre natürliche Umgebung, die bei dieser Form des Faszienlaufens deutlich stärker wahrgenommen werden kann. Die gleichzeitige Konzentration auf die Atmung macht Sie körperbewusster, Sie finden zurück aus dieser Welt der Zerrissenheit in die innere Einheit Ihres Körpers.

Ein weiteres Prinzip der Meditation ist die Kraft, die aus der Wiederholung kommt, denn eine alte Weisheit besagt, dass erst durch die Wiederholung eine Botschaft wahr wird. Besonders in dieser kontrollierten Form der Bewegung werden Sie schnell neue Antworten auf all die ungelösten Fragen in Ihrem Leben finden, die für Sie wichtig sind und wo klare Entscheidungen getroffen werden müssen. Mit der Kraft der Wiederholung kommen Sie auch an Ihren Gedächtnisspeicher, sodass allein hierdurch schwebende Entscheidungen eine feste Verankerung finden können.

Sie schulen bei diesem meditativen Laufen Ihren Bewegungssinn ganz außerordentlich, der vor allem durch die hohe Präsenz an Rezeptoren in den Faszien gefördert wird. Im Fokus steht der Wechselrhythmus Ihrer Beine, dabei sind Sie stets bemüht, durch die Synchronisation zwischen Atem- und Beinrhythmus zu einer Einheit zu kommen, in der unser Ganzsein zwischen Körper und Geist eine neue Dimension erfährt. Sorgen und Ängste rücken in dieser Einstellung an den Rand, sie verlieren sich ganz im Hier und Jetzt, kein Gedanke an das Morgen, die Vergangenheit verliert sich im Dunst der Erinnerung.

Die eigentliche Stärke des Faszien-Laufens liegt in seiner Leichtigkeit, so können auch ältere Menschen wieder den Mut finden, sich noch etwas zuzutrauen, sich auf den Weg zu machen, um den lähmenden Stillstand zu vermeiden.

Gerade der Aspekt ist für alte Menschen so wichtig: noch gebraucht zu werden und nicht im Abseits zu stehen. Viele Menschen besonders in den Ballungsräumen leiden an ihrer Einsamkeit. Faszien-Jogging kann Sie aus Ihrer Isoliertheit herausführen, weil Sie sich diese Art der Bewegung ohne jede Überforderung noch zutrauen können. Die *vis a tergo* gibt Ihnen die notwendige Schubkraft nach vorn, Sie laufen in Schwerelosigkeit mit dem gewaltigen Potenzial der Faszien. Auf diese Weise werden Sie gelaufen wie die Lachse gegen die Strömung geschwommen und die Vögel in der Luft geflogen werden. Gründen Sie eine Trampolingruppe, sodass Sie sich regelmäßig mit Gleichgesinnten zu Ihrem Tanzjogging-Event treffen können. So kann der bewegte Tangoabend zu einem echten Erlebnis werden.

Volkstänze neu als Faszien-Tanzjogging auf dem Trampolin inszeniert – die neue Initiative gegen die Einsamkeit in Deutschland!
Gründen Sie eine Trampolin-Laufgemeinschaft, in der jeder sein Laufgerät für das Individualtraining zu Hause jederzeit zur Verfügung hat. Klein in seinen Ausmaßen (ein Meter Durchmesser) und mit Klappbeinen versehen verschwindet es leicht hinter dem Schrank in der kleinsten Wohnung. Sie üben täglich 15 oder 30 Minuten Ihr Tanzjogging mit belebender Musik, die Sie aus dem Sessel reißt. Einmal im Monat treffen Sie sich mit Ihren Freunden bei einem Trampolin-Event zu einem Tangoabend, um wieder neue Sozialkontakte knüpfen zu können.

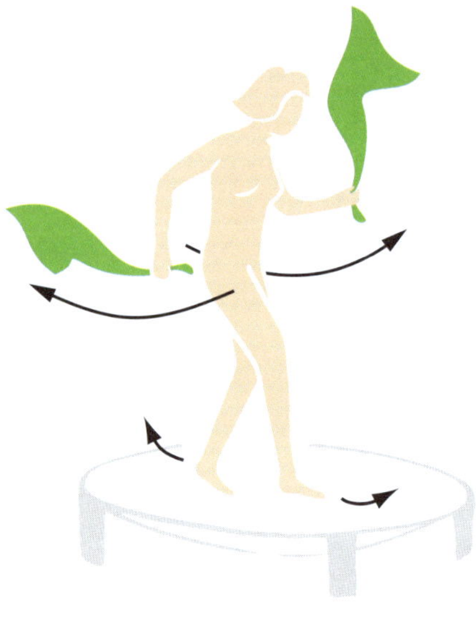

Abb. 137 | Trampolin mit Tüchern.

Energiesparende Herz-Kreislauf-Prävention

Die tägliche Bewegungsfreiheit im Sinne einer wirksamen Herz-Kreislauf-Prävention ist Chance und Verpflichtung zugleich. Jedoch findet unser Wunschdenken in dieser Hinsicht im grauen Stressalltag nicht immer den notwenigen Niederschlag. Allerdings müssen wir wissen, dass wir uns zu keinem Zeitpunkt unseres Lebens einen gravierenden Muskelverlust leisten können, wie das im Moment in Deutschland immer noch der Fall ist. Nach neuen Erkenntnissen ist der Muskel nicht nur ein Bewegungsmotor, der Muskel ist auch eine endokrine Drüse, die mit den Botenstoffen ihrer Myokine aktiv in das Stoffwechselgeschehen eingreift und eine wichtige Stellung gegen die Entstehung von Entzündungen und Krebs im Körper einnimmt (Bente Pederson Kopenhagen). Inzwischen wurden Hunderte dieser Proteine entdeckt, von zwölf kennt man die Wirkung auf den menschlichen Körper. Das im Moment wichtigste der Myokine ist das Interleukin-6 (IL-6), das den gefährlichen Tumor-Nekrose-Faktor (TNF) senken kann, der vor allem vom tiefen Fett des Bauchraumes gebildet wird und für chronische Entzündungen verantwortlich zeichnet, die wiederum die Arteriosklerose, Bluthochdruck und schließlich den Herzinfarkt und den Schlaganfall verursachen können.

Der Interleukin-6-Gehalt im Blut ist bewegungsabhängig mit folgender Wirkung:

- Das IL-6 hemmt das TNF und fördert damit die Fettverbrennung im Körper.
- Neben dem Fettabbau wirkt es gegen Entzündungen, die primär für die Entstehung der Arteriosklerose verantwortlich sind.
- Myokine senken das Tumorwachstum in der weiblichen Brust, sodass durch Bewegung das Darm- und Brustkrebsrisiko zwischen 25 und 30 Prozent gesenkt werden kann.
- Verbesserte Tätigkeit der Bauchspeicheldrüse durch IL-6.
- Senkung des Blutzuckerspiegels durch die verbesserte Glukoseaufnahme des arbeitenden Muskels, die Insulinresistenz der Zellen sinkt, der Typ-II-Diabetes wird eingeschränkt, sogar verhindert.

Das Muskelmyokin Interleukin-6, ein hormonähnlicher Botenstoff, schützt uns vor Arteriosklerose, Bluthochdruck, Herzinfarkt und Schlaganfall sowie gegen den Typ-II-Diabetes. Dieser Schutzfaktor kann im Blut um das Hundertfache gesteigert werden. Diese Steigerung tritt aber nur im bewegten Muskel nach intensivem Training in Erscheinung, das begründet meine Forderung in der Herz-Kreislauf-Prävention nach einer täglichen Bewegungspause von dreißig Minuten im Ausdauerbereich.

Leisten Sie sich in Ihrem Leben keinen Muskelverlust, denn die Muskulatur ist eine wichtige endokrine Drüse im Kampf gegen Entzündungen und Krebs. Faszien-Jogging in seiner Schwerelosigkeit ist eine echte Chance, Bewegungsmangel im Leben zu überwinden.

Der Entzündungsfaktor ist nicht zu vernachlässigen, er spielt auch bei der Entstehung der Arteriosklerose eine wichtige Rolle, denn erst in einem zweiten Schritt greift das Cholesterin in dieses Stoffwechselgeschehen ein, wobei die Stellung des LDL (böses Cholesterin) neu überdacht werden muss, wie aktuelle Studien beweisen. Hier ist noch vieles im Fluss. Kontrollieren Sie aber ständig Ihr CRP (C-reaktives Protein) im Blut, ein Laborwert, der Auskunft über mögliche Entzündungsherde im Körper gibt.

Das neue Faszien-Jogging ist im Kampf gegen Herz-Kreislauf-Erkrankungen eine entscheidende Hilfe mit folgenden Vorteilen:

- Die Leichtigkeit des Laufens beim Faszien-Jogging hilft Ihnen beim Einstieg ins wichtige Ausdauertraining, dabei löst der Katapulteffekt der Faszien eine zusätzliche Schubkraft bei der Bewegung aus.
- Mit konsequenter Nasenatmung können Sie sich nicht überfordern, denn Sie bleiben mit tiefem Atem stets in der sauerstoffreichen Trainingszone.
- Eminent wichtig ist das häusliche Trampolintraining, das Gerät in ständiger Nähe Ihrer persönlichen Komfortzone, einer Laufstrecke mit Waldbodeneffekt, sodass auch Gelenkarthrosen hierauf bestehen können, denn: Auch die Arthrose will bewegt werden, aber richtig. Im Gegensatz zum Gehen auf hartem Boden oder auf Treppen ist das Trampolin arthrosefreundlich, wenn Sie die vorgestellte Technik (siehe Seite 175ff.) sorgfältig umsetzen.

Fasziale Atmung – Ziele mit langem Atem erreichen

Jede Form der Überanstrengung nimmt uns die Luft zum Atmen, macht uns kurzatmig. Man erreicht seine Ziele im Leben aber nur durch einen langen Atem. Unter Ruhebedingungen liegt das Atemzugvolumen in etwa bei 500 Milliliter, bei körperlicher Belastung ist dieser Wert bis 3000 Milliliter steigerungsfähig (Markworth 1983), daher ist es für Läufer günstiger, die Atmung bei Leistungssteigerungen zu vertiefen, anstatt kürzer und schneller zu atmen. Bei weiteren Untersuchungen hat sich gezeigt, dass bei höheren Belastungen das Atemminutenvolumen (AMV), das Produkt von Atemfrequenz und Atemzugvolumen, unproportional gesteigert wird, weil die Atmung aufgrund ihrer Arbeitshyperventilation (Frequenzsteigerung) unökonomischer wird (Hollmann/Hettinger 1980).

Die Atmung erfolgt über die Vergrößerung und Verkleinerung des Brustkorbs, einmal durch das Heben und Senken der Rippen mit dem Brustbein, zum anderen über das Abflachen und Auswölben des Zwerchfells, das den Brustraum vom Bauchraum abtrennt. Aus gutem Grund unterscheidet man daher die Brustwand-Rippen-Atmung von der Bauch-Zwerchfell-Atmung.

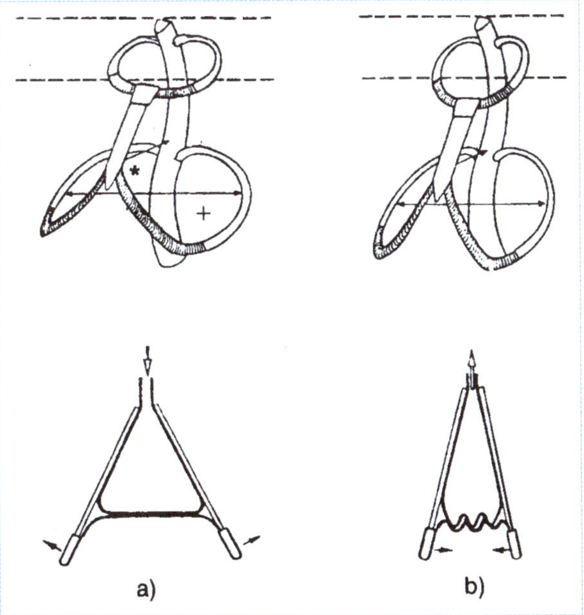

Abb. 138 | Die Faszien sind es, die die Ausatmung entscheidend bestimmen.

Dieses Pumpsystem arbeitet wie ein Blasebalg durch Raumverkleinerung und Raumvergrößerung analog zu den Herzkammern zwischen Systole und Diastole. Wiederum stoßen wir auf das häufigste Beschleunigungskonzept der

Natur, den Düsenantrieb, einer Stromschnelle vergleichbar, wenn strömendes Wasser mit Zunahme der Fließgeschwindigkeit in die Enge getrieben wird.

Aktiv im gesamten Atemgeschehen ist nur die Einatmung, ein betont muskuläres Geschehen gegen die Schwerkraft der Erde, hervorgerufen durch die Anspannung der Brustwandmuskeln gemeinsam mit dem Zwerchfell. Dabei sind es speziell die äußeren Rippenmuskeln, die die Rippen anheben, die sich dabei um ihre Längsachse nach außen drehen. Bei verstärkter Atmung unter Belastung greifen Hilfsmuskeln im vorderen Halsbereich mit in das Geschehen ein, wie die seitlichen Kopfwender und die Rippenhaltermuskel. Die Ein- und Ausatmung bestimmen aber nicht nur muskuläre Kräfte, sondern auch fasziale Strukturen der knöchernen Brustwand und das Centrum tendineum des Zwerchfells, wobei letztere von der Bewegungsamplitude zwischen Ein- und Ausatmung abhängig sind, vergleichbar dem Richt- und Gegenschwung peripherer Gelenke. Je weiter bei der Ein- und Ausatmung insbesondere das Zwerchfell nach oben und unten auf- und abschwingt, umso stärker werden die elastischen Fasern besonders im Centrum tendineum über ihre Grundlänge hinaus gedehnt und umso mehr potenzielle Lageenergie kann aus den elastischen Fasern in den folgenden Bewegungsimpuls eingegeben werden. Damit bestätigen sich auch die vorherigen Studien von Markworth und Hollmann, dass mit zunehmender Belastung jede Form der Hyperventilation (schnelle, kurze Atmung) unökonomisch wird, weil in dieser Frequenzsteigerung eine Unterstützung der muskulären Atemarbeit durch die Faszien nicht mehr erfolgen kann.

Die Einatmung ist somit ein betont muskuläres Geschehen, das von den äußeren Rippenmuskeln zusammen mit vorderen Halsmuskeln und in Zusammenarbeit mit dem Zwerchfell vollzogen wird.

Ganz anders verläuft die Ausatmung, vorwiegend ein passiver Vorgang, der vor allem von den elastischen Kräften faszialer Strukturen im Brustkorb, im Zwerchfell und in der vorderen Bauchmuskulatur ausgeht. Mehrere Strukturelemente nehmen Einfluss auf die Ausatmung:

- Erstens wirkt die Eigenelastizität der Lunge mit ihren Bläschen, aufgebläht durch die Einatmung, wodurch die elastischen Fasern maximal erweitert wurden, sodass bei der anschließenden Raumverkleinerung während der Ausatmung die potenzielle Lageenergie frei wird, die dann den Luftstrom nach außen treibt. Auch hierbei tritt wiederum der Katapulteffekt elastischer Fasern in Erscheinung, der ohne zusätzlichen Sauerstoff auskommt.
- Die bei der Einatmung gedehnte Lunge liegt durch den engen Pleuraspalt der Brustwand luftdicht an, sodass sie allen Brustwandveränderungen, sei es bei der Ein-, sei es bei der Ausatmung, folgen muss.

- Diese Brustatmung wird von der Bauchatmung nachhaltig unterstützt, ausgelöst durch das Zwerchfell, einer horizontal verlaufenden Muskel-Sehnen-Platte, die den Brustraum vom Bauchraum trennt.
- Diese Muskel-Sehnen-Platte spannt bei der Einatmung ihre muskulären Anteile an, die Zwerchfellkuppeln flachen sich ab, der Brustkorb wird erweitert und nimmt dadurch in seiner Höhe zu.
- Bei der Ausatmung schnellt das Zwerchfell primär aus der potenziellen Lageenergie seiner elastischen Fasern wieder in seine Ausgangslage zurück, die von der maximalen Auswölbung der Zwerchfellkuppeln nach oben in den Brustraum im Sinne der Verkleinerung bestimmt wird.

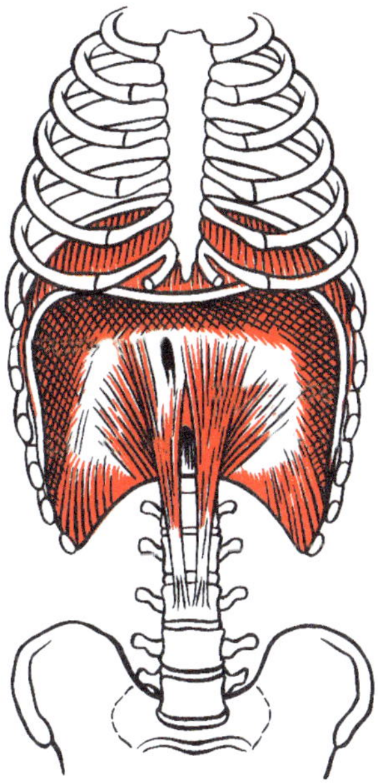

Abb. 139 | Auch das Zwerchfell als Muskelplatte wird von einem großen, zentralen Faszienareal bestimmt.

- Diese maximale Ausatmung als betont passives Geschehen wird durch die Kraft elastischer Fasern mittels des Katapulteffekts ermöglicht, denn bei der Einatmung haben die muskulären Anteile des Zwerchfells die elastischen Fasern maximal über ihre Grundlänge hinaus gedehnt, sodass die Ausatmung von deren potenziellen Lageenergie profitieren kann, die auf eine zusätzliche Sauerstoff- und Energieversorgung nicht angewiesen ist.
- Die Ausatmung kann aber nur dann optimal erfolgen, wenn vorher die Einatmung intensiv mit großer Bewegungsamplitude des Zwerchfells vorgenommen worden ist, denn je stärker die elastischen Fasern bei tiefer Einatmung gedehnt wurden, umso größer die potenzielle Lageenergie zur Unterstützung der Ausatmung. So gesehen wirkt die Einatmung als Gegenschwung, die Ausatmung als Richtschwung.

Das bindegewebige Zentrum des Zwerchfells, das Centrum tendineum, ist entscheidend für unsere Ausatmung

Allein schon aus der Anatomie des Zwerchfells geht die zweidimensionale Anlage dieses so wichtigen Atemmuskels hervor, der nicht nur auf das Leistungspotenzial seiner Muskelkräfte angewiesen ist, sondern gleichzeitig über eine erhebliche Faszienkraft verfügt. Im Mittelpunkt dieser Arbeitsplatte steht nicht nur das muskuläre Leistungspotenzial, fast ebenbürtig findet man in seinem

Zentrum eine gewaltige Faszienplatte, das Centrum tendineum, dessen Bedeutung bisher bei der Atemarbeit viel zu wenig gewürdigt wurde.

Die Ausatmung kann durch einen weiteren Mechanismus aus dem Faszienbereich unterstützt werden. Die Rede ist von den vorderen Bauchmuskeln als weitere Atemhilfsmuskeln, der mittlere, der äußere und der innere Bauchmuskel, die in einer gewaltigen Sehnenplatte, der Rektusscheide, gebündelt sind. Aktiviert man diese Muskel-Sehnen-Einheit, bewirkt ihre Kontraktion bei der Ausatmung eine Rippen- und Brustkorbsenkung im Sinne der Bauchpresse. Diese Bauchpresse ist aber immer ein aktives Muskelgeschehen, das in Zusammenhang steht mit der maximalen Einatmung, möglichst mit geschlossener Stimmritze, sodass hierüber die entstandene Drucksteigerung im Brustraum direkt an den Bauchraum, vor allem aber an das Herz, weitergegeben wird. Diese Pressatmung in betonter Einatmung ist ein überaus gefährliches Unterfangen, weil hierdurch das gesamte Herz-Kreislauf-System in eine hohe Anspannung versetzt wird, die langfristig in einer Blutdrucksteigerung in Zusammenhang mit einer allgemeinen Arteriosklerose enden kann.

Das Bauch- und Atempressing als Valsalva-Manöver ist ein hohes Gesundheitsrisiko, dem wir praktisch in unserer Kulturstufe bei jedem Toilettengang ausgesetzt sind!

Dieses Atempressing funktioniert auch gleichzeitig als Bauchpresse, die Rede ist von dem uns schon bekannten, überaus gefährlichen »Pressen aus dem Kopf heraus«, wie es täglich oft mehrmals bei uns auf der Toilette stattfindet. Dieses Valsalva-Manöver, das zu einer gefährlichen Steigerung der Herz-Kreislauf-Belastung führt, trägt entscheidend zur Entstehung nicht nur von Herz-Kreislauf-Erkrankungen, sondern auch zahlreicher Magen-Darm-Erkrankungen bei (siehe mein Buch »Das Wunder der Entspannungshocke«), weil die innere Drucksteigerung direkt an Herz und Bauchraum weitergeleitet wird. So gerät auch der Grimmdarm (Coecum) unter Druck, sodass Darminhalt in den Wurmfortsatz gelangt, der entscheidende Grund für die Entstehung einer Blinddarmentzündung. Naturvölker, die bei der Darmentleerung die freie Hocke praktizieren, kennen diese Erkrankung kaum.

Die große Faszienplatte des Zwerchfells, das Centrum tendineum, kann aber nur aktiviert werden, wenn die Ausschläge bei der Ein- und Ausatmung ihr Maximum erreichen, sodass das Zwerchfell weit nach oben in den Brustraum und in gleicher Weise nach unten in den Bauchraum vorschwingen kann. Damit ist dieser Vorgang vergleichbar mit der großen Bewegungsamplitude bei einer langen Schrittlänge, weil erst hierdurch die Faszien extrem über ihre

Grundlängen hinaus gedehnt werden können – die Voraussetzung, dass die potenzielle Lageenergie sich über den Katapulteffekt entladen kann.

Für Läufer beim Faszien-Jogging ist es daher bei der Belastung günstiger, tiefer mit hohem Atemzugvolumen als schneller und kürzer mit hoher Atemfrequenz unterwegs zu sein. So bestätigt sich die alte Regel: Nur wer tief atmen kann, hat die Kraft eines Löwen.

Wiederum ein weiterer Beweis für die enormen Vorteile konsequenter Nasenatmung, nicht nur für Reinigung, Anfeuchtung und Erwärmung der Atemluft, sondern auch für die Verbesserung des Atemzugvolumens, sodass neben der Muskelkraft gleichstark das gewaltige Potenzial der Faszien zum Tragen kommt – und das alles ohne einen weiteren Bedarf an Sauerstoff und Energie.

Fasziale Atmung und Vagus-Meditation

Die Atmung steht aber nicht nur im Zentrum des allgemeinen Ausdauertraining, sie spielt auch eine zentrale Rolle in der Meditation, wie sie seit mehr als 2000 Jahren von der Menschheit in praktisch allen Religionen praktiziert wird – und das unter den Vorzeichen: »Geh in die Stille, schließe die Augen und konzentriere dich auf deine Atmung! Sie wird dich zurückführen zur körperlichen Mitte, aus der Welt der Zerrissenheit in die Ausgeglichenheit innerer Stille.« So gesehen wirkt allein die Pulsation des Zwerchfells wie eine fokussierende Kristallisation, die Wiederholung der Wiederholung zwischen Ein- und Ausatmung, auf die sich primär alle Aufmerksamkeit richtet. Dieses Zurück zur körperlichen Mitte wird besonders dann an Bedeutung gewinnen, wenn die Atmung eng mit der körperlichen Stimme im Einklang steht, ein natürliches Geschehen der schwingenden Stimmbänder im fließenden Atemstrom bei der Entstehung unterschiedlichster Klangbilder.

Das prägende Zeichen der neuen Vagus-Meditation ist die enge Verbindung der Atmung mit Stimmbandvibrationen, die Schwingungen der elastischen Bänder unserer Stimme, einer Stradivari durchaus vergleichbar.

Durch den Klang der Stimmbänder, schwingenden Geigensaiten vergleichbar, entsteht ein Synchronisationsvorgang, ein Mitschwingen, in dem der menschliche Körper wie der Geigenboden als Resonanzkörper wirkt. Eine gemeinsame körperliche Schwingungsebene ist die Folge, eine spezielle Form der Isomorphie, ein gleiches Schwingen unterschiedlicher Körper, auf das sich in einer ersten Stufe unsere ganze Aufmerksamkeit richtet, sodass auch der Körper in diese Schwingungsebene mit einbezogen wird. In dieser Konzentration um die körperliche Mitte kann sich unser Denken von den vielen Reizen einer starken Umwelt abkehren und nach innen richten. Wir hören plötzlich bewusst auf unsere eigene Stimme, auf diesen inneren Klang. In dieser Stimmfindungsphase setzen wir bewusst drei Vokale ein, die auf unterschiedlichen Ebenen ihren Resonanzboden finden:

- Die obere Schwingungsebene wird durch ein gesummtes oder gesungenes A erreicht, als Stimmboden gilt die knöcherne Ebene der Mundhöhle, die oberen Anteile der Halswirbelkörper einbezogen.
- Als mittlere Schwingungsebene folgen dann untere Bereiche der Halswirbelsäule und die obere, knöcherne Brustwand, angestimmt durch das gesummte oder gesungene O, in dem sich die gesamte fernöstliche Entspannungskultur durch das angestimmte »Om mani padme hum« wiederfindet.
- Der untere Schwingungsbereich beginnt mit der Brustwirbelsäule, fortgeleitet über die seitliche Brustwand und hinein bis in die Zwerchfellregion, ausgelöst durch das angestimmte U, der Vokal, der uns in den Keller führt. »Summ, summ, summ, Bienchen summ herum«, eine Kurzform in ständiger Wiederholung, so klingt die Melodie, die uns in die innere Stille führt.

Dieses »körperliche Cello« ertönt im Luftstrom der Ausatmung, die Stimmbänder ersetzen die Cellosaiten, der Luftstrom den Geigenbogen, wobei die Wirbelsäule mit dem Brustkorb als Instrumentenkörper fungiert. Die Rolle des tonerzeugenden Bogens auf dem Cello wird vom Luftstrom der ausgeatmeten Luft übernommen. Es kommt auf einen tiefen, langen Atem an, dem Atem im Widerstand der Stimmbänder.

Dieser tiefe Luftstrom der Atmung dient aber im Körper nicht nur zur Tonerzeugung durch die angestimmten Stimmbänder, gleichzeitig wird durch die Motorik der Stimmbänder ein Nervenreiz geschaltet, der vom 9. Hirnnerv ausgeht, dem Zungenkehlkopfnerven (Nervus glossopharyngeus). Und dieser besondere Hirnnerv führt neben seinen sensiblen Fasern auch motorische, stimuliert durch die Kehlkopfmuskeln. Dieser besondere Nerv führt aber auch parasympathische Entspannungsfasern, die den Nervenreiz in das Kerngebiet der Hirnnerven im Hirnstamm führen, der Verlängerung zwischen Rückenmark und Gehirn. Im Hirnstamm befindet sich die Entspannungszentrale des menschlichen Körpers, die überaus wirksam gegen Stress und gegen die stressbedingten Erkrankungen eingesetzt werden kann.

Die Entspannungszentrale des menschlichen Körpers gegen Stress und stressbedingte Erkrankungen liegt im Hirnstamm, das Kerngebiet des 10. Hirnnervs, des Vagus, der das Entspannungssignal unmittelbar an Herz, Lunge und Bauchraum leitet.
Der Vagus ist aufgrund dieses großen Verteilungsgebietes der »Vagabund« unter den Nerven, der Namensgeber der Vagus-Meditation!

Durch das Summen der Vokale A, O und U in tiefer Resonanz mit dem Körper aktivieren wir die Entspannungszentrale mit dem Vagus-Nerv, dem Großen Ruhenerv, der diese Ruhe, Stille und Entspannung direkt an Herz, Lunge und an den größten Teil des Bauchraumes weiterleitet. Wenn wir also unsere körpereigene Stradivari anstimmen, treten wir in Sekunden ein in den Topzustand komplexer Tiefenentspannung:

- Das unter Stress hocherregte Herz beruhigt sich, die Schlagzahl geht zurück, der hohe Blutdruck wird abgesenkt und dem gesamten Herz-Kreislauf-System wird wieder vermehrt Sauerstoff zugeführt, der unter Stress blockiert war.
- Die Atmung wechselt von der seitlichen Brustatmung in die untere Bauchatmung, damit kommt es zur beruhigenden Zwerchfellatmung. Die vertieften Atemzüge beziehen auch den Faszienteil des Zwerchfells mit in ihre Aktivität ein, sodass hierdurch der Sauerstoffverbrauch weiter gedrosselt werden kann.
- Die tiefreichende Entspannung gelangt bis in den Bauchraum, und zwar weit in den Dickdarmbereich hinein, bis an die linke Flexur. Damit verbunden ist eine deutlich verbesserte Magen-Darm-Passage, wodurch alle aufbauenden Vorgänge im Körper entscheidend verbessert werden.

Die Konzentration auf die Ausatmung bestimmt die erste Stufe der Vagus-Meditation, die durch Kehlkopfvibrationen doppelt so lang wie die Einatmung gehalten wird, ausgelöst durch die Stimmbildner A, O, U. Außerdem überwiegt bei der Ausatmung der Entspannungsnerv Parasympathikus über den Stressnerv Sympathikus in Ergänzung zum 9. Hirnnerv.

Die Umschaltung der seitlichen Brustatmung in die untere Bauchatmung in der Meditation ist willentlich nur schwer erreichbar, in der Vagus-Meditation allerdings wird diese Umstellung allein durch die Stimulation des 9. Hirnnervs über die Kehlkopfvibrationen erreicht. Der neuro-physiologische Kanal in der Vagus-Meditation führt über drei Hirnnerven (3., 7. und 9.), wobei in Zusammenhang mit der Atmung der 9. Hirnnerv, der Zungenkehlkopfnerv, im Mit-

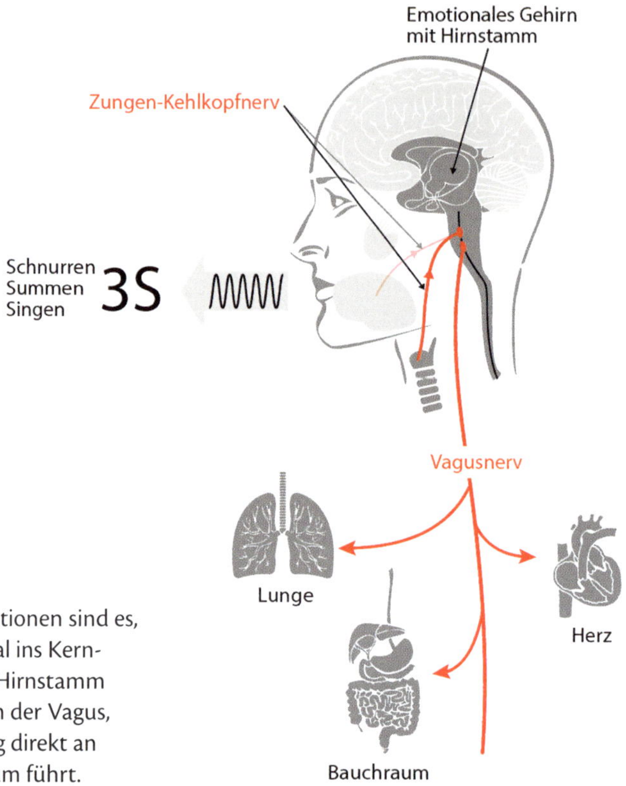

Abb. 140 | Kehlkopfvibrationen sind es, die das Entspannungssignal ins Kerngebiet der Hirnnerven im Hirnstamm leiten. Von dort ist es dann der Vagus, der die Tiefenentspannung direkt an Herz, Lunge und Bauchraum führt.

telpunkt steht. Im Hirnstamm erfolgt der Informationsaustausch im Kerngebiet der Hirnnerven zum 10. Hirnnerv, dem Vagus, und dieser wichtige Nerv ist der eigentliche Übermittler der Tiefenentspannung an Herz, Lunge und Bauchraum. Die Folge ist eine tiefe Entspannung, weil in der Vagus-Meditation das vegetative Nervensystem von der hohen Erregung des Sympathikus auf die Tiefenentspannung des Parasympathikus umschaltet. Das parasympathische System wird allgemein mit dem Vagus gleichgestellt, weil in diesem 10. Hirnnerv 75 Prozent aller parasympathischen Fasern verlaufen.

Im ersten Stadium der Vagus-Meditation wird die hohe Erregungsstufe vom Beta- auf den Alphazustand gedrosselt, die Gehirnwellen im Wachzustand zwischen 15 bis 30 Hertz werden auf 7 bis 15 Hertz zurückgestuft, dabei nimmt die Atemtiefe bei gleichzeitiger Umschaltung von der Brust- auf die Bauchatmung zu.

Es gibt also zwei Möglichkeiten, durch die tiefe Atmung einer großen Zwerchfell-Amplitude auch das Leistungspotenzial der zentralen Sehnenplatte (Centrum tendineum) nutzen zu können:

- Tiefe Atmung bei Faszien-Jogging durch das Totraumtraining über eine konsequente Nasenatmung.

- Tiefe Atmung in der Vagus-Meditation durch Kehlkopfvibrationen mit Stimulation des 9. Hirnnervs, der den Vagus im Hirnstamm aktiviert, um dann in Sekunden über die Tiefenentspannung die oberflächliche Brustatmung in die tiefe Bauchatmung umschalten zu können

Bewegungshilfe bei Übergewicht und Typ-II-Diabetes

Wir alle wissen, dass der Typ-II-Diabetes eng mit der Adipositas assoziiert ist und dass fast alle Übergewichtigen sich schwer tun mit dem üblichen Jogging im Schwerkraftfeld der Erde. Es braucht ganz einfach zu viel Überwindungskraft, weil der Energiebedarf der Muskulatur zu hoch ist. Daher wird beim konventionellen Laufen die sauerstoffreiche (aerobe) Trainingszone viel zu schnell überschritten, aber nur in dieser aeroben Zone kann entscheidend Fett abgebaut werden. Hinzu kommt, dass die Bewegung im Ausdauerbereich möglichst lang durchgeführt werden sollte, weil das fettabbauende Enzym, die Lipoproteinlipase, erst nach 45 Minuten ihr Maximum erreicht hat. Diese Maximalforderung der Bewegung kann von Übergewichtigen kaum erfüllt werden, weil ein wirksamer Fettabbau auf diesem Wege wenig erfolgversprechend ist und langfristige Erfolge kaum zu erreichen sind – aus mehreren Gründen:

1. Hindernis beim Typ-II-Diabetes gegen Ausdauertraining

Durch den zu intensiven Muskeleinsatz beim konventionellen Jogging entsteht ein zu hoher Kalorienverbrauch bei betonter Kurzatmigkeit, sodass die sauerstoffreiche (aerobe) Trainingszone viel zu schnell überschritten wird. Im anaeroben (sauerstoffarmen) Stoffwechselbereich ist aber der Fettabbau relativ gering, weil der hohe Energiebedarf betont von den starken Energieträgern, in diesem Falle vom Glykogen, der gespeicherten Zuckerstufe, gedeckt werden muss. Fett als weiterer Energieträger im Blut erfüllt aber nicht diese hohe Leistungsstufe, die für die anaerobe Phase des Trainings erforderlich ist. Fett als Energieträger steht dem Körper zwar unbegrenzt zur Verfügung, setzt allerdings voraus, dass die Bewegungsintensität moderat gehalten wird, was jedem Übergewichtigen schwerfällt.

Ein Beispiel aus der Sportpraxis: Beim Marathon reichen die energiereichen Glykogenreserven in der Regel bis Kilometer 30, dann muss der Körper auf die Fettdepots umschalten. Dafür ist aber mehr Sauerstoff erforderlich, der jedoch in diesem Zustand der Ermüdung nur schwer vom Körper geliefert werden kann. In anstrengender Kurzatmigkeit beginnt für viele Läufer der Ansturm gegen eine Wand.

2. Hindernis beim Typ-II-Diabetes

Ein zweiter Punkt fällt ins Gewicht: das fettabbauende Enzym Lipoproteiolipase, das aber im Körper sehr träge reagiert, vor allem verspätet aktiv wird. Erst nach 45 Minuten kommt dieser Abbau richtig in Gang, es gibt nur wenige Übergewichtige, die überhaupt in der Lage sind, diese langen Laufzeiten aufrechtzuerhalten.

3. Hindernis beim Typ-II-Diabetes

Der bewegungsarme Diabetiker blockiert durch sein Verhalten die verbesserte Glukoseaufnahme des arbeitenden Muskels mit gleichzeitiger Absenkung der Insulinresistenz der Zellen, womit das Diabetesrisiko weiter ansteigt.

4. Hindernis bei Typ-II-Diabetes

Für Übergewichtige sind die Erfolgsaussichten eines nachhaltigen Fettabbaus durch Bewegung sehr gering, daher fehlt in vielen Fällen die notwendige Motivation zum fettabbauenden Ausdauertraining.

5. Hindernis bei Typ-II-Diabetes

Bei chronischem Übergewicht ist der Belastungsdruck auf die Gelenke viel zu hoch, sodass Bewegung in dieser Form oft mit Schmerzen verbunden ist.

In all diesen Fällen ist das neue Faszien-Jogging die Chance, die bisherigen Hindernisse Übergewichtiger beim Einstieg in die Bewegung aus dem Weg zu räumen, weil durch den antriebsfördernden Katapulteffekt eine zusätzliche Schubkraft nach vorn dem Muskelmotor wirkungsvoll an die Seite gestellt wird. Von eminenter Bedeutung ist die Wirkung des Gegenschwungs, der die stillen Reserven der Faszien beim Antrieb aktiviert, die dann der arbeitenden Muskulatur in gleicher Stärke an die Seite gestellt werden.

Die Leichtigkeit des Faszien-Joggings in seiner Schwerelosigkeit ist die Chance für alle Übergewichtigen, die beim konventionellen Laufen schnell überfordert sind, sie alle profitieren von der zusätzlichen Schubkraft des Katapulteffektes aus den Faszien heraus!

Richt- und Gegenschwung bei Gelenkarthrosen

Durch das Diktat der Technik wurden die allumfassenden Bewegungsanlagen des Menschen zwischen Richt- und Gegenschwung auf die Monotonie des zielorientierten Richtschwungs reduziert. Darauf habe ich in diesem Buch schon mehrfach hingewiesen.

Die erste Stufe der Degeneration bei der Anpassung an die Technik sind die Arthrosen der großen Gelenke und der Wirbelsäule.

In standiger Monotonie verlieren die großen Gelenke etwa die Hälfte ihrer Bewegungsamplituden, sodass die breit ausgelegten Knorpelflächen nur noch anteilmäßig genutzt werden können, was dazu führt, dass diese randständig belasteten Gelenke frühzeitige Knorpelaufbrüche erleiden, der Anfang unterschiedlichster Gelenkarthrosen, angeführt von der Wirbelsäule, den Hüftgelenken sowie den Kniegelenken. Dazu muss man wissen, dass der Knorpelüberzug im randständigen Gelenkbereich sehr dünnflächig ausgebildet ist, im Gegensatz zum Zentrum mit seiner dickflächigen Polsterung, das damit allen höheren Belastungen besser gewachsen ist. Die operativen Eingriffe an den Hüftgelenken sind durch eine moderne prothetische Ersatztechnik am weitesten entwickelt, nicht so an der Wirbelsäule und an den Kniegelenken, deren Entwicklung man ständig unter Kontrolle halten sollte.

Die zweite Stufe der Degeneration sind die beherrschenden Kompressionssyndrome der oberen Extremitäten.

Dabei stehen die Beugemuskeln der Arme und der Hände im Mittelpunkt, die in lokale Stressspannung verfallen, das hat natürlich regionale Folgen, weil druckempfindliche Nerven in der Nähe dieser Muskeln verlaufen oder sie in vielen Fällen in engen Kanälen sogar passieren müssen. Gerät jetzt ein solcher peripherer Nerv unter den Druck dieses Engpasssyndroms, so sind in der Regel Schmerzen und Sensibilitätsausfälle die Folge. Bleibt dieser Zustand auf Dauer erhalten, so sind endgültige Funktionsstörungen oder Totalausfälle kaum zu vermeiden, es besteht also in dieser Situation dringender Handlungsbedarf, und dabei gibt es nur zwei Möglichkeiten:

- *Erstens:* die Operation durch die Spaltung im Bereich der Engstelle um den gestressten Muskel herum mit der Freilegung des Nervs und seine Befreiung von der Kompressionslast des umgebenden Muskels und des randständigen Bindegewebes.

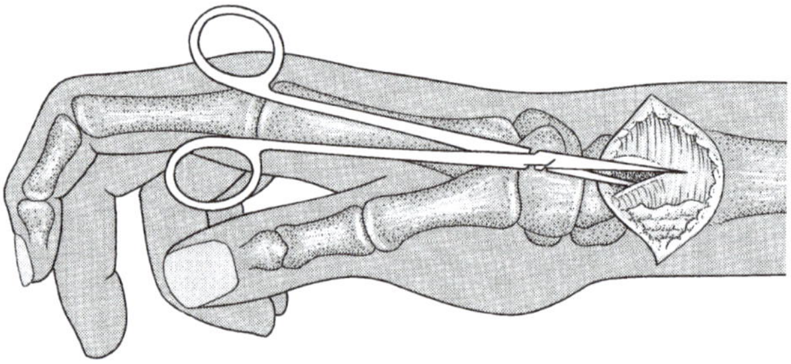

Abb. 141 | Kompressionssyndrome speziell auf bestimmte periphere Nerven sind es, die die Berufskrankheit RSI auslösen, wobei der operative Eingriff lediglich die äußere Spaltung des bindegewebigen Kanals vorsieht.

- *Zweitens:* Prävention statt Operation. Es geht um die Beseitigung von Dysbalancen, d.h. Stressabbau durch Gegenschwungstretching in der verkürzten Muskulatur und gleichzeitig regionale Muskelverstärkung der Antagonisten auf der Gegenseite. Hier sind besonders die Muskelgruppen an der Streckseite der oberen Extremitäten einschließlich der Wirbelsäule betroffen. Außerdem müssen die Dysbalancen der unteren Extremitäten behoben werden, weil das absatzbetonte Vorfußgehen bereits am Fuß nachhaltige Stressspannungen in der Fußsohle sowie in den Waden und Achillessehnen hinterlässt.

Der optimale Richtschwung und der konträr ausgerichtete Gegenschwung ermöglichen zum einen eine große Bewegungsamplitude, was beim Gehen und Laufen zu einer maximalen Schrittlängenerweiterung führt. Automatisch damit verbunden ist eine gleichmäßige Auslastung der gesamten schützenden Knorpelschicht im Gelenk, sowohl in den dünnflächigen Randzonen wie in den dickflächigen zentralen Gelenkabschnitten, der beste Schutz gegen Knorpelaufbrüche und gegen die frühzeitige Ausbildung einer Arthrose.

Eine hohe Bewegungsamplitude beim Faszien-Jogging durch die große Schrittlänge und durch die gleichmäßige Auslastung des Fußes beim Abrollen zwischen Rück- und Vorfuß ist die beste Garantie gegen die Ausbildung von Gelenkarthrosen allgemein, für die Kniearthrose im Besonderen.

Noch einmal zur Wiederholung: In der vorderen Landung des Fußes am Boden in der primären Standphase beim Gehen und Laufen sollte das Kniegelenk stets in einer ca. 20-Grad-Beugestellung belastet werden. Nur so werden die zentralen, dickflächigen Knorpelabschnitte erreicht. Wird dagegen das vordere Knie in der Vorwärtsbeschleunigung endgradig, also in absoluter Streckhaltung beansprucht, stehen die dünnflächigen Knorpelzonen unter Dauerdruck, sie können schnell aufbrechen, der Beginn der Kniegelenkarthrose, die im letzten Lebensdrittel sehr häufig auftritt, ist kaum noch aufzuhalten.

Ein weiterer Arthroseschutz geht von der federnden Vibrationsbelastung beim Faszien-Jogging aus. Dabei sind es die kontrollierten Belastungsspitzen, die im Moment des Bodenkontaktes mit der Ferse entstehen, sie sind in dieser Gangart ausgewogen, weder zu intensiv noch zu gering. Diese Aussage ist deshalb von Bedeutung, weil sich herausgestellt hat, dass eine zu deutliche Isolierung der Ferse von den Aufschlagskräften am Boden, wie das bei zu stark gepolsterten Schuhen im Absatzbereich der Fall sein kann, zu einer Osteoporose im Calcaneus (Fersenbein) führen kann. Diese Tatsache hat auch wesentlich dazu beigetragen, dass sich im Laufschuhbereich in letzter Zeit der »Barfußlaufschuh« durchgesetzt hat, der Schuh mit geringem Absatz, weil seit Jahren der Laufschuh mit hohem Absatz bei deutlicher Kunststoff- oder Luftfederung die Szene beherrschte. Der Orthopäde Bernhard Segesser in der Schweiz hat schon vor Jahren auf die hohe Bedeutung dieser Vibrationskräfte hingewiesen.

Kontrolliert federnde Vibrationsbelastungen beim fersenbetonten Faszien-Jogging sind es, die einmal für eine optimale Härtung der Knochenstrukturen in der Ferse sorgen, zum anderen unterhält das elastische Potenzial des Fußgewölbes einen hohen Gelenkschutz.

Das neue Faszien-Jogging setzt beim Gehen und Laufen flache Schuhe voraus, hohe Absatzschuhe sind von vornherein für den Gebrauch im täglichen Leben ausgeschlossen. Damit sinkt beim Abrollen des Fußes am Boden automatisch auch das Umknickrisiko im oberen Sprunggelenk, derzeit der häufigste Arbeitsunfall von und zur Arbeit, wie bereits erwähnt. Diese Distorsion im oberen Sprunggelenk steht in einem engen Zusammenhang mit dem Tragen von Absatzschuhen, denn je höher der Absatz, umso größer die Gefahr des seitlichen Umknickens. Diese Distorsion bewirkt in drei Intensitätsstufen die Verletzung im oberen Sprunggelenk:

- In der ersten Verletzungsstufe besteht eine Überdehnung in den Außenbändern, evtl. verbunden mit vereinzelten Fasernverletzungen, im Volksmund mit Bänderzerrung umschrieben.
- In der zweiten Stufe kommt es zu einer inkompletten oder kompletten Ruptur der Außenbänder, die deltaförmig den Außenknöchel umspannen,

sodass man bei der Röntgenaufnahme eine Aufklappbarkeit des oberen Sprunggelenks am Außenknöchel feststellen kann. Heilen diese Außenbandverletzung nach operativer Versorgung nicht vollständig aus, bleibt das obere Sprunggelenk bei täglicher Belastung ein Umknickrisiko, das nicht selten in einer Gelenkarthrose enden kann.

- In der dritten Stufe kommt es zu einer Knöchelverletzung, die in einfacher Form sich auf den Außenknöchel beschränken kann. Wird allerdings gleichzeitig die Bandverbindung (Syndesmose) zwischen Außen- und Innenknöchel gesprengt, ist die operative Versorgung das Gebot der Stunde. Bleibt jedoch eine Inkongruenz in der Gelenkfläche zurück, ist auch in diesem Fall der Weg in die Arthrose vorgezeichnet.

Faszien-Jogging trägt entscheidend dazu bei, dass das Distorsionstrauma im oberen Sprunggelenk – im Moment der häufigste Arbeitsunfall auf dem Weg zur Arbeit – entscheidend unter Kontrolle gehalten werden kann.

Verminderte Bewegungsfreiheit durch Elastizitätsverluste

Elastizitätsverluste sind es, die den Menschen im Zivilisationsprozess durch geschrumpfte Faszien im Laufe seines Lebens regelrecht in eine Zwangsjacke pressen, die ihn derart krümmt, dass er sich nur noch mit Mühe aufrichten kann und seine Bewegungsfreiheit verliert. Man braucht nur aufmerksam durch die Straßen zu gehen: Geradezu erschreckend ist die schlechte Körperhaltung bei alten Menschen, aber auch die jungen sind betroffen. Nicht nur der Körper verfällt in Brustbeinbelastungshaltung, auch die Schrittlänge fällt in sich zusammen. Man ist nicht mehr schwungvoll, sondern abgehackt-kurzschrittig unterwegs, auch der Bewegungsradius der Gelenke ist auf ein Minimum reduziert. Aber es gibt auch sehr viele positive Erscheinungsbilder. Ich denke da an die vielen Volkstänze, die unverkennbare Schrittfolge beim griechischen Sirtaki, bei den jüdischen Volkstänzen, nicht zu vergessen der Flamenco oder der Argentinische Tango, der noch heute ganze Generationen in seinen Bann zieht. Absolute Weltklasse wird allein vom irischen Volkstanz präsentiert, wenn mehr als dreißig Tänzerinnen und Tänzer über die Bühne wirbeln: Das ist Faszienpräsenz in Reinkultur, wenn im berauschenden Hacke-Spitze-Stakkato die Halle zu beben anfängt.

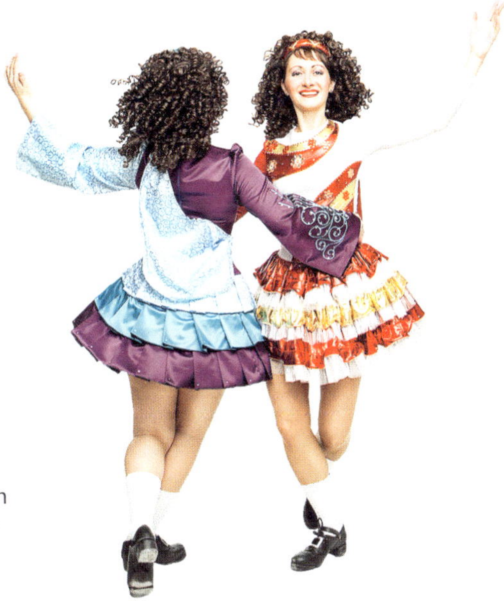

Abb. 142 | Optimales Fasziendancing beim irischen Volkstanz durch den permanenten Wechsel Hacke-Spitze-Hacke-Spitze etc.

Die wesentlichen Komponenten dieser Zwangsjacke sind die großflächigen Faszien, die Sehnenplatte des Nackens (Ligamentum nuchae) sowie die Lumbalfaszie. Aber auch die chronische Brustbeinbelastungshaltung wirkt sich hemmend auf die Wiederaufrichtung des Körpers aus, sie ist das Ergebnis einer ständigen Frontalhaltung der Arme und der Hände. Mit dieser eingeschränkten Bewegungsfreiheit verläuft das Leben im Alter nicht mehr in den weiten Kreisen jugendlicher Unbekümmertheit, und viele Verrichtungen des täglichen Lebens sind nur noch beschränkt mit äußeren Hilfsmitteln möglich. Auch braucht es vermehrt Menschen, die bereit sind, ihre Hilfe anzubieten, wenn schwierige Einkäufe oder lange Reisen auf dem Programm stehen. Viele Gründe sind für diese Einschränkungen anzuführen:

- Die zurückgelegten Wegstrecken verlieren ihre Länge.
- Das Treppensteigen wird zu einer Herausforderung, weil vielfach das Herz seine Leistung einbüßt, sodass die Atmung den Anforderungen einer Treppe nicht mehr entsprechen kann.
- Die Oberschenkel verlieren an Muskelkraft, sodass man sich nicht mehr kontrolliert in seinen Sessel begeben kann. Vielfach bleibt nur, sich einfach nur noch fallen zu lassen.
- Die Augen und die Ohren liefern von der Umwelt oft nur noch Zerrbilder mit vielen Störgeräuschen. Häufig ist ihre Funktion ohne teure Hilfsmittel oder aufwendige Operation nicht mehr zu erhalten.
- Die Nächte werden länger, oft weniger erholsam, weil lange Schlafunterbrechungen die Regeneration stören. Müde und unausgeschlafen ist man kaum

noch in der Lage, den täglichen Herausforderungen ausreichend gewachsen zu sein

All diesen Unwegsamkeiten muss sich der Mensch im letzten Lebensabschnitt stellen. Dabei ist die Aufrechterhaltung der Bewegung in Elastizität das oberste Gebot. So ist die Gestaltung dieser Lebensperiode nichts für Feiglinge, man muss sich ständig steigenden Herausforderungen stellen und möglichst längere Abschnitte des Stillstands vermeiden, denn Leben ist Bewegung und Elastizität zugleich. Alles fließt und alles ist in Bewegung, wie schon der griechische Philosoph Heraklit postulierte.

Das Lebendige ist auch das Natürliche, das in ständiger Wechselbeziehung zu den Gegensätzen dieser Welt steht, wie in der bereits aufgeführten Lebensspirale dargestellt. »Alles fließt, und ständig kommt neues Wasser auf dich zu«, um noch einmal Heraklit zu zitieren: »Du kannst niemals in denselben Fluss steigen.« In der Natur gibt es nicht die Wiederholung des Gleichen, der natürliche Rhythmus, wie in der logarithmischen Spirale dargestellt, ist immer die Wiederholung von Gegensätzen, die ständige Wechselwirkung von betonten und unbetonten Zeitabschnitten. In diesem natürlichen Rhythmus kann es keinen Stillstand geben, wir sind gut beraten, uns ständig auf den Weg zu machen von einem Extrem zum anderen.

In einem längeren Gespräch mit mir sprach der bekannte Quantenphysiker Hans-Peter Dürr von den »Passierchen«, die den natürlichen Rhythmus der logarithmischen Spirale bestimmen, denn jeder Stillstand in diesem Wechselbad ist stets der Beginn des Versagens und nicht selten der Anfang vom Ende.

Was bleibt uns also anderes zu tun, als uns all diesen Gegensätzen auch im hohen Alter zu stellen. Versuchen Sie daher, sich aus all den Vorschlägen dieses Buches ein tägliches Überwindungsprogramm zu erstellen, das Sie mit Nachdruck und Ausdauer verfolgen:

- Tägliches Faszien-Jogging ist die Chance, auch im hohen Alter immer noch in Bewegung zu bleiben, denn diese Art der Bewegung profitiert von der *vis a tergo*, der Schubkraft von hinten durch den Katapulteffekt der elastischen Fasern.
- Lassen Sie keinen Muskelverlust im Alter zu, eine Maximalforderung, die nicht immer leicht zu erfüllen ist.
- Bedenken Sie: Der Muskel ist nicht nur ein Bewegungsmotor, sondern vor allem eine endokrine Drüse, die das Immunsystem stützt und die eine spezielle Wirkung gegen Entzündungen und Krebs auslösen kann. Wirksam in dieser Beziehung ist aber nur der Muskel in Bewegung, nicht der Muskel im Stillstand.

- Fördern Sie die Elastizität all Ihrer Gelenke durch tägliches, besser noch stündliches Gegenschwungstretching, damit Sie nicht in die verkrümmende Zwangsjacke durch die schrumpfenden Faszien geraten.

An dieser Stelle zeige ich Ihnen einfache Testverfahren, wie Sie Ihre Elastizität messen und kontrollieren können:

Erster Elastizitätstest für Nacken, Lendenwirbelsäule, Waden, Achillessehnen, Fußsohlenfaszien, Zehenbeuger.

Natur-richtige Hocke

Die natur-richtige Hocke: Die Füße stehen fersenbetont fest am Boden, sind parallel ausgerichtet, die Kniegelenke befinden sich scharnierartig in Frontalhaltung. Der Rücken ist gleichmäßig gerundet, besonders am Becken-Lendenwirbelsäulen-Übergang, die Rückenmuskulatur ist maximal gedehnt, erweiterter Spinalkanal.

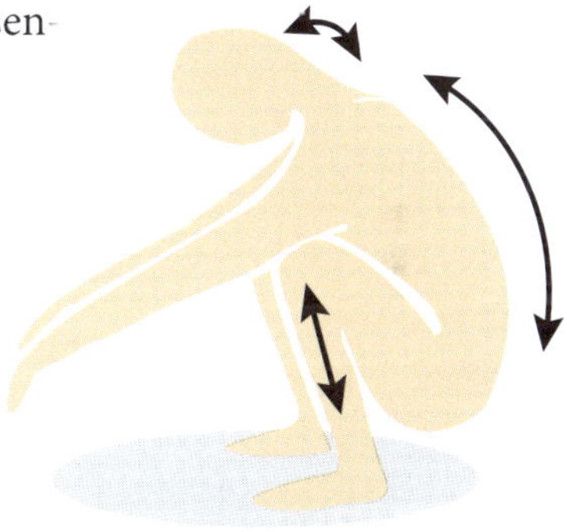

Abb. 143 | Rücken- und Wadenmuskeln sind elastisch, wenn in der natürlichen Hocke der Rücken gleichmäßig gerundet ist und die Sitzbeinhöcker fast die Fersenbeine berühren.

Optimale Elastizität

- Die Nackenmuskulatur und die Nackenfaszien sind elastisch, das Kinn kann bis zur vorderen Brustwand abgesenkt werden.
- Der Rücken am Übergang Becken-Lendenwirbelsäule ist gleichmäßig gerundet. Schober'sches Zeichen in Höhe 1. Lendenwirbelkörper: Ein Zehn-Zentimeter-Abstand wird in der Hocke auf 15 Zentimeter erweitert, das entspricht dem optimal gerundeten Rücken in der Lendenwirbelsäule.
- In der tiefen Hocke nähert sich das Becken bis auf zwei Querfinger den Fersen.

Zweiter Elastizitätstest für Rücken und die beugeseitigen Schultermuskeln

Sitzend auf einem Stuhl, extremes Vorbeugen des Oberkörperkörpers, sodass die Schultergelenke die Kniegelenke erreichen. Die gefalteten Hände mit den Armen am Rücken können bis in 90-Grad-Streckhaltung nach oben geführt werden.

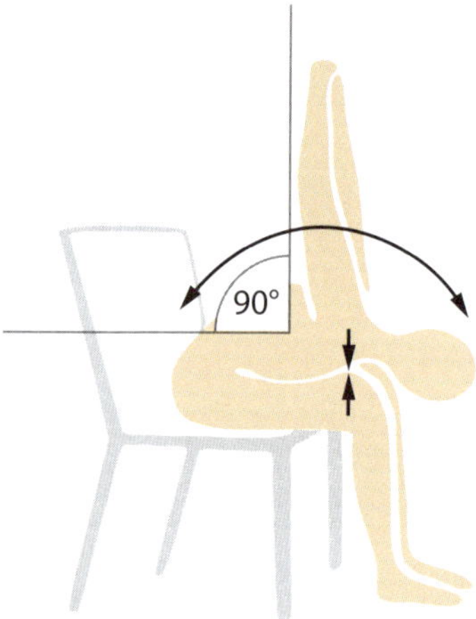

Abb. 144 | Der Rücken ist im Lendenbereich elastisch, sodass die Schultergelenke bei der Oberkörpervorbeuge die Kniegelenke erreichen. Stehen die Arme abgespreizt nach hinten oben in 90-Grad-Stellung, sind auch die beugeseitigen Schultermuskeln optimal gedehnt.

Dritter Elastizitätstest zum Nachweis optimal gedehnter Unterarm- und Fingerbeuger

Stehend vor einem Tisch werden die beiden Handflächen so auf die Platte gelegt, dass die Daumen nach außen, die Finger nach hinten weisen. Alle Finger mit der gesamten Hohlhand liegen fest auf der Tischplatte, auch die Mittelgelenke der Finger haben festen Kontakt zur Platte. Jetzt führen Sie die Schultern mit dem Oberkörper nach hinten, sodass die Handgelenke die 90-Grad-Streckung erreichen, ohne dass die Handfläche von der Tischplatte abgehoben werden muss.

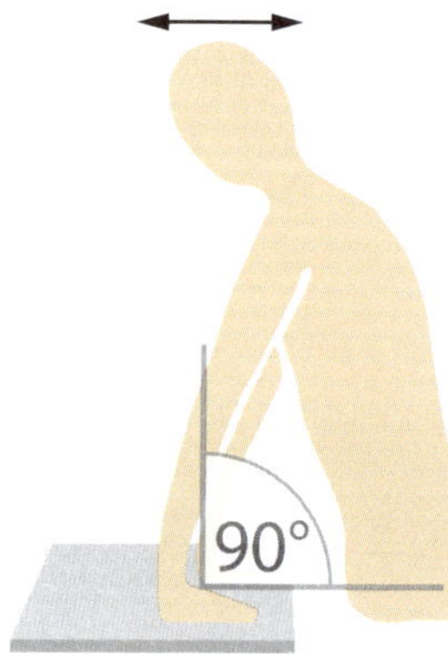

Abb. 145 | Die überstreckten Handgelenke befinden sich in einer 90-Grad-Stellung, dabei liegen die Handflächen und die maximal gestreckten Finger fest auf der Unterlage, ein Beleg für eine optimale Flexibilität der Unterarm-Fingerbeuger.

Das Wunder der Entspannungshocke

Es gibt keine Körperhaltung, in der gleichzeitig so viele Faszien und Muskeln gedehnt werden, wie die natürliche Entspannungshocke. Leider hat die moderne Leistungsgesellschaft leichtfertig diese Entspannungshaltung bei allen Bodenarbeiten, auf den Arbeitsstühlen und bei der allgemeinen Entspannung aufgegeben und durch die europäische Krampfhocke ersetzt. Unsicher balanciert man auf den Vorfüßen, weil die gestressten Waden-Achillessehnen die Absenkung der Fersen zum Boden nicht zulassen. Der Rücken ist bretthart linear aufgerichtet, damit werden die Rückenmuskulatur, vor allem aber die Lumbalfaszien, nicht mehr entlastend gedehnt, speziell der Spinalkanal wird nicht erweitert.

Die Kniegelenke sind unter dem totalen Körperdruck nach außen rotiert, was sie als Scharniergelenke nicht leisten können. Die Folge ist ein ständiger Zerreißdruck auf den Innenmeniskus, der vorzeitig degeneriert und bereits bei einem Gelegenheitsvorgang (einfache Körperdrehung) zerreißen kann.
Damit sind alle Bodenarbeiten in Deutschland durch die falsche Arbeitshocke, wie sie nicht nur in Haushalt und Garten, sondern vor allem auch auf den Baustellen stattfindet, die Wegbereiter einer vorzeitigen Kniearthrose.

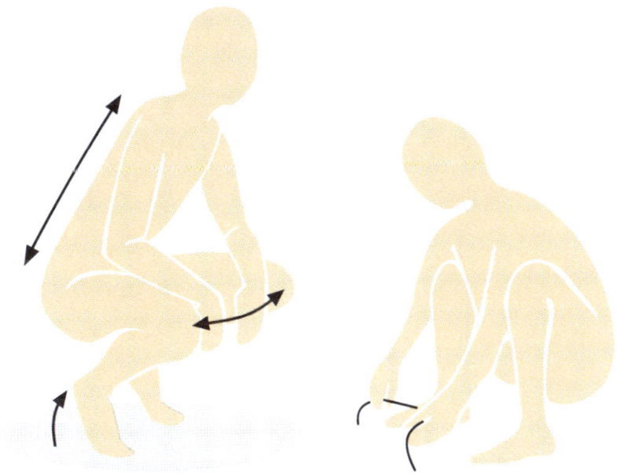

Abb. 146 | In der falschen Arbeitshocke sind die Fersen vom Boden abgehoben, die Kniegelenke nach außen verdreht. Dabei bleibt der Rücken gerade aufgerichtet und angespannt, der Spinalkanal ist nicht erweitert.
In der richtigen Arbeitshocke stehen die Füße parallel am Boden, die Fersen sind total abgesenkt, die Kniegelenke scharnierartig nach vorn ausgerichtet. Gleichzeitig ist der Rücken gleichmäßig gerundet und entlastet und der Spinalkanal erweitert.

Faszien-Jogging mit Waldbodenvibration

Das Faszien-Jogging findet seine Vervollkommnung durch federnde, schwingende Vibrationen, die korrespondierend zu den Sehnen des Fußgewölbes durch den Boden wiedergegeben werden. Denken Sie nur an Ihren letzten Waldspaziergang, als Sie abseits des Weges auf einem Moosboden unterwegs waren, das reine Labsal für die Füße, besonders wenn Sie barfuß die Befreiung aus der Enge Ihrer Schuhe erleben konnten. Oder denken Sie an das erquickende Fußgefühl, als Sie noch in Kindertagen in einer frischen Wiese unterwegs waren. All diese variablen Waldbodeneffekte sind durchaus in der Lage, den Wirkungsgrad des bewegungsfördernden Faszieneinsatzes beim Gehen und Laufen zu verstärken, weil durch diese speziellen Vibrationsreize die Sehnenspindeln intensiver angesprochen werden können, wodurch der Katapulteffekt nachhaltig gesteigert wird.

Natürlich erlebt man den Waldbodeneffekt beim Faszien-Jogging am unverfälschtesten in Wald, Feld und Wiese, sei es nun barfuß oder in Laufschuhen.

Faszien-Jogging auf dem Minitrampolin ist imitierter Waldbodeneffekt im häuslichen Bereich

Aus diesem Blickwinkel heraus ist es für mich stets ein besonderes Ereignis, wenn ich mit meinem faszialen Training auf dem Minitrampolin beginne und im Laufe der Minuten immer intensiver in das gewaltige Potenzial der Fußfaszien eintauchen kann. Schon nach einer Viertelstunde erleben Sie die belebende Schubkraft durch den Katapulteffekt der Faszien, die potenzielle Lageenergie drückt Sie nach vorn, wie die Schubkraft über die aufgeblähten Segel eines Schiffes im Wind.

> Das Tanzjogging auf dem Minitrampolin gleicht dem natürlichen Waldbodeneffekt, haben Sie es doch auf der schwingenden Matte mit Vibrationskräften zu tun, die den elastischen Fasern der Faszien erst ihre Turboschubkraft verleihen.

Faszien-Jogging im feuchten Sandstrand

Eine weitere Chance für ein spezielles Faszien-Jogging ergibt sich im Sommer am Strand, wie man ihn z. B. an der Nordsee antrifft. Das ist der wassernahe Strandabschnitt, der leicht durchfeuchtet ist, eine Bodenformation plastischer Prägung, die den Katapulteffekt wirksam verstärken kann. Im weichen Sand verliert sich der Fuß im Untergrund und findet kaum noch Halt, ganz anders in dieser teigigfeuchten Masse, die sich mit dem Fuß regelrecht durchkneten lässt. Das ist die Materialstruktur, auf die unsere Fußsehnen optimal anspringen. Sie laufen aber oft auf einer langen, schrägen Ebene, wie das am Strand eben

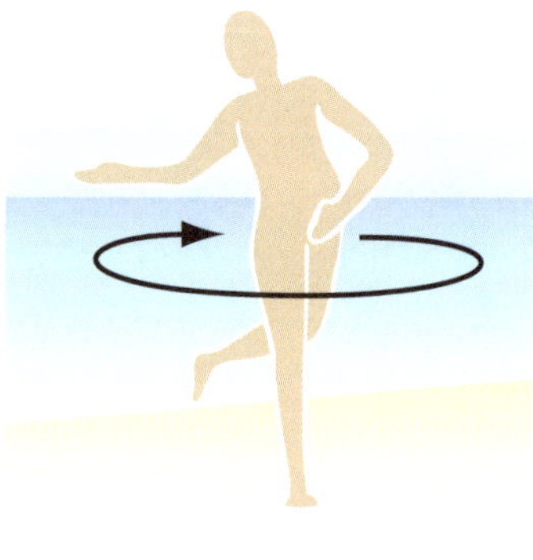

Abb. 147 | Optimales Faszienwalking und -Jogging auf dem durchfeuchteten Sand an der Nordsee, allerdings wiederholt rückwärts, um einen Beckenschiefstand auf der schrägen Ebene zu vermeiden.

üblich ist. Wechseln Sie daher wiederholt in die Retrotechnik, so vermeiden Sie den einseitigen Beckenschiefstand, der sehr schmerzhaft sein kann, eine Gefügestörung im Kreuz-Darmbein-Gelenk.

Erste Hilfe beim Beckenschiefstand

Erste Hilfe beim Beckenschiefstand ist die Eigenreposition: Sie stellen sich barfuß vor einen Spiegel, legen beide Hände seitlich zwischen gespreiztem Daumen und Zeigefinger auf die oberen Beckenränder und bestimmen so, welche Hand tiefer steht. Sie stellen den Beckenschiefstand aber auch vor einem Spiegel durch den schrägen Verlauf Ihres Gürtels fest, auch das entsprechende Bein erscheint Ihnen länger. Jetzt legen Sie sich auf ein Bett oder Sofa, mit beiden Händen ziehen Sie das gebeugte Knie der tieferstehenden Seite an die Brustwand heran und drücken mit der Hand von der Innenseite des Kniegelenkes das Bein im Hüftgelenk maximal nach außen und führen es danach in die horizontale Streckhaltung zurück.

Faszien-Jogging auf präparierten Schneewegen

Aber auch auf Schneewegen in den Bergen kommen die Faszien zu ihrem Recht. Das sind die durch eine Pistenmaschine präparierten Ziehwege in den Alpen, die den Schnee kompakt, aber auch leicht verformbar gemacht haben. Auf dieser Unterlage gibt der Schneeuntergrund gering nach, behält aber trotzdem eine gewisse Konsistenz, von der man sich hervorragend schwingend-vibrierend abstoßen kann, ein Materialverhalten, das der Matte auf dem Trampolin sehr nahe kommt.

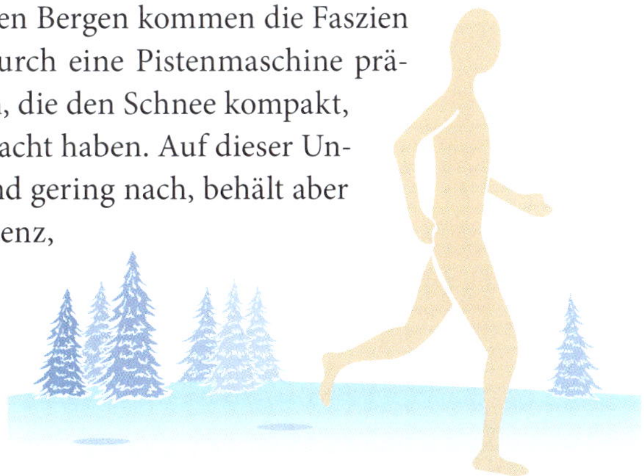

Abb. 148 | Optimales Faszien-Jogging auf dem festgefahrenen Schnee auf langen Ziehwegen in den Bergen. Dabei wirkt die Schneeunterlage wie eine Trampolinmatte.

Faszien-Jogging auf dem kompakten Schnee langer Ziehwegen in den Bergen ist ein einmaliges Erlebnis, es kann durchaus mit der Faszination beim Langlauf verglichen werden. Vorsicht ist allerdings geboten vor den tempobesessenen Skiabfahrern, die nur von ihrer Geschwindigkeit beseelt sind.

11. Schlussbetrachtung

Mit dem Faszien-Jogging geht die Menschheit einen Schritt weiter auf Distanz zur linearen Grundausrichtung unterschiedlicher Bewegungsmuster. Das Hochwasser ist nach wie vor im Ansteigen begriffen, obwohl man auch hier inzwischen begriffen hat, dass das schnelle Wasser eine Folge der übereilten linearen Kanalisierung war, also »Kommando zurück!« Was vor Jahren erst begradigt wurde, kehrt jetzt wieder »mit menschlicher Hilfe« in seine Ursprungsform schwingender Mäander zurück. Gleiches gilt übrigens auch für unser Schuhwerk, denn der bisherige lineare Sohlenaufbau wurde jetzt bereits bei der Herstellung mit einem Negativabsatz versehen und damit der natürlichen Rundung der Tierpfote wieder angeglichen, ein weiterer Beweis dafür: Wir hätten uns den Irrweg der linearen Mechanik bei unserer vorschnellen Anpassung an die Technik ersparen können.

- Die lineare, technische Bewegung wird durch den geraden, dynamischen Pfeil dargestellt, der schnell, direkt und ohne jeden Gegenschwung sein Ziel anstrebt.
- Die rhythmische, natürliche Bewegung ist immer ein Wechselspiel gegensätzlicher Extreme, dargestellt durch die logarithmische Spirale, dem wichtigsten Energiekonzept aller natürlichen Prozesse.

Schnell, viel zu schnell ist der Mensch den Vorgaben der Technik blind gefolgt, ohne jedoch die Spätfolgen zu bedenken. Damit ist er ein Teil der Maschine geworden, sodass die Hände und Beine nur noch als verlängerte Hebel von Motor, Maschine und Instrument einseitig funktionieren. Oder, besser ausgedrückt, eben nicht funktionieren durch die permanente Einseitigkeit ihres Einsatzes.

Zurück zu unseren natürlichen Wurzeln! Das ist der Inhalt dieses Buches. In der Natur gibt es keine geraden Wege, alles verläuft in Wellen schwungvoll zwischen Wellenberg und Wellental, so will es die Natur. So muss man die natur-richtige von der natur-unrichtigen Bewegung deutlich unterscheiden:

- Natur-richtig bewegt, wie die Lachse im Wasser, ist Leistungssteigerung und Gesundheit zugleich.
- Natur-unrichtig bewegt ist Leistungsverlust und Krankheit in einem.

Mit Faszien-Jogging und Faszienstretching kommen wir zurück zu unserem natürlichen Rhythmus, der geprägt ist von betonten und unbetonten Zeitabschnitten. Nur so erreichen wir die Ziele in unserer Lebensspirale: Harmonie, Glück, Gesundheit, Sinn sowie die Hoffnung und den Glauben an das Gute im Menschen.

Literaturverzeichnis

Becker, W. / Krahl, H.: Die Tendopathien, Stuttgart 1978, Thieme

Blech, J.: Bewegung, Frankfurt a. M. 2007, S. Fischer

Blüchel, K. G. / Malik, F.: Faszination Bionik, München / St. Gallen 2006, Bionik Media GmbH München und Managementzentrum St. Gallen

Blüchel, K. G. / Nachtigall, W.: Bionik, Stuttgart / München 2000, Deutsche Verlagsanstalt

Blüchel, K. G.: Bionik, München 2006, Goldmann

Boeckh-Behrens, W.-U. / Buskies, W.: Gesundheitsorientiertes Fitnesstraining, Lüneburg 2002, Wehdemeier und Pusch

Boff, L.: Meditation des Lichts, München 2010, Kösel

Brügger, A.: Die Erkrankungen des Bewegungsapparates und seines Nervensystems, Stuttgart 1980, Gustav Fischer

Chang-Lin Zhang: Der unsichtbare Regenbogen und die unhörbare Musik, 2007, Monarda Publishing House Ltd.

Cooper, K. H.: Bewegungstraining ohne Angst, München / Wien / Zürich 1986, BLV

Cramer, F.: Chaos und Ordnung, Stuttgart 1993, Deutsche Verlagsanstalt

Csikszentmihalyi, M.: Flow – Das Geheimnis des Glücks, Stuttgart 1995, Klett-Cotta

Csikszentmihalyi, M.: Kreativität, Stuttgart 1996, Klett-Cotta

Döll, M.: Entzündungen, die heimlichen Killer, München 2005, F. A. Herbig

Dürr, H. P. / Oesterreicher, M.: Wir erleben mehr als wir begreifen, Freiburg 2007, Herder

Dürr, H. P.: Auch die Wissenschaft spricht nur in Gleichnissen, Freiburg 2008, Herder

Gimbel, B. / Kalkbrenner, E.: Handbuch Körpermanagement, Hamburg 1992, Beer

Guggenbühl, A.: Wer aus der Reihe tanzt, lebt intensiver. München 2001, Kösel

Heitzer, J.: Spiralen, Leipzig 1998, Klett Schulbuch

Hilbrecht, H.: Meditation und Gehirn, Stuttgart 2010, Schattauer

Hollmann, W. / Hettinger, T.: Sportmedizin. Arbeits- und Trainingsgrundlagen, Stuttgart 1990, Schattauer

Ingelmark, B. E. / Eckholm, R.: A study on Variations in the Thickness of Articular Cartilage in Association with Rest and Periodical Load, Uppsala 53, 1948, 61

Israel et al.: Die Trainierbarkeit in späteren Lebensabschnitten, Medizin und Sport 22, 1982, 90–93

Janda, V.: Manuelle Muskelfunktionsdiagnostik, Ullstein Mosby, Berlin 1994

Kendall, F. P.: Muskeln, Funktionen und Test, Stuttgart 1988, Gustav Fischer

Neer, C. S.: Impingement lesions, in: Clin. Orthop. 173, 1983, 70–77

Nigst, H. / Buck-Gramckow, D. / Millesi, H.: Handchirurgie, Stuttgart 1981, Thieme

Purce, J.: Die Spirale – Symbol der Seelenreise, München 1988, Kösel

Schauberger, V.: Unsere sinnlose Arbeit, Bad Ischl 2001, Schauberger

Schettler, G. / Mörl, H.: Der Mensch ist so jung wie seine Gefäße. München 1991, Piper

Schleipp, R.: Faszienfitness, München 2015, Riva

Schnack, G.: Das Wunder der Entspannungshocke, Freiburg 2015, Herder

Schnack, G.: Der Große Ruhe-Nerv, Freiburg 2012, Kreuz

Schnack, G.: Fit in 7 x 7 Sekunden, München 2003, Kösel

Schnack, G.: Neue Körperwunder gegen Stress, Freiburg 2014, Kreuz

Schnack, G.: Rhythmische Meditation, Moers 2010, Brendow

Schünke, M. et al.: Kopf, Hals und Neuroanatomie Prometheus, Stuttgart 2009, Thieme-Verlag

Schwenk, T.: Das sensible Chaos, Stuttgart, 2003, Freies Geistesleben

Servan-Schreiber, D.: Die neue Medizin der Emotionen, München 2006, Goldmann

Silbernagl, S. / Despopoulos, A.: Taschenbuch der Physiologie, Stuttgart 1989, Thieme

Sobotta-Becher, J.: Anatomie des Menschen, München-Berlin 1962, Urban u. Schwarzenberg

Tittel, K.: Beschreibende und funktionelle Anatomie des Menschen. Jena 1990, Gustav Fischer

Weineck, J.: Sportbiologie, Erlangen 1988, Perimed

Wirhed, R.: Sport-Anatomie und Bewegungslehre, Stuttgart 1988, Schattauer

Xander, H.: Sensationen in den Sehnen, Zornheim 2011, intendons e. K.

Präventivmedizinische Studien zu den Aussagen des vorliegenden Buches

1. Hambrecht R. / Walther C: Endotheliale Dysfunktion bei kardiovaskulären Erkrankungen: Einfluss von körperlicher Aktivität. Deutsche Zeitschrift für Sportmedizin, Jahrgang 52, Nr. 6 (2001).
Körperliche Aktivität mindert die Dysfunktion des Endothels (der Zellmembran, mit der die Arterien ausgekleidet sind) durch eine Steigerung des L-Arginin-Stickstoffmonoxyd-Stoffwechsels. Dies erfolgt durch die Abnahme des Gefäßwiderstandes bei gleichzeitiger Einschränkung der Verklumpung der Blutplättchen. Ferner nimmt die Bereitschaft der weißen Blutkörperchen ab, sich an die Gefäßinnenwände anzuheften.
18 Männer im Anfangsstadium peripherer Durchblutungsstörungen (Schaufensterkrankheit) joggten vier Wochen lang täglich auf dem Laufband. Die Zahl der zirkulierenden Stammzellen verdreifachte sich. Diese Zellerneuerer machten sich auf den Weg, die erkrankten Blutgefäße von innen zu regenerieren.

2. Clark et al.: Meta-Analysis: secondary prevention programs for patients with coronary artery disease. Ann Intern Med. 143 (2005) 659–672 (1. Meta-Analyse).
In Daten von 63 randomisierten Studien (insgesamt 21 295 Patienten mit bekannter koronarer Herzkrankheit) konnte eine Reduktion der Gesamtsterblichkeit dokumentiert werden.

3. Jolliffe et al.: Exercise-based rehabilitation for coronary heart disease (Cochrane review) (2. Meta-Analyse).
In 40 Studien bei 8440 Patienten mit koronarer Herzerkrankung konnte die Gesamtsterblichkeit durch körperliche Aktivität um 27 Prozent gesenkt, die kardiale Sterblichkeit um 31 Prozent reduziert werden.

4. Myers J. et al: Exercise capacity and mortality among men referred for exercise testing. N Engl J Med. 346 (2002) 793–801. (3. Meta-Analyse).
In dieser Studie konnte nachgewiesen werden, dass mit der Verbesserung der maximalen Sauerstoffaufnahmefähigkeit die Sterblichkeit bei Herzkranken abnimmt.

5. Hollmann W. et al.: Laktatdiagnostik. Medizintechnik (1985), 105: 154–162.
Die Autoren fanden als optimalen Wirkungsgrad der Atmung den Punkt, bei dem mit einem Minimum an Atmungsaufwand ein Maximum an Sauerstoff

aufgenommen wird; es handelt sich dabei um die »aerobe Dauerleistungsgrenze«. Das ist die Belastungsintensität, die ohne Inanspruchnahme anaerober, laktazicer Prozesse (also ohne Sauerstoffmangel) bewältigt werden kann, so dass ein Milchsäureanstieg im Blut vermieden wird.

6. Kindermann et al.: The significance of aerobic-anaerobic transition for the determination of work load intensities during endurance training. Eur J App. Physiol (1979), 42: 25–34.
Die Autoren fanden an der aeroben Dauerleistungsgrenze einen ersten Laktatanstieg auf ca. 2 mmol/l (aerobe Schwelle). In der Regel erfolgt an diesem Punkt die Umschaltung der Nasen- auf die Mundatmung. Sie hielten diese Arbeitsbelastung ausreichend für ein Training zur Prävention und Rehabilitation.

7. Petruson B. / Bjurö T.: The importance of nose-breathing for the systolic blood pressure rise during exercise. Acta otolarygol (Stockholm) (1990), 109: 461–466.
Diese Studie hat ergeben, dass bei nasaler Atmung der systolische Blutdruck unter Belastung um 13 mm/HG weniger anstieg.

8. Gordon et al.: Exercise and mild essential hypertension. Recommendation for adults. Sports Medicine (1990), 10: 390–404.
Die Autoren empfehlen bei Bluthochdruck ein gemäßigtes Training zwischen 60–80 Prozent der maximalen Herzfrequenz, denn nach ihrer Aussage wirkt nur ein aerobes Training blutdrucksenkend.

9. Hollmann W. / Gyárfás I.: Gesundheit und körperliche Aktivität (WHO und FIMS), Dt. Ärztebl 91 (50) (1994): 3511–3512.
Auf einer gemeinsamen Tagung der Weltgesundheitsorganisation (WHO) und des Weltverband für Sportmedizin (FIMS) in Deutschland 1994 wurde Bewegungsmangel an die Spitze aller Risikofaktoren für die Gesundheit gestellt.

10. Paffenbarger R. S. / Wing A. L. / Hyde R. T.: Physical activity as an index of heart attack risk in college alumni. Am J Epidemiol (1978), 108: 161–175.
Das Risiko der Herzinfarktentstehung jenseits des 40. Lebensjahres sinkt um 40–50 Prozent bei mehrfach durchgeführten aeroben dynamischen Aktivitäten, die einen wöchentlichen Mehrumsatz von ca. 2000 kcal bedingen. Ferner wurde festgestellt, dass bei regelmäßiger körperlicher Aktivität bei 72 488 Krankenschwestern zwischen 40 und 65 Jahren in einem Zeitraum von acht Jahren die Herz-Kreislauferkrankungen sich um 37 Prozent reduzierten. Wurde ein tägliches 2-Meilen-Walking absolviert (das entspricht 3,2 Kilometern), so sank

bei 707 untersuchten gesunden männlichen Nichtrauchern die Gesamtsterblichkeit um ca. 50 Prozent.

11. Kaprio J. / Jujala U. M. / Koskenvua M. / Sarna S.: Physical activity and other risk factors in male twin-pairs discordant for coronary heart disease. Atheriosclerosis (2000), 150: 193–200.
In einer finnischen Zwillingsstudie mit Personen gleichen Erbgutes wurde zwischen dem 25. und 64. Lebensjahr eine Reduzierung von Herz-Kreislauferkrankungen um 43 Prozent beobachtet, wenn mehr als sechsmal pro Monat Sport getrieben wurde.

12. Witvrouw E. et al: Stretching and injury prevention. Sports Med (2004) 34: 443–449.
Die Autoren konnten nachweisen, dass durch Stretching die Viskosität (das elastische Fließverhalten) der Sehne nachhaltig beeinflusst werden kann, sodass die Sehne anpassungsfähiger wird.

13. Kubo et al. (J Appl Physiol (2001) 90: 511–519 und J Physiol (2002) 538: 219–226).
Die Autoren konnten zeigen, dass durch Dehnen die viskoelastischen (das elastische Fließverhalten betreffenden) Fähigkeiten gesteigert werden und bereits einmaliges Stretchen die Sehnensteifigkeit vorübergehend vermindert. In einer Langzeitstudie zeigte sich nach einem achtwöchigen Übungsprogramm mit zwei Stretchingeinheiten pro Tag eine signifikant verbesserte Compliance (Einstellungsbereitschaft) der Sehne.

14. Castillo-Richmond A. et al., Universität Fairfield, Indiana in Kooperation mit Universität L. A./California (Stroke (2000) 31: 568).
Die Autoren konnten zeigen, dass Meditation in der Lage ist, Gefäßverkalkungen in den Arterien zurückzubilden. Über sieben Monate untersuchten sie in zwei Gruppen Testpersonen, die unter Bluthochdruck bei bestehender Arteriosklerose litten. Danach verglichen sie die Meditationsgruppe mit einer Kontrollgruppe, die ein Gesundheitsvorsorgetraining in Verbindung mit gesunder Ernährung durchgeführt hatte. Die Messung erfolgte durch Ultraschall an der Kopfschlagader durch die Kontrolle der Intimadicke (die Intima ist die Innenwand der Schlagader). Nach sechs Monaten zeigte sich ein signifikanter Vorteil der Meditationsgruppe: Verringerung der Intimadicke um 0,1 mm in der Meditationsgruppe und Zunahme der Verdickung um 0,05 mm in der Kontrollgruppe.
Eine Verringerung der Gefäßwanddicke in dieser Größenordnung mindert das

Risiko für Herzkreislauferkrankungen: vermindertes Herzinfarktrisiko von 11 Prozent, vermindertes Schlaganfallrisiko von 15 Prozent. Der Effekt der Meditation ist auf die Beruhigung des überaktiven sympathischen Nervensystems zurückzuführen.

15. Fries, J. F.: Cardiovascular risk profile earlier in life and medicare costs in the last year of life. Arch. Intern. Med. (2005), 165: 1028–1034.
Diese seit 1984 durchgeführte Langzeitstudie an 500 Menschen, die damals über 50 Jahre alt waren und mehrfach in der Woche joggten, hat bestätigt, was durch Megastudien weltweit seit Langem belegt ist: Durch regelmäßiges Ausdauertraining im aeroben Bereich kann das Altern hinausgezögert werden, und zwar ein Leben lang. Die Forscher um James F. Fries kamen zu der Endaussage: »Sport nützt der Gesundheit mehr, als wir dachten.«

16. Framingham-Megastudie.
Die umfangreichste Herz-Kreislaufstudie der Welt belegt seit 1948 an 15 000 Personen
- *die Wirksamkeit der Bewegung bei der Prävention,*
- *die Schutzwirkung des »guten« HDL-Cholesterins bei der Prävention von Herz-Kreislauferkrankungen,*
- *die Gefährlichkeit von Entzündungen bei der Entstehung von Gefäßschäden,*
- *das erhöhte Risiko von Herz-Kreislauferkrankungen bei Frauen in der Menopause.*

17. Havard School of Public Health: Medizinische Praxis Wissenschaft 03/07
In einer Megastudie an 23 681 Griechen zwischen 20 und 86 Jahren konnten Forscher der Universität Athen die Wirkung der meditativen Siesta am Mittag belegen und nachweisen, dass hierdurch das Sterblichkeitsrisiko für Herz-Kreislauferkrankungen um 37 Prozent gesenkt werden konnte.

18. Goleman, D. / Schwarz, G.: Meditation as an intervention in stress reactivity. Journal of Consulting and Clinical Psychology (1976), 44: 456–466.

19. Wallace, R. K.: Physiological effects of transcendental meditation. Science (1970), 167: 1751–1754.

20. Wallace, R. K. / Benson, H. / Wilson, A. F.: A wakeful hypometabolic state. American Journal of Physiology (1971), 221: 795–799.

21. Ivanovski, B. / Malhi, G. S.: The psychological and neurophyiological con-

comitants of mindfulness forms of meditation. Acta Neuropsychiatrica (2007), 19: 76–91.

22. Michalak, J. / Heidenreich, T.: Neue Wege der Rückfallprophylaxe bei Depressionen. Die achtsamkeitsbasierte kognitive Therapie. Psychotherapeut (2005), 50: 415–422.

22. Lazar S. W. / Busch, G. / Gollub, R. L. / Fricchione, G. L. / Khalsa, G. / Benson, H.: Functional brain mapping of the relaxation response and meditation. NeuroReport (2000) 11: 1581–1585.

23. Lazar S. W. et al.: Meditation experience is associated with increased cortical thickness. NeuroReport (2005), 16: 1893–1897.

24. Lazar S. W. / Benson, H.: Function brain imaging and meditation. In: Leskowitz E. (ed.), Complementary and Alternative Medicine in Rehabilitation. St. Louis: Elsevier Health Sciences, 2002.

25. Schnorr, R. P. / Ludwig, M.: Sportmediziner der Sportklinik Zürich: Leistungstest Minitrampolin in »Sprechstunde Dr. Stutz«. *Resümee: In der Ausdauerbelastung ist das Minitrampolin genauso effektiv wie Jogging.*

26. Liao, J. C. / Beal, D. N. / Lauder, G. V. / Triantafyllou, M. S.: Fish exploiting vortices use less muscle. Science (2003), 302: 1566–1569.

27. Sawicki, G. S. / Lewis, C. L. / Ferris, D. P.: It pays to have a spring in your step. Exercise and Sport Sciences Reviews (2009), 37: 130–138. *Diese Studie besagt, dass die kinetische Speicherenergie der menschlichen Beinfaszien der von Gazellen in nichts nachsteht.*

28. Staubesand, J. / Baumbach, K. U. K. / Li, Y.: La structure fin de l'aponévrose jambière. Phlebologie (1997), 50: 105–113. *Diese Studie zeigt, dass beim Fehlen von dynamischen Dehnungsbelastungen die geordnete Netzstruktur der Kollagenfasern durch altersbedingte Schonhaltung in planlose Muster verfällt, die sog. Adhäsionen und Verklebungen auslösen.*

29. Kram, R. / Dawson, T. J.: Energetics and bio mechanics of locomotion by red kangaroos (Macropus rufus). Comparative Biochemistry and Physiology (1998), B120: 41–49. *Die Forscher konnten anhand von Bewegungsanalysen beweisen, dass durch die Längenerweiterung der Sehnen über den Katapultmechanismus*

die hier gespeicherte potenzielle Lageenergie in Bewegung umgesetzt werden kann. Hierdurch können die beachtlichen Sprungleistungen der Kängurus erklärt werden.

30. Fukashiro, S. / Hay, D. C. / Nagano, A.: Biomechanical behavior of muscletendon complex during dynamic human movements. Journal of Applied Biomechanics (2006), 22: 131–147. *Die Forscher konnten nachweisen, dass schnelle dynamische Dehnungen der Faszien dann besonders wirksam sind, wenn sie mit einleitenden Gegenbewegungen kombiniert werden.*